おいしく　て体に効く!

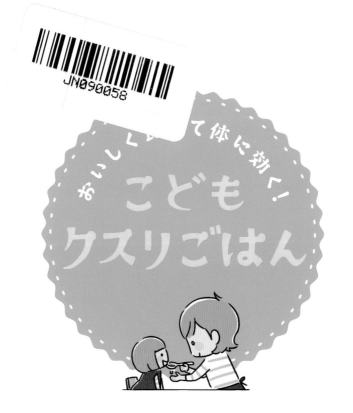

こども
クスリごはん

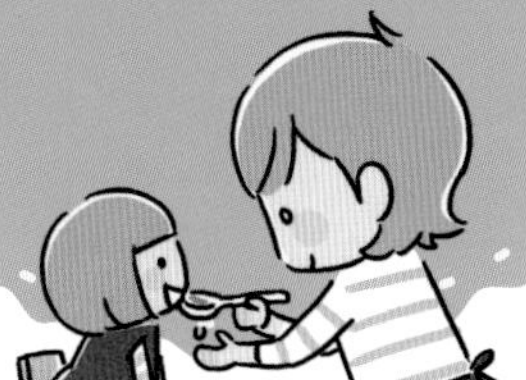

リベラル文庫

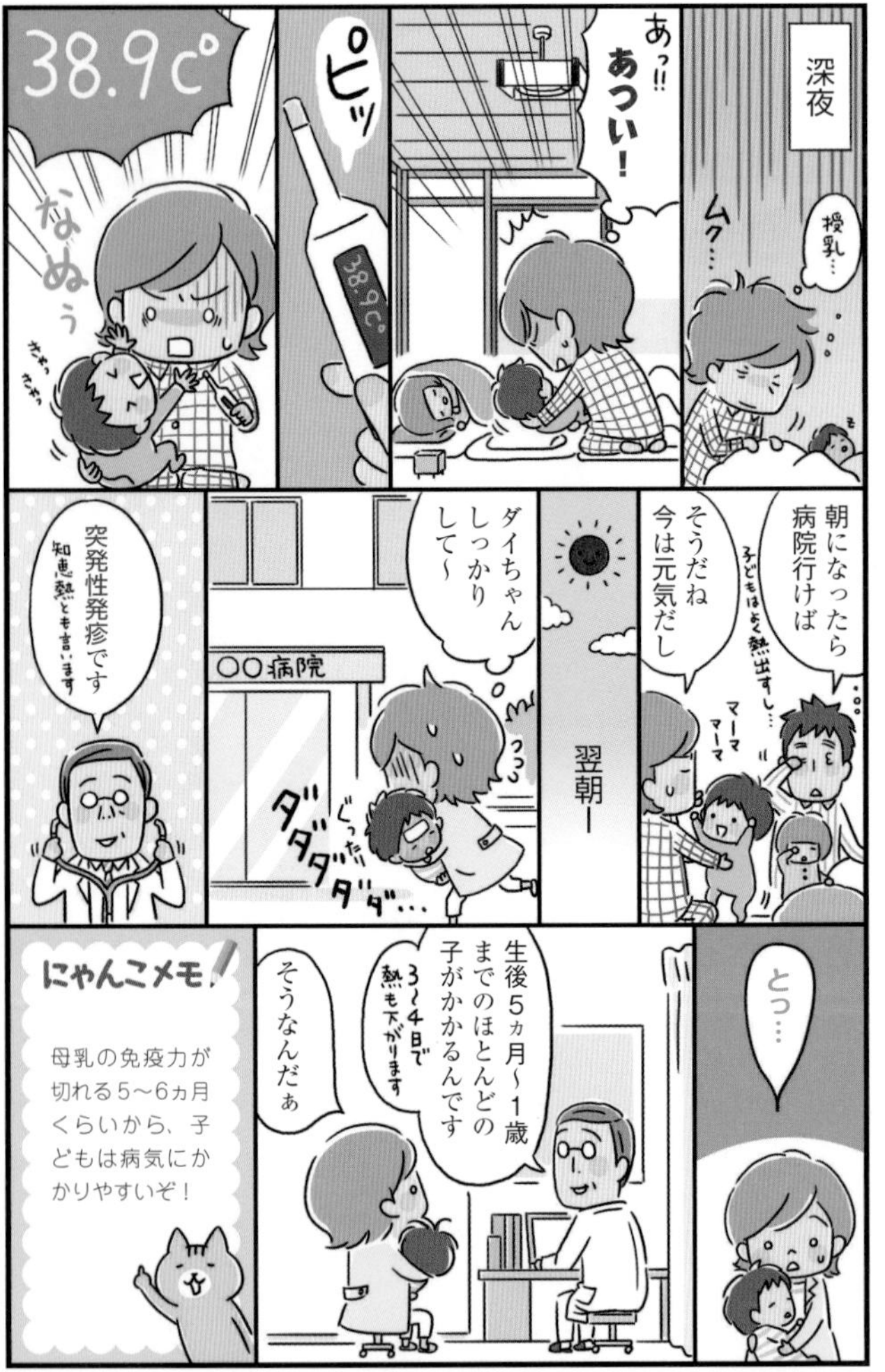
深夜
授乳…
ムク…
あっ!!
あつい!
ピッ
38.9℃
38.9℃
なぬぅ
きゃっ
きゃっ
朝になったら病院行けば
子どもはよく熱出すし…
そうだね今は元気だし
マーマ
マーマ
翌朝—
ダイちゃんしっかりして〜
○○病院
ダダダダダ…
ぐった!!
突発性発疹です
知恵熱とも言います
とっ…
生後5ヵ月〜1歳までのほとんどの子がかかるんです
3〜4日で熱も下がります
そうなんだぁ
にゃんこメモ
母乳の免疫力が切れる5〜6ヵ月くらいから、子どもは病気にかかりやすいぞ!

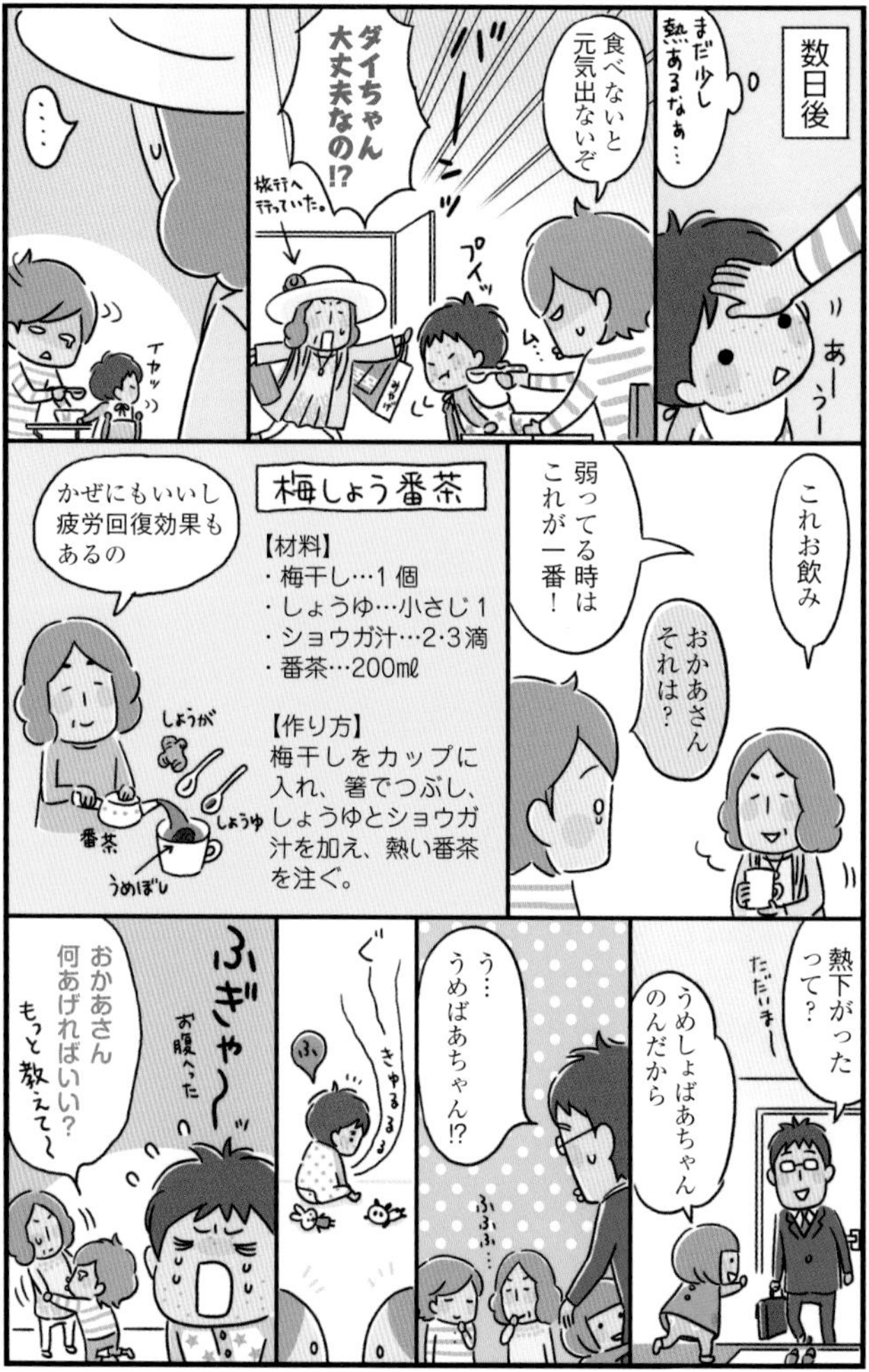

数日後
まだ少し熱あるなぁ…
あーうー
食べないと元気出ないぞ
ム…
プイッ
バーンッ
ダイちゃん大丈夫なの!?
旅行へ行っていた。
みやげ
…
イヤッ
これお飲み
弱ってる時はこれが一番!
おかあさんそれは?
梅しょう番茶
【材料】
・梅干し…1個
・しょうゆ…小さじ1
・ショウガ汁…2·3滴
・番茶…200㎖
【作り方】
梅干しをカップに入れ、箸でつぶし、しょうゆとショウガ汁を加え、熱い番茶を注ぐ。
かぜにもいいし疲労回復効果もあるの
しょうが
しょうゆ
番茶
うめぼし
ただいまー
熱下がったって?
うめしょばあちゃんのんだから
う…うめばあちゃん!?
ふふふ…
ぐー
きゅるるる
ふ
ふぎゃ〜ッ
お腹へった
おかあさん何あげればいい?
もっと教えて〜

第1章　日常の症状に効く食べものとレシピ

●本書のレシピは乳児（5ヵ月）～就学前（6歳）の子ども1人分、または作りやすい分量で症状別に掲載しています。
●本書のレシピの右肩にあるアイコンは、年齢を表しています。「5･6ヵ月」「7～11ヵ月」「1～6歳」に合わせた食べやすい食材で掲載しています。
●本書で紹介している食品は、それぞれ健康維持･病気予防に役立つ栄養成分を持っていますが薬品ではありません。症状がひどい場合は必ず医師や病院に相談してください。
●本書のレシピは、体に必要な栄養素が不足している場合は有効に働きますが、特定の栄養素ばかりを過剰に摂取しても疾病が治癒したり、より健康が増進するものではありません。栄養素をバランスよく摂ることが必要です。
●食品はそれぞれ独自の栄養効果を持っていますが、かたよった食品の摂取は避けましょう。1日30品目を目安に、まんべんなく食品を取ることが大切です。
●レシピの作り方で特に表記がない場合も、食材を洗う・皮をむく・筋や種を取り除く・砂出しするなどの下ごしらえを済ませてから調理してください。
※1…ハチミツは1歳未満の乳児に使用しないようにしてください。ボツリヌス菌が原因の食中毒を引き起こすことがあります。
※2…ヨーグルトは特定保健用食品がおすすめ。腸内細菌のバランスを整えるなど効果・効能が証明されています。
※3…生卵は6歳未満の就学前の子どもには食中毒を引き起こすことがあり、おすすめできません。
※4…みかん風呂入浴後は直射日光を避けましょう。光毒性により紫外線で皮膚に色素沈着してシミができやすくなります。

登場人物紹介

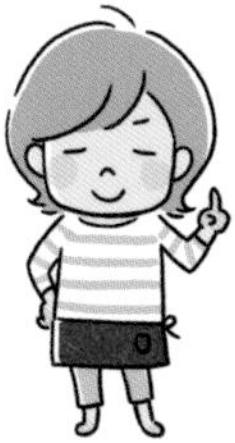

ケロミ

明るいママ。家族の健康を守るため食生活に気を使う。お姑さんとは少し微妙。

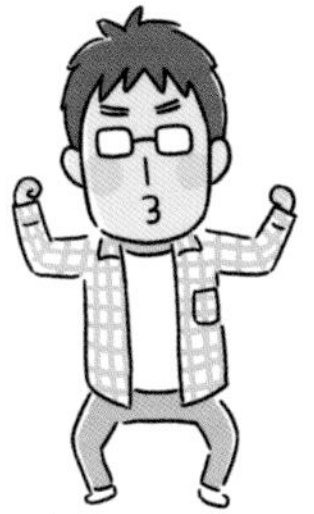

ヒロシ

一家の大黒柱。仕事に追われ、運動不足でメタボ気味。子どもの成長が生きがい。

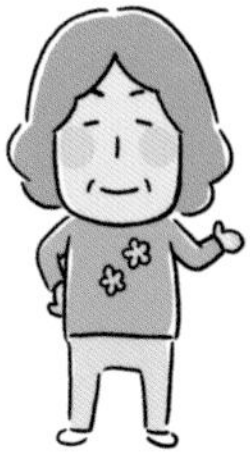

ばーば

健康第一！旅行好きで元気なヒロシの母。食材の知識が豊富な我が家の知恵袋。

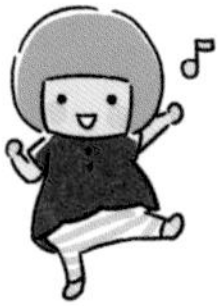

プーリン

パパ大好きなお姉ちゃん。ゲームセンターでダンスを踊り、スポーツ能力が開花。

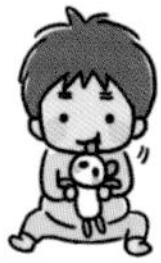

ダイちゃん

よく笑いよく泣く弟くん。末っ子で甘えん坊の性格も水泳教室でいい変化が…。

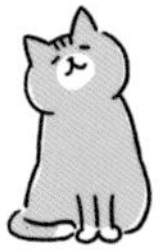

にゃんこ先生

我が家のアイドル猫。自分を人間だと思っている。食材のマメ知識も披露。

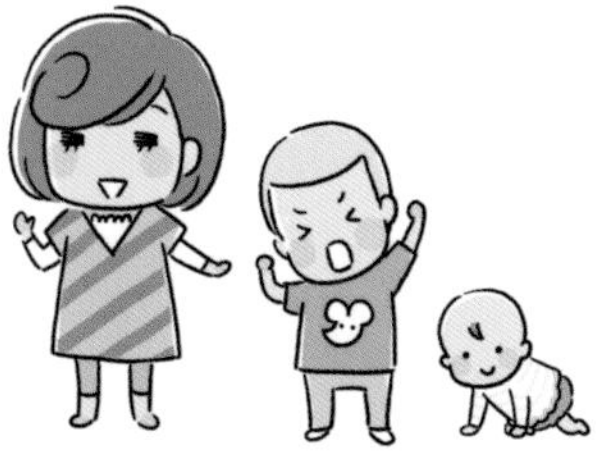

ヨーコ・翔太・ゆいな

ヒロシの妹、ヨーコとその子ども達。何事もハッキリ主張するしっかり者。翔ちゃんはプーリンと同級生。

第1章

日常の症状に効く食べものとレシピ

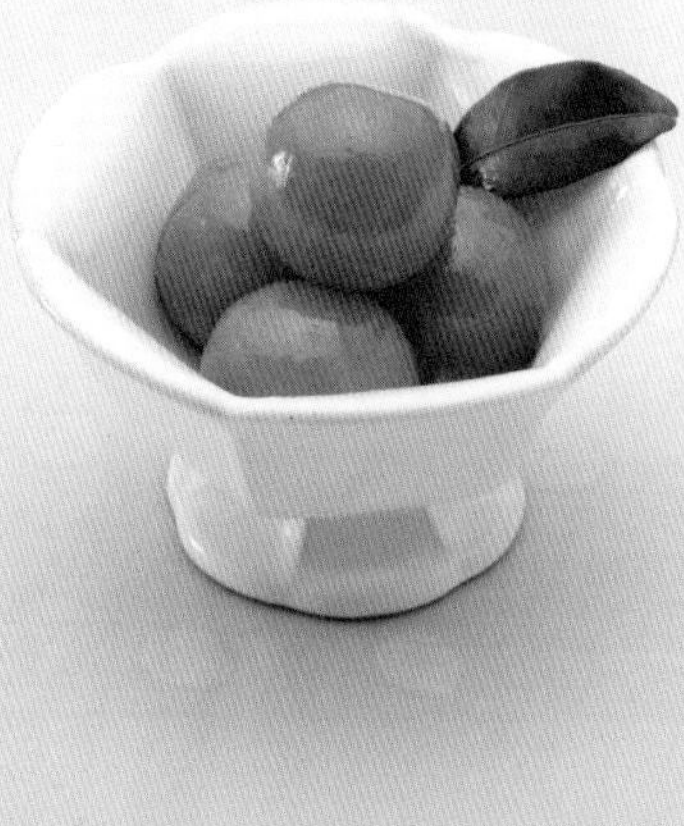

キンカンのハチミツ煮（p25）

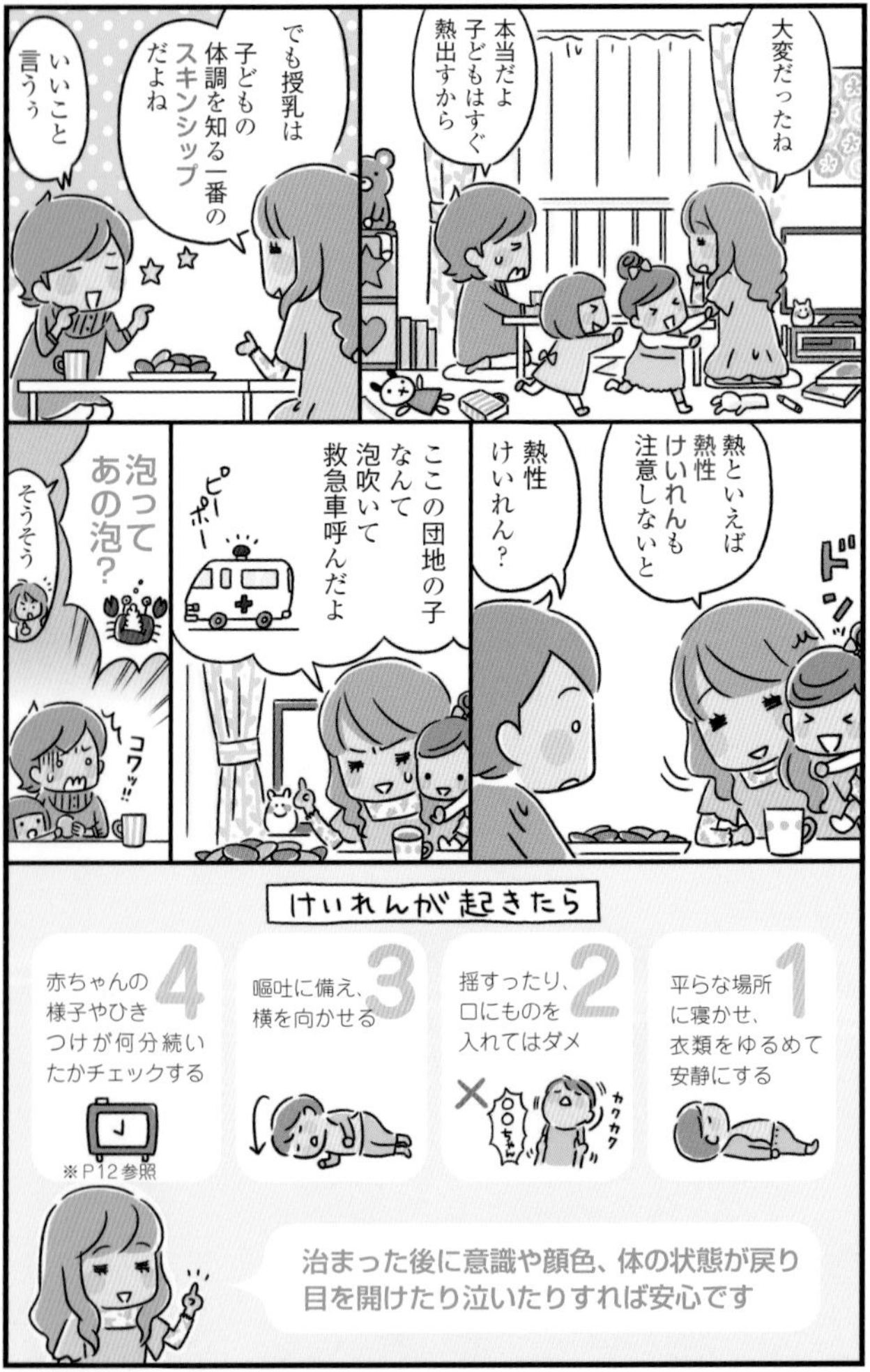
大変だったね
本当だよ 子どもはすぐ熱出すから
でも授乳は 子どもの体調を知る一番のスキンシップだよね
いいこと言うぅ
熱といえば 熱性けいれんも注意しないと
ドン
熱性けいれん?
ここの団地の子なんて 泡吹いて救急車呼んだよ
ピーポー
泡ってあの泡?
そうそう
コワッ!!
けいれんが起きたら
1 平らな場所に寝かせ、衣類をゆるめて安静にする
2 揺すったり、口にものを入れてはダメ
○○ちゃん
カクカク
3 嘔吐に備え、横を向かせる
4 赤ちゃんの様子やひきつけが何分続いたかチェックする
※P12参照
治まった後に意識や顔色、体の状態が戻り目を開けたり泣いたりすれば安心です

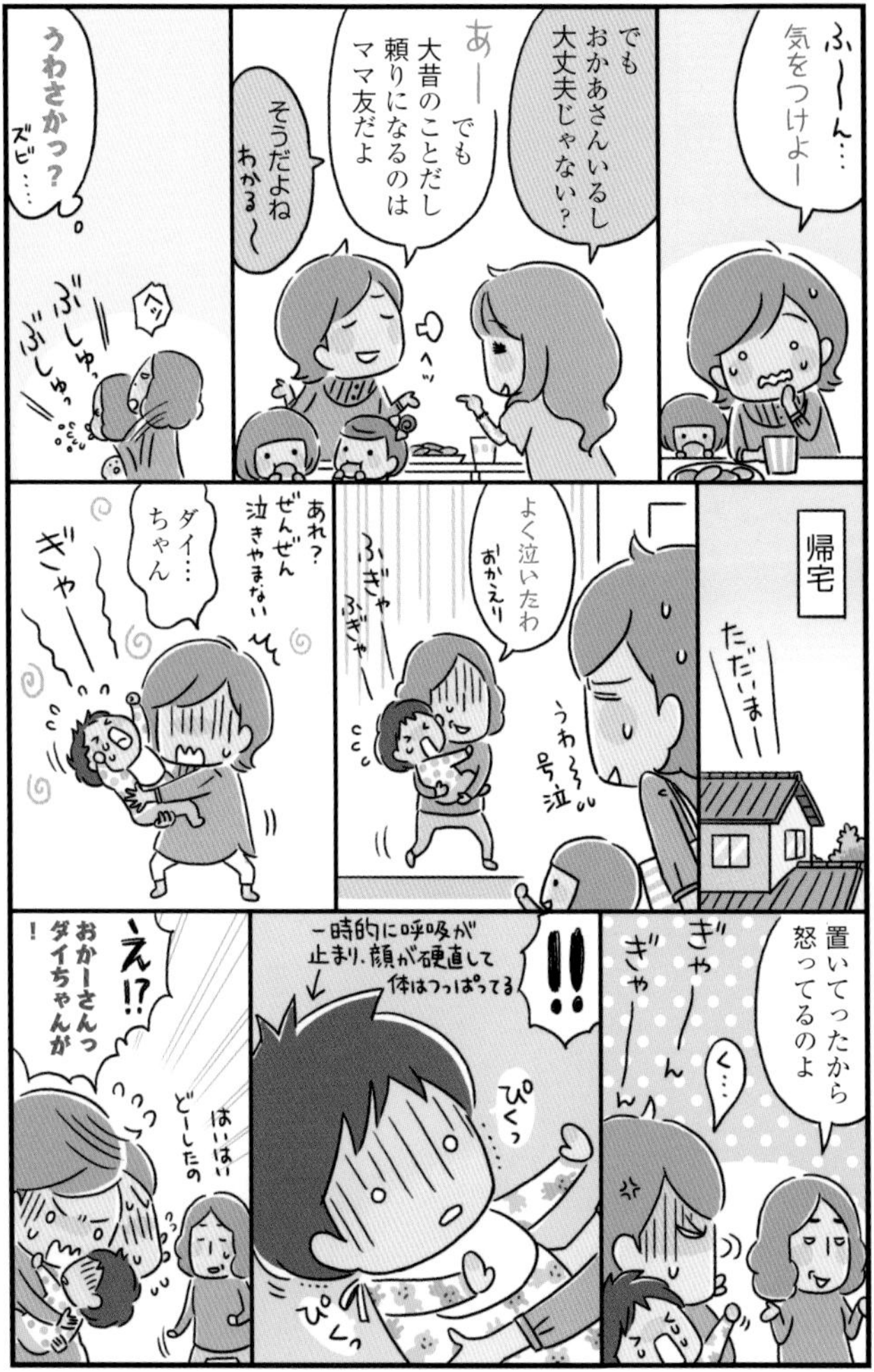
ふ〜〜ん…
気をつけよー
でも
おかあさんいるし
大丈夫じゃない？
あー
でも
大昔のことだし
頼りになるのは
ママ友だよ
そうだよね
わかる〜
うわさかっ？
ズビ…
ヘッ
ぶしゅっ
ぶしゅっ
帰宅
ただいまー
うわ〜〜
号泣
よく泣いたわ
おかえり
ふぎゃ
ふぎゃ
あれ？
ぜんぜん
泣きやまない
ダイ…
ちゃん
ぎゃー
置いてったから
怒ってるのよ
ぎゃー
ぎゃーん
く…
!!
一時的に呼吸が止まり、顔が硬直して体はつっぱってる
ぴくっ
ぴくっ
え!?
おかーさんっ
ダイちゃんが
！
はいはい
どーしたの

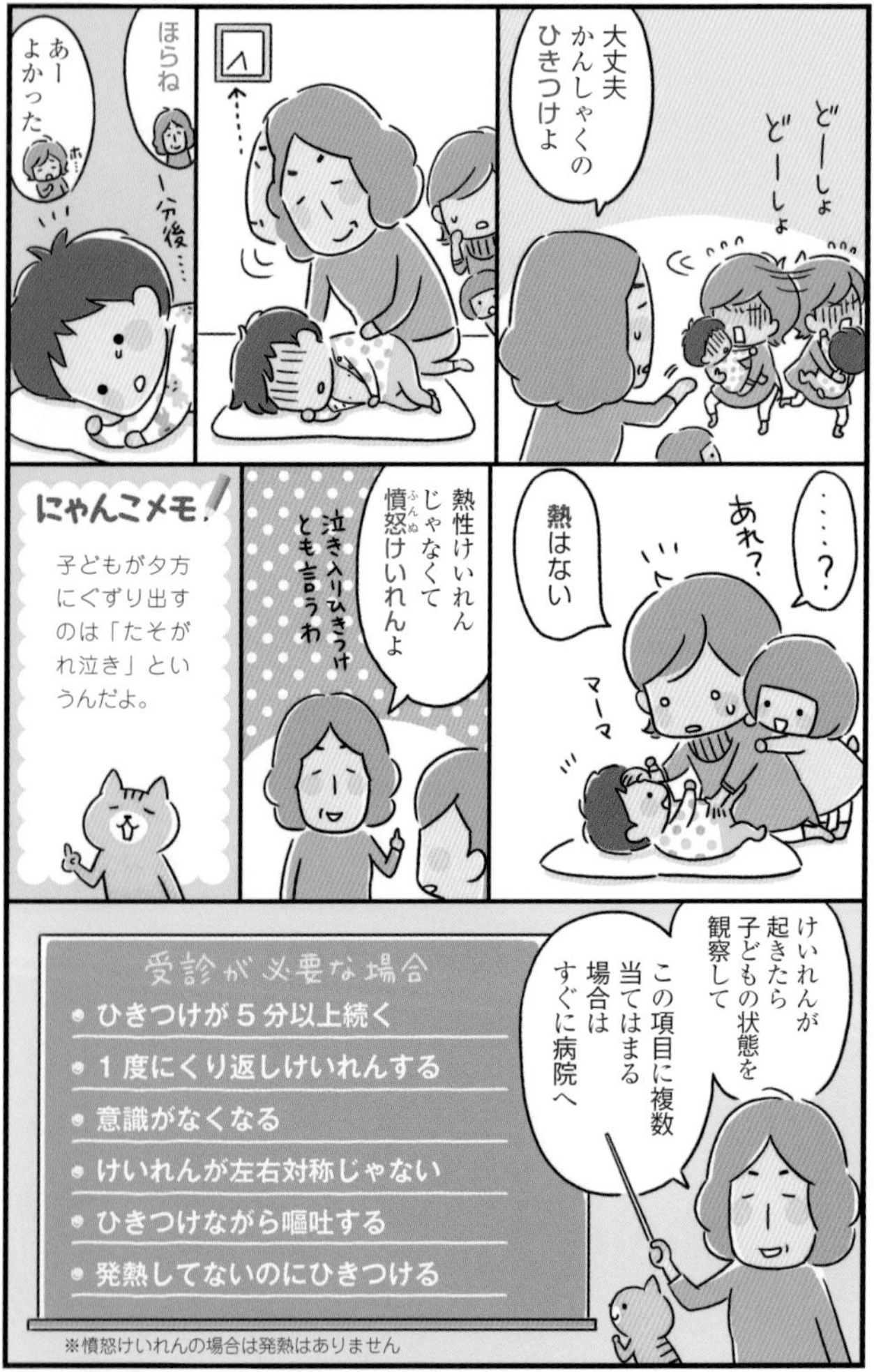
どーしょ
どーしょ
大丈夫
かんしゃくの
ひきつけよ
ほらね
1分後……
あー
よかった
・・・？
あれ？
熱はない
マーマ
熱性けいれん
じゃなくて
憤怒《ふんぬ》けいれんよ
泣き入りひきつけ
とも言うわ
にゃんこメモ
子どもが夕方にぐずり出すのは「たそがれ泣き」というんだよ。
けいれんが
起きたら
子どもの状態を
観察して
この項目に複数
当てはまる
場合は
すぐに病院へ
受診が必要な場合
・ひきつけが5分以上続く
・1度にくり返しけいれんする
・意識がなくなる
・けいれんが左右対称じゃない
・ひきつけながら嘔吐する
・発熱してないのにひきつける
※憤怒けいれんの場合は発熱はありません

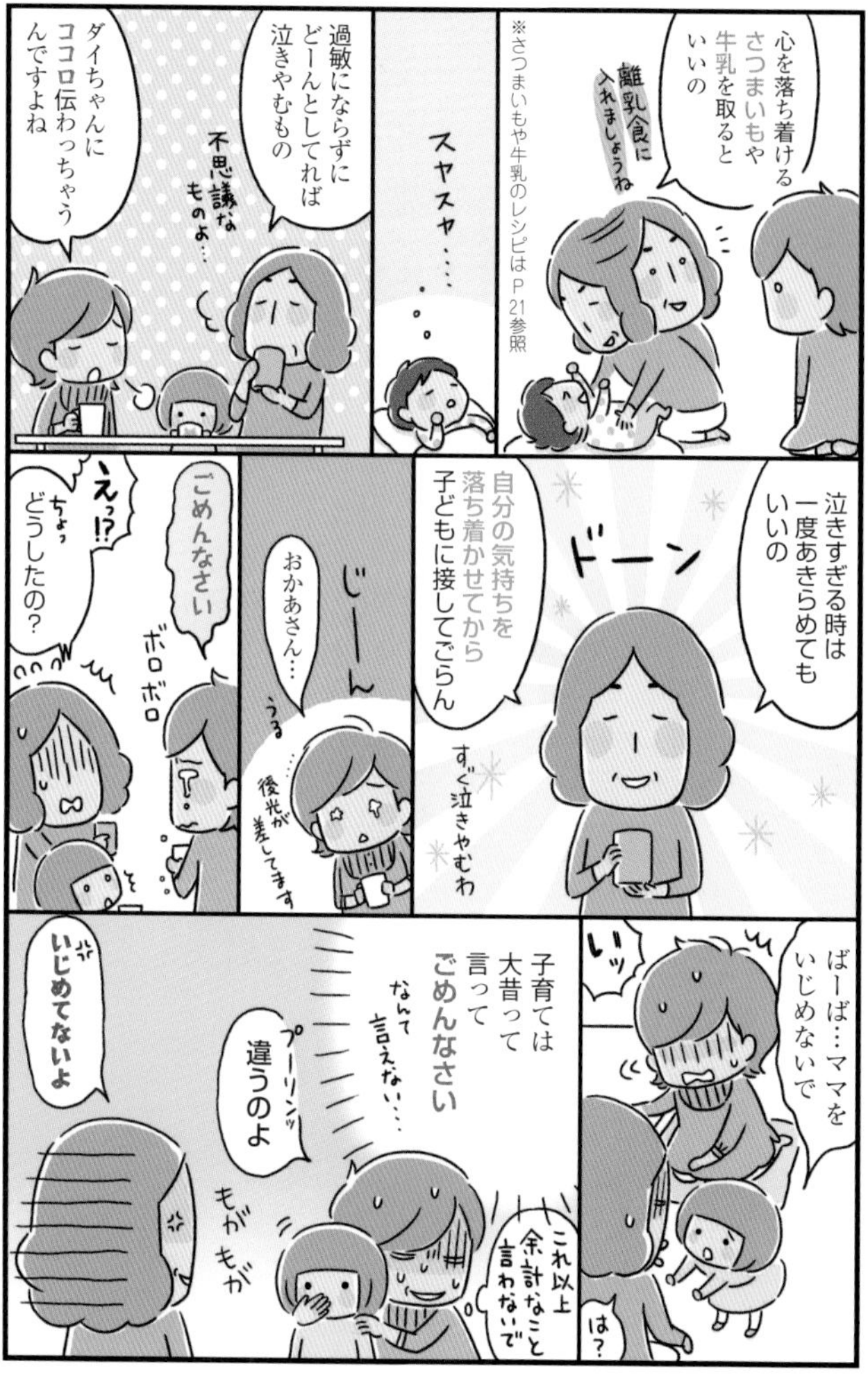
心を落ち着けるさつまいもや牛乳を取るといいの
離乳食に入れましょうね
※さつまいもや牛乳のレシピはP21参照
スヤスヤ……
過敏にならずにどーんとしてれば泣きやむもの
不思議なものよ…
ダイちゃんにココロ伝わっちゃうんですよね
泣きすぎる時は一度あきらめてもいいの
ドーン
自分の気持ちを落ち着かせてから子どもに接してごらん
すぐ泣きやむわ
じーん
おかあさん…
うる
後光が差してます
ごめんなさい
ボロボロ
えっ!?
ちょっどうしたの?
ばーば…ママをいじめないで
いッ
は?
子育ては大昔って言ってごめんなさい
なんて言えない…
これ以上余計なこと言わないで
プーリンッ
違うのよ
もがもが
いじめてないよ

かぜ

体力を回復させ免疫力を高めて治す

かぜはウイルスの感染によって鼻やのどに炎症が起こり、せきや熱、鼻水などの症状が出る病気の総称。子どもが最も多くかかる病気です。回復を早めるには、体を温め、十分な睡眠と休養で落ちている体力を取り戻すこと。そしてウイルスに対抗するビタミンAや免疫力を強化するビタミンCなどの栄養を摂ることが大切です。

葛

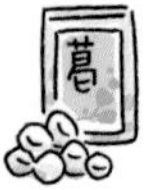
葛

葛はかぜに効く生薬として有名な葛根湯の主成分です。体を温めて発汗を促し、回復を早めます。かぜの初期症状である関節の痛みや悪寒を緩和する作用に加え、解熱効果もあります。葛湯にして飲みましょう。

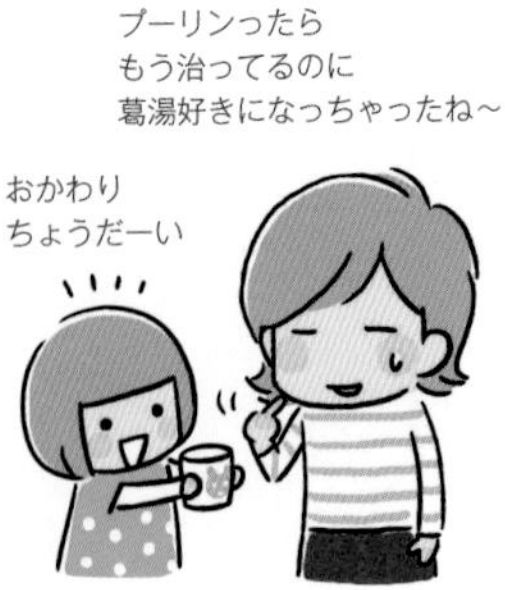
プーリンったら
もう治ってるのに
葛湯好きになっちゃったね～
おかわり
ちょうだーい

大根

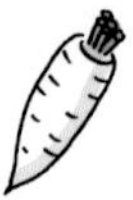

炎症を鎮める効果があり、せきやのどの痛みを取り除きます。消化酵素のアミラーゼがかぜで弱った胃腸にやさしく作用し、消化を助けます。熱を取る働きもありますが、食べ過ぎは体を冷やすので注意。

避けた方がいい食品

かぜの時、脂質や食物繊維の摂り過ぎは避けましょう。消化機能が低下しているので、脂質は胃腸の負担になり、食物繊維の摂り過ぎはミネラルやビタミンといった回復に欠かせない栄養まで排出してしまう可能性があります。

ショウガ

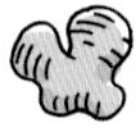

日本産ショウガに含まれる辛味成分のショウガオールには、抗菌・殺菌効果があり、かぜの予防・回復に効果的です。また解熱・鎮痛作用もあるので、かぜによる発熱やのどの痛みにも効果を発揮します。

みかん

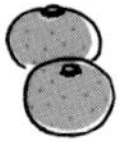

豊富なビタミンCが免疫機能を高め、ウイルスに対する抵抗力を強化します。皮には体を温める作用があるのでお風呂（※4）に入れると効果的。かぜの流行する冬が旬なので、予防食としても手軽に取れます。

小松菜

かぜから体を守るには、ウイルスの侵入を防ぐことが第一。小松菜に含まれるカロテンは、体内でビタミンAに変わり、粘膜を強化して、消化器や呼吸器の抵抗力を高め、ウイルスに感染するのを予防します。

キウイ

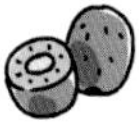

キウイが含む豊富なビタミンCは免疫力を強化し、ウイルスの感染から体を守る働きがあります。かぜをひいた時にはもちろん、予防にも最適な果物。かぜで弱った子どもの体力を回復させる効果もあります。

かぜのひき始めと回復期の食事

●かぜのひき始め

かぜはひき始めの対処が肝心。症状を悪化させないために、炭水化物やビタミンA（カロテン）・Cを摂り、抵抗力をつけましょう。

●かぜの回復期

症状が軽くなっても油断は禁物。ぶり返さないよう、タンパク質や炭水化物、ビタミンA・C・Eを摂り、体力を取り戻しましょう。

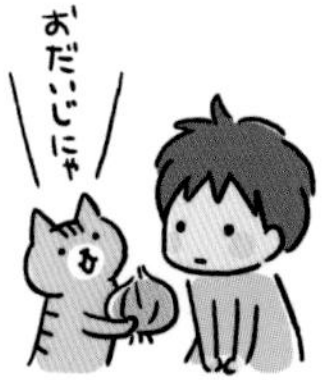

回復期には滋養のあるタマネギや卵、やまいも、脂身の少ない魚や肉などもおすすめ。

7～11カ月

ビタミンCがウイルスに対抗

キウイとバナナのマッシュ

材　料　キウイ…1/4 個（20g）
バナナ…2cm（10g）

作り方
1 キウイはみじん切りに、バナナはすり鉢ですりつぶします。
2 キウイとバナナを混ぜ合わせます。

赤ちゃんは酸っぱいのが苦手だからキウイは熟した甘いものを使ってね！

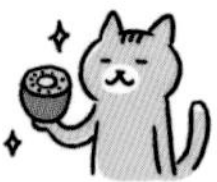

5・6カ月

炎症をやわらげせきを改善

大根みぞれ粥

材　料　大根（すりおろし）…大さじ 2
温かいご飯…大さじ 1
水…100mℓ

作り方
1 鍋に大根とご飯を入れ、水を加えて火にかけ、やわらかくなるまで煮ます。
2 すり鉢に 1 を入れてすりつぶします。

1～6歳

かぜの初期症状に効いて体も温める

りんご葛湯

材　料　葛…小さじ 1
りんご（果汁）…100mℓ
湯…100mℓ

作り方
1 カップに葛を入れ、湯を注いでかき混ぜ、葛を溶かします。
2 1 にりんご果汁を入れ、電子レンジで 1 分程加熱します。

※子どもの年齢や体調によって、飲ませる量は調整しましょう。

※お好みで、発汗・解熱作用のあるショウガのすりおろしを加えても OK。

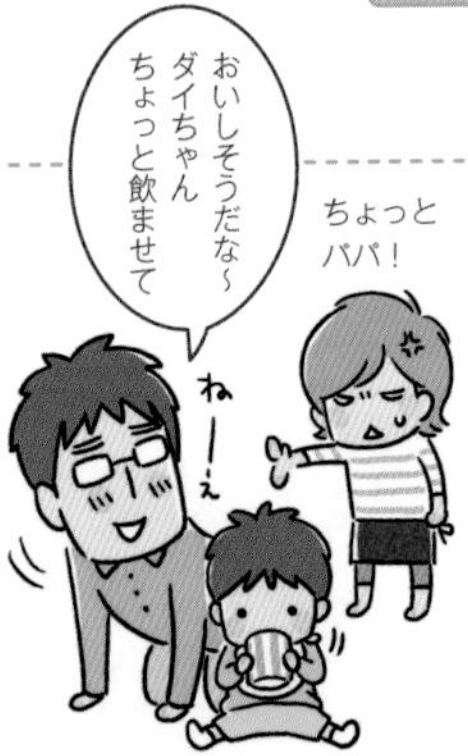
おいしそうだな～
ダイちゃん
ちょっと飲ませて
ちょっと
パパ！
ねーえ

りんご味だから子どもにも飲みやすい葛湯です

7〜11ヵ月

かぜによる粘膜の炎症を緩和

大根しらす

材　料　大根（粗みじん切り）
…大さじ２
しらす…小さじ１
だし汁…100mℓ

作り方　１ しらすはお湯をかけて塩抜きし、粗みじん切りにします。

２ 鍋に大根と **1**、だし汁を入れ、やわらかくなるまで煮ます。

5・6ヵ月

カロテンが体力の回復を早める

小松菜とろりん豆腐

材　料　小松菜（みじん切り）
…大さじ１
絹ごし豆腐…3cm角
水…40mℓ

作り方　１ 鍋に材料をすべて入れ、やわらかくなるまで煮ます。

２ すり鉢に **1** を入れてすりつぶします。

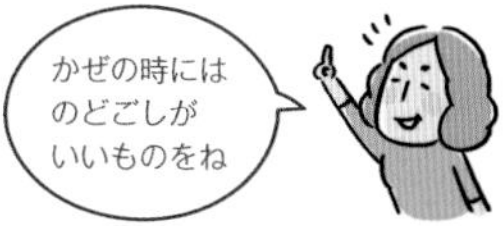
かぜの時にはのどごしがいいものをね

1〜6歳

体を温めて免疫力を高める

ショウガ入りホットみかん

材　料　みかん…１個（80g）
ショウガ（絞り汁）…小さじ１
ハチミツ※1（または砂糖）…適量
湯…100mℓ

作り方　１ みかんは皮をむき、ガーゼなどで包んで、果汁を絞ります。

２ カップに **1** を入れ、ショウガ、ハチミツを入れて、湯を注ぎ、よく混ぜ合わせます。

※子どもの年齢や体調によって、飲ませる量は調整しましょう。

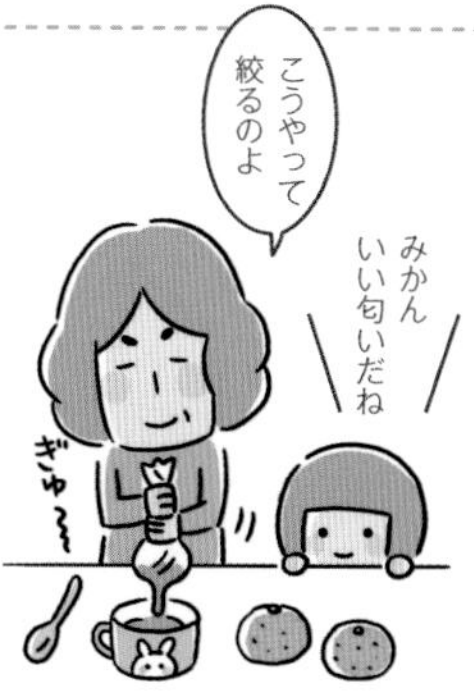
こうやって絞るのよ
みかんいい匂いだね
ぎゅ〜

発熱

熱は体を守る防衛反応 闘う抵抗力を高めて

熱が出る原因の多くは、かぜなどのウイルスや細菌からの感染によるもの。親としては心配ですが、発熱は体が体温を上げて病原体と闘っている状態で、病原体の力が弱まれば熱も下がります。抵抗力を高めるビタミンCなどを摂って安静にしましょう。高熱が続いたり、発疹などが伴う場合は病院へ。

ネギ

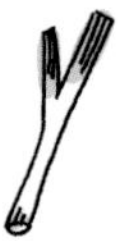

発汗を促す働きがあり、熱を放出するのに効果的。特に葉ネギは食べたものの利用効率を高めるので、発熱で消耗した体力回復にも有効です。発熱時には、子どもも飲みやすいスープ（→P19）にするのがおすすめ。

イチゴ

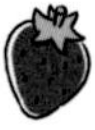

豊富に含まれるビタミンCに抗ウイルス作用があり、病原体に対する抵抗力を高め、解熱を促します。イチゴは食欲がない時でも、子どもが口にしやすい食材なので、発熱時の栄養補給には最適です。

芽キャベツ

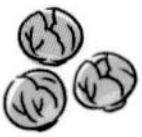

芽キャベツは通常のキャベツよりも栄養価値が高いのが特徴。ビタミンCの含有量もキャベツを上回り、発熱による疲労を軽減させ抵抗力を高めます。スープにすると食べやすく水分補給にもなります。

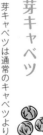

熱があってもあわてずに

子どもの体温は大人に比べて高く、特に2歳くらいまでは37.5℃未満は平熱といわれています。体温調整機能が未熟なので、一時的に体温が高くなることも。一度検温した後、時間をおいて再検温を。落ち着いてケアしましょう。

7~11ヵ月

ビタミンCが疲労を軽減させる

芽キャベツスープ

材　料　芽キャベツ…2個(30g)
だし汁…100mℓ

作り方　1 鍋にみじん切りにした芽キャベツとだし汁を入れ、やわらかくなるまで煮ます。

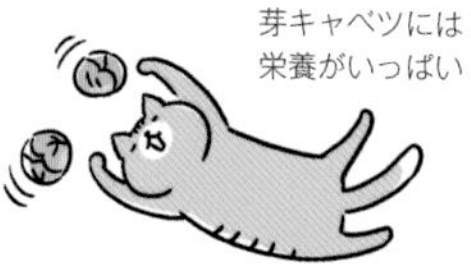
芽キャベツには
栄養がいっぱい

5・6ヵ月

ビタミンCが抵抗力をUP

いちごのピューレ

材　料　イチゴ…2個(30g)

作り方　1 すり鉢にヘタを取ったイチゴを入れ、なめらかになるまですりつぶします。

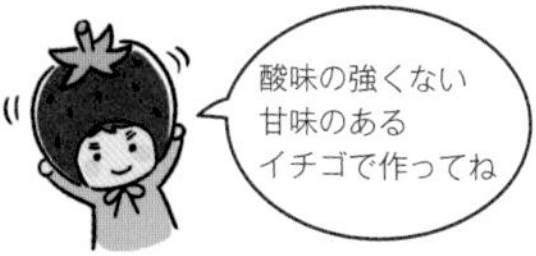
酸味の強くない
甘味のある
イチゴで作ってね

1~6歳

発汗を促し、熱を放出する

即席ネギみそスープ

材　料　ネギ(白い部分)…3cm
みそ…大さじ1/2
湯…200mℓ

作り方　1 ネギを粗みじん切りにします。

2 カップに1とみそを入れ、湯を注ぎ混ぜ合わせます。

※子どもの年齢や体調によって、飲ませる量は調整しましょう。

※お好みで、解熱作用のあるショウガのすりおろしを加えてもOK。

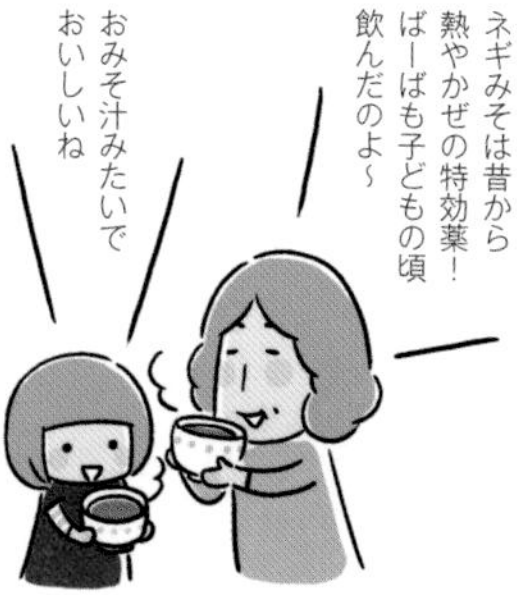
ネギみそは昔から
熱やかぜの特効薬！
ばーばも子どもの頃
飲んだのよ～
おみそ汁みたいで
おいしいね

けいれん

落ち着いて対処を
ビタミンB群が有効

乳幼児に見られるけいれんで比較的多いのは、38℃以上の発熱時に起こる「熱性けいれん」と激しく泣いた時に起こる「憤怒《ふんぬ》けいれん（泣き入りひきつけ）」です。どちらも大抵は1、2分でおさまるので、落ち着いて対処を。けいれんに効果がある栄養素はビタミンB群。憤怒けいれんには、神経を鎮めるカルシウムが有効です。

牛乳

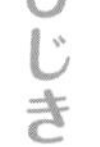
MILK

けいれんは、ビタミンB群の不足も関係しているといわれています。牛乳にはビタミンB群をはじめ、神経を穏やかにするカルシウムといった成分も含み、憤怒けいれんにも有効に作用します。

さつまいも

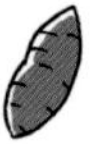

欠乏すると、多発性神経炎などさまざまな症状を起こすビタミンB_6。さつまいもはビタミンB_6を含み、乳児から口にできる食材です。やわらかく加熱して食べさせましょう。

ひじき

ひじきは、ミネラルが豊富で憤怒けいれんに効果的なカルシウム、ビタミンB群を含んでいます。さらに自律神経のコントロールに欠かせないマグネシウムが含まれており、神経を落ち着かせます。

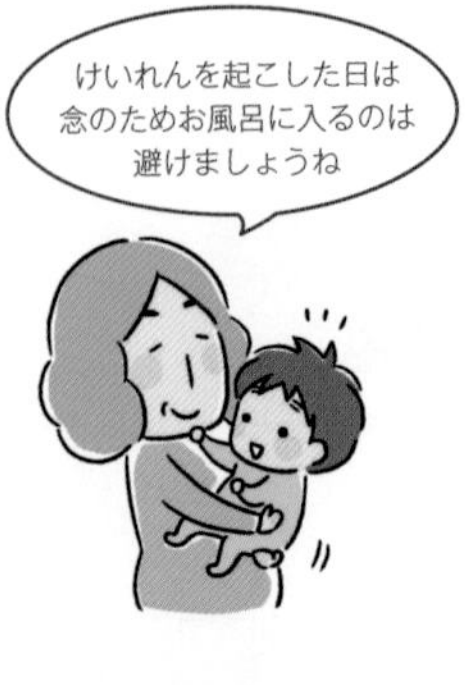
けいれんを起こした日は
念のためお風呂に入るのは
避けましょうね

7~11カ月

皮膚や粘膜の健康維持を助ける

さつまいものサラダ

材　料　さつまいも（皮をむいて粗みじん切り）…20g
プレーンヨーグルト※2…小さじ2

作り方
1 鍋にさつまいもを入れ、ひたひたの水と一緒にやわらかくなるまで煮ます。
2 水気を切った **1** にヨーグルトを混ぜます。

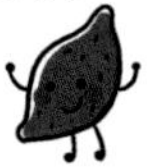

5・6カ月

甘味があって食べやすい

さつまいものマッシュ

材　料　さつまいも…20g
湯…小さじ1

作り方
1 さつまいもは皮をむき、薄切りにして水に5分ほどさらします。
2 鍋に **1** を入れ、やわらかくなるまで煮ます。
3 すり鉢にさつまいもと湯を入れてすりつぶします。

1~6歳

神経を鎮める作用がけいれん対策に

牛乳さわやかレモン

材　料　牛乳…200㎖
レモン汁…大さじ1
砂糖…大さじ1
（お好みで調整）

作り方
1 コップに牛乳を入れ、砂糖とレモン汁を加え、よく混ぜ合わせて溶かします。

※砂糖の代わりにガムシロップや練乳、ハチミツ（※1）などを使ってもOK。

※冬はホットで作ってもおいしくできます。

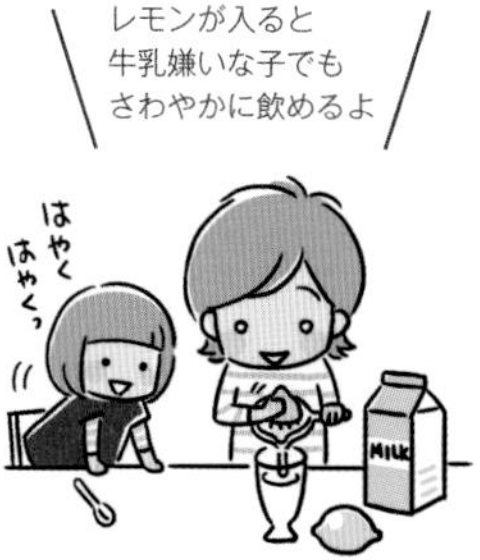
レモンが入ると
牛乳嫌いな子でも
さわやかに飲めるよ
はやく
はやくっ
MILK

頭痛

原因をチェックして血液循環をよくする

子どもが頭痛を訴えた時は、吐き気や熱などほかに症状がないかチェックしましょう。かぜに伴って、頭が痛くなる場合は、症状の回復とともに解消されます。かぜとは関係なく、くり返し頭痛が起こる場合やほかにも心配な症状がある場合は病院へ。

タマネギ

硫化アリルがビタミンB_1の吸収率を高め、筋肉や神経の働きを促します。また血行をよくする働きが頭痛をやわらげるともいわれています。疲労回復にも有効です。

サバ

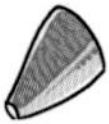

不飽和脂肪酸のEPAやビタミンEが血液循環を改善し、頭痛をやわらげます。脳の発育にも効果があり、栄養価も高いので、普段から子どもの食事に取り入れたい食材の一つです。

頭痛にはミント

ハーブ（薬草）にはさまざまな薬効があります。西洋はもとより、日本でも古くから、薬用に使われてきました。その中で頭痛に効果があるといわれるのが、ミント（ハッカ）です。ミントには発汗・解熱作用があり、頭痛の症状を緩和します。ミントの葉を刻んで、お湯を注ぎ、ハーブティーにして飲むと痛みが緩和されます。

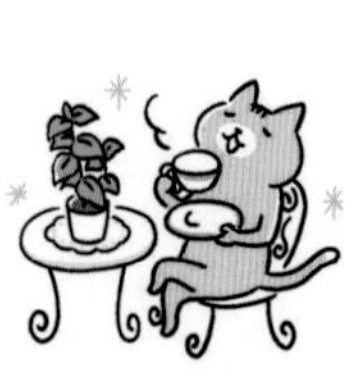

子どもには少し甘味を足し、葉をこしてあげましょう。

1~6歳

硫化アリルが疲れをやわらげる

タマネギとろりピザ

材　料　タマネギ（5㎜～1㎝の輪切り）…2枚
ハム…2枚
とろけるチーズ…適量
ケチャップ…適量
油…少々

作り方

1 フライパンに油を熱し、タマネギの両面を焼きます。

2 タマネギに火が通ってきたら、上面にケチャップを塗り、ハム、チーズをのせ、チーズが溶けるまで焼きます。

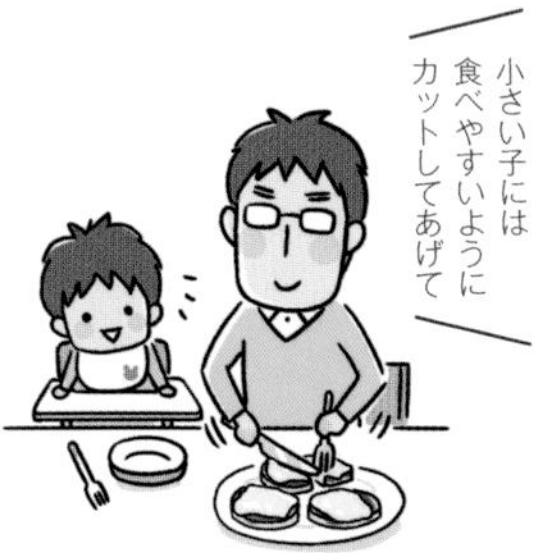
小さい子には食べやすいようにカットしてあげて

1~6歳

血液循環をよくして頭痛を緩和

サバのカリッと竜田揚げ

材　料　サバ…1尾
（切り身でもOK）
片栗粉…適量
油…適量

A
- しょうゆ…大さじ1
- みりん…大さじ1/2
- 酒…大さじ3
- ショウガ（すりおろし）…小さじ1

作り方

1 サバは三枚におろし、小骨は毛抜きで取り除き、ひと口大に切ります。

2 **1**をAにつけこんで、冷蔵庫で3時間以上ねかせます。

3 **2**に片栗粉をつけて、油でカリッと揚げます。

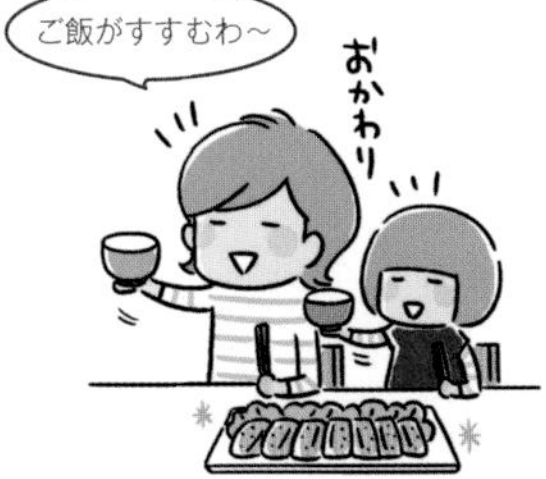
ご飯がすすむわ～
おかわり

のどの痛み・炎症

のどを潤して炎症を抑える栄養を

のどに細菌やウイルスが感染して増殖すると、炎症を起こし、イガイガしたり、痛むようになります。悪化すると気管支や肺にまで炎症が広がり、せきが止まらなくなることも。回復には、粘膜を丈夫にするビタミンAや消炎作用のある食べものを摂り、部屋の湿度を50%前後に維持すること、こまめにうがいしてのどを潤すことが大切です。

キンカン

体内でビタミンAに変わるカロテンを含み、ビタミンCが豊富で、のどの粘膜を強くします。消炎効果も期待でき、昔からのどの妙薬とされてきました。酸味が強いので、甘く煮て薬効の高い皮ごと食べましょう。

ナシ

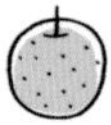

熱を下げ、せきや痰《たん》を鎮める働きがあります。発熱を伴うのどの痛みには特に効果的。食べる時に痛がる場合はすりおろしてあげましょう。90%が水分なので水分補給にもなり、のども潤います。

アンズ

のどの痛みを緩和し、せきや痰《たん》を鎮める効果があります。生の果実は旬が短く手に入りにくいので、通年で手に入るドライフルーツを利用しましょう。栄養も凝縮されており、高い効果が期待できます。

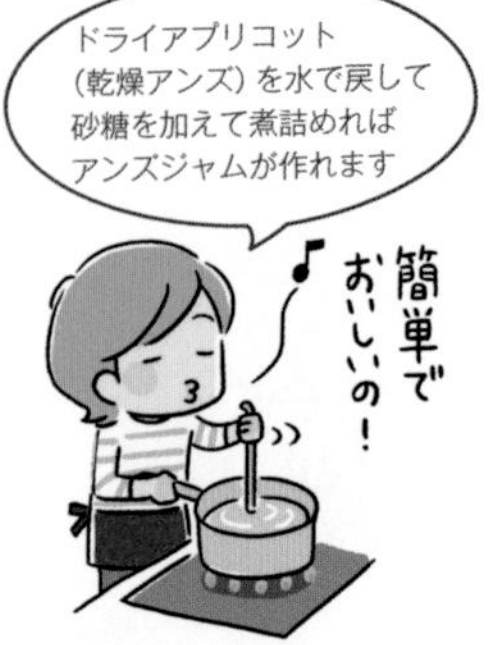
ドライアプリコット（乾燥アンズ）を水で戻して砂糖を加えて煮詰めればアンズジャムが作れます
簡単でおいしいの！

7~11ヵ月

のどを潤し痛みを鎮める

ナシのシャリとろスープ

材　料　ナシ…1/5個（30g）
水…100mℓ
水溶き片栗粉…少々

作り方
1 鍋にみじん切りにしたナシと水を入れ、やわらかくなるまで煮ます。
2 1が煮立ったら、水溶き片栗粉を入れてかき混ぜます。

5・6ヵ月

熱を下げ炎症を緩和

ナシのジュース

材　料　ナシ（すりおろし）
…大さじ2
湯…大さじ2

作り方
1 ナシをガーゼで包み、果汁を絞ります。
2 果汁を湯でのばします。

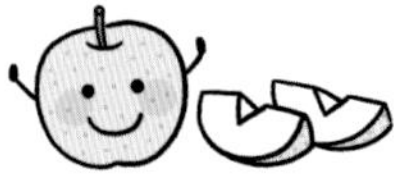

1~6歳

のどの粘膜を強化し痛みをやわらげる

キンカンのハチミツ煮

材　料　キンカン…150g
ハチミツ※1…60g
水…30mℓ

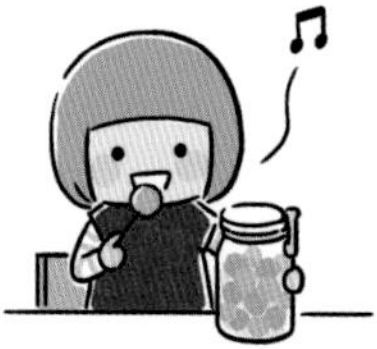
刻めばマーマレードジャムに！
煮汁にも効果があるから
水で割ってジュースにして

作り方
1 キンカンはよく洗い、ヘタを取って、縦に4、5ヵ所切り込みを入れます。
2 鍋に1を入れ、ひたひたに水（分量外）を加え、火にかけます。煮立ったら一旦ざるに上げ、湯切りします。
3 鍋に2を入れ、ハチミツと水を加えます。キンカンがやわらかくなり、照りが出るまで10分ほど煮ます。

※小さな子どもには種を取って食べさせましょう。2の段階で取り除いてもOK。

食べ合わせ
キンカン＋ハチミツ※1

殺菌作用のあるハチミツがのどの痛みに効果あり。キンカンとあわせて効果倍増。

せき・痰《たん》

こまめな水分補給で乾燥を避けて潤いを

せきは口から入ったウイルスや細菌、ほこりなどを排出し、体を守ろうとする防衛的な反応です。痰ものどから分泌された粘液が異物を包み込んだもの。のどが乾燥しているとせきが出やすくなるので、部屋の加湿やのどを潤すことを心がけましょう。水分補給できる食べものはせきをやわらげ、痰を出しやすくする効果があります。

大根

大根には粘膜を丈夫にし、熱を取り、炎症を抑える働きがあります。その効果でせきを鎮めます。大根をハチミツ（※1）につけ込んだ大根あめやその上澄み液にも成分が染み出しており、効果があるといわれています。

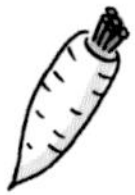

シソ

豊富なカロテンやビタミンCが粘膜を強化し、免疫力を高めてウイルスや細菌の侵入を防ぎ、せきをやわらげます。子どもにはジュース（→P27）にすると飲みやすく、水分補給にもなり、のども潤されます。

レンコン

せきが止まらず、のどの痛みも伴う時にはレンコンが効果的。気管支の炎症をやわらげ、せきや痰を抑えます。レンコンをすりおろした絞り汁に、子どもに合わせて少し甘味を加えて飲ませるといいでしょう。

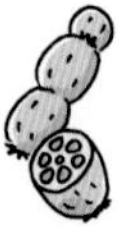

せきの種類を見極める

せきの種類によっては、医師の診察を受けた方がいい場合も。

コンコンという軽い乾いたせきの場合は、ほとんど問題ありませんが、ゼーゼーやヒューヒューという苦しそうなせきやゴホンゴホンという湿ったせきは要注意。

1〜6歳

免疫力を高めてせきを抑える

フレッシュしそジュース

材　料　シソ（赤ジソでも青ジソでもOK）…100g
砂糖…150g（お好みで調整）
レモン汁…大さじ1
水…600mℓ

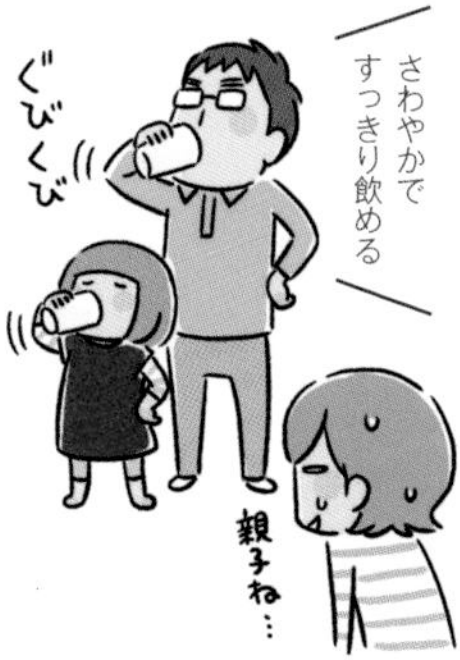

作り方
1 鍋に水を沸騰させ、シソを入れ再び沸騰させ10分ほど煮ます。
2 **1**の鍋の火を止め、シソを取り出します。再び火にかけ、砂糖とレモン汁を加え、10分ほど煮ます。
3 十分冷めたら、水や炭酸などで割って、お好みの濃さのジュースにします。

7〜11ヵ月

せきに効果あり

大根のトマト煮

材　料　大根（みじん切り）
…大さじ2
トマトジュース（無塩）
…大さじ1
水…80mℓ

作り方
1 鍋に大根を入れ、トマトジュースと水を入れて火にかけます。
2 大根がやわらかくなるまで煮ます。

5・6ヵ月

炎症を抑えてせきをやわらげる

大根の葛湯風

材　料　大根（すりおろし）
…大さじ2
だし汁…20mℓ
水溶き片栗粉…少々

作り方
1 鍋に大根とだし汁を入れ、火にかけます。
2 **1**が煮立ったら水溶き片栗粉を入れてかき混ぜ、とろみをつけます。

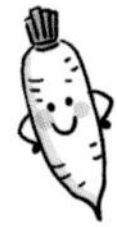

鼻水・鼻づまり

粘膜の炎症を抑えて抵抗力を強化する

鼻の粘膜に付着した細菌などを排出するための分泌物が鼻水です。一方鼻づまりは、鼻の粘膜が腫れ、鼻腔内が狭くなっている状態。どちらも鼻の粘膜の炎症を抑え、抵抗力を強化することが回復につながります。粘膜を丈夫に保つのはビタミンAやC。特にビタミンCは抗酸化作用で症状をやわらげる効果が期待できます。

ブロッコリー

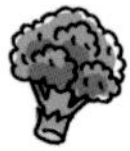

鼻の粘膜を保護し、抵抗力を強化するビタミンCが豊富で、かぜや花粉症による鼻水や鼻づまりにも効果的です。料理の際は、ビタミンの損傷を防ぐため加熱は最小限に。

タマネギ

硫黄化合物が多く含まれており、血行をよくして鼻の不快な症状の鼻水や鼻づまりを改善します。タマネギのツンとする成分、硫化アリルも鼻の粘膜を強化して、症状を緩和するといわれています。

鼻水・鼻づまりのケア

●鼻は片方ずつやさしくかむ

片方の鼻の穴を押さえ、片方ずつやさしくかませます。小さいうちは鼻水吸い取り器で。勢いが強いと粘膜を傷つけるので注意。

●鼻のマッサージ

鼻筋に沿って目頭のあたりまでやさしく指圧して、症状を緩和。

●蒸しタオルで鼻通りをよくする

熱くない程度の蒸しタオルを鼻の上におき温めます。

●外用で効果のある食べもの

大根やレンコンの絞り汁で湿らせた脱脂綿を鼻に入れると、通りがよくなるといわれています。

7~11カ月

血行をよくして症状を解消

タマネギのとろ甘煮

材　料　タマネギ(みじん切り)…30g
だし汁…100mℓ
水溶き片栗粉…少々

作り方
1 鍋にタマネギとだし汁を入れ、やわらかくなるまで煮ます。
2 1 に水溶き片栗粉を入れてかき混ぜます。

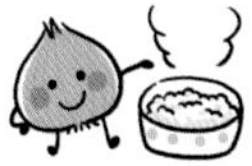

5・6カ月

鼻の粘膜を強化する

ブロッコリーのやわらかとろみ煮

材　料　ブロッコリー(穂先)…30g
湯…小さじ 1

作り方
1 鍋に湯(分量外)を沸かし、ブロッコリーをやわらかくなるまで煮てざるに上げます。
2 1 を水切りし、すり鉢ですりつぶして湯でのばします。

1~6歳

血行をよくして鼻通りをよくする

タマネギとレンコンのマリネ

材　料　タマネギ(中)…1 個
レンコン…50g
A
- 酢…大さじ 1(お好みで調整)
- オリーブオイル…大さじ 2
- レモン汁…大さじ 1
- 塩・こしょう…少々

作り方
1 タマネギとレンコンは薄くスライスし、水(レンコンは酢水)に 2 分ほどさらします。
2 1 を水切りし、レンコンはさっとゆがきます。A を混ぜ合わせ、タマネギとレンコンにかけてよく和えます。

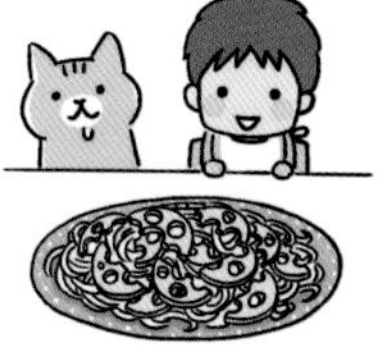

食べ合わせ
タマネギ+レンコン
レンコンの消炎・収れん作用とタマネギの炎症を抑える作用で、効果が高まります。

子どもの感染症

　大人より抵抗力が弱い子どもは、さまざまな感染症にかかる可能性があります。予防接種を受けるなどの対策も必要ですが、かかってしまったときは落ち着いて速やかに対処しましょう。

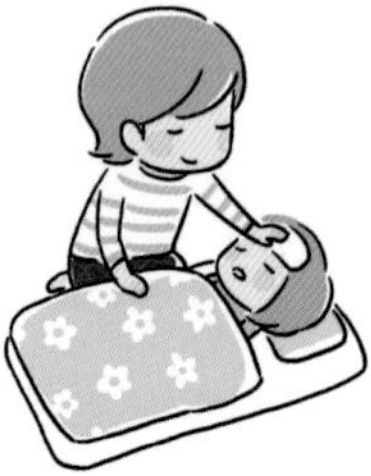

病名	症状	感染経路 潜伏期間	発症年齢	登園・登校の基準
突発性発疹《とっぱつせいほっしん》	38℃以上の高熱が3～4日続く。熱が下がった頃に、小さな発疹がお腹から全身に広がる。下痢になることも。	飛沫・経口・接触感染 9～10日	生後6ヵ月～2歳くらい	主な症状が消え、医師が登園（登校）可能と判断したら
麻疹《ましん》（はしか）	38℃前後の高熱をはじめ、せき、鼻水などかぜに似た症状と全身に発疹ができる。口の中に白いブツブツ（コプリック斑）ができる。	空気・飛沫・接触感染 8～12日（春に多い）	生後7ヵ月～6歳くらい 	解熱後、3日経過したら
風疹《ふうしん》	小さな赤い発疹が顔面から全身にできる。発熱、鼻水、せき、のどの腫れ、目の充血などの症状も伴う。リンパ節が腫れて痛むことも。	飛沫感染 16～18日（春～初夏に多い）	学童期～思春期にかかりやすい	発疹が消失してから 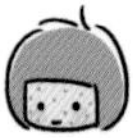

病名	症状	感染経路 潜伏期間	発症年齢	登園・登校の基準
水ぼうそう	かゆみの強い赤い発疹がお腹や胸から始まり、全身にできる。発疹は水疱になり、かさぶたになって治る。	空気・飛沫・接触感染 14～16日（冬～春に多い）	幼児期～学童期（8歳以下に多い）	すべての発疹がかさぶたになったら 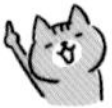
おたふくかぜ	片側、または両側の耳の下からあごにかけ、腫れて頬に触れると痛がる。38℃前後の熱が出る。40℃近くの高熱になる場合も。	飛沫・接触感染 16～18日（冬～春に多い）	2～7歳に多い（集団発生を起こす） 	耳下腺（耳の下）の腫れが治まったら
インフルエンザ	急に高熱が出て3～4日続く。倦怠感、関節・筋肉痛、頭痛、せき、鼻水、のどの痛み、下痢や嘔吐などのかぜの症状が強く出る。	飛沫・接触感染 1～4日（冬に多い）	学童期がかかりやすい	解熱後、3日経過してから 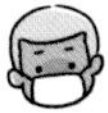
咽頭結膜熱《いんとうけつまくねつ》（プール熱）	39℃前後の高熱、のどやリンパ節の腫れと痛みが見られる。目の充血、かゆみなどの症状も。プールの水を介してうつることが多い。	飛沫・接触感染 2～14日（夏に多い）	幼児に多く発症する 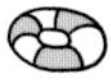	主な症状が消え、2日経過してから
手足口病	水疱が手のひらや足の裏、口の中などにできる。発熱が伴うことも。口の中にできると、食事が取りにくくなることもある。	飛沫・糞口接触感染 3～6日（夏に多い）	乳幼児期に多く発症する	発熱がなく普通の食事ができること

※厚生労働省『平成30年保育所における感染症対策ガイドライン』・東京都福祉保健局『東京都感染症マニュアル』

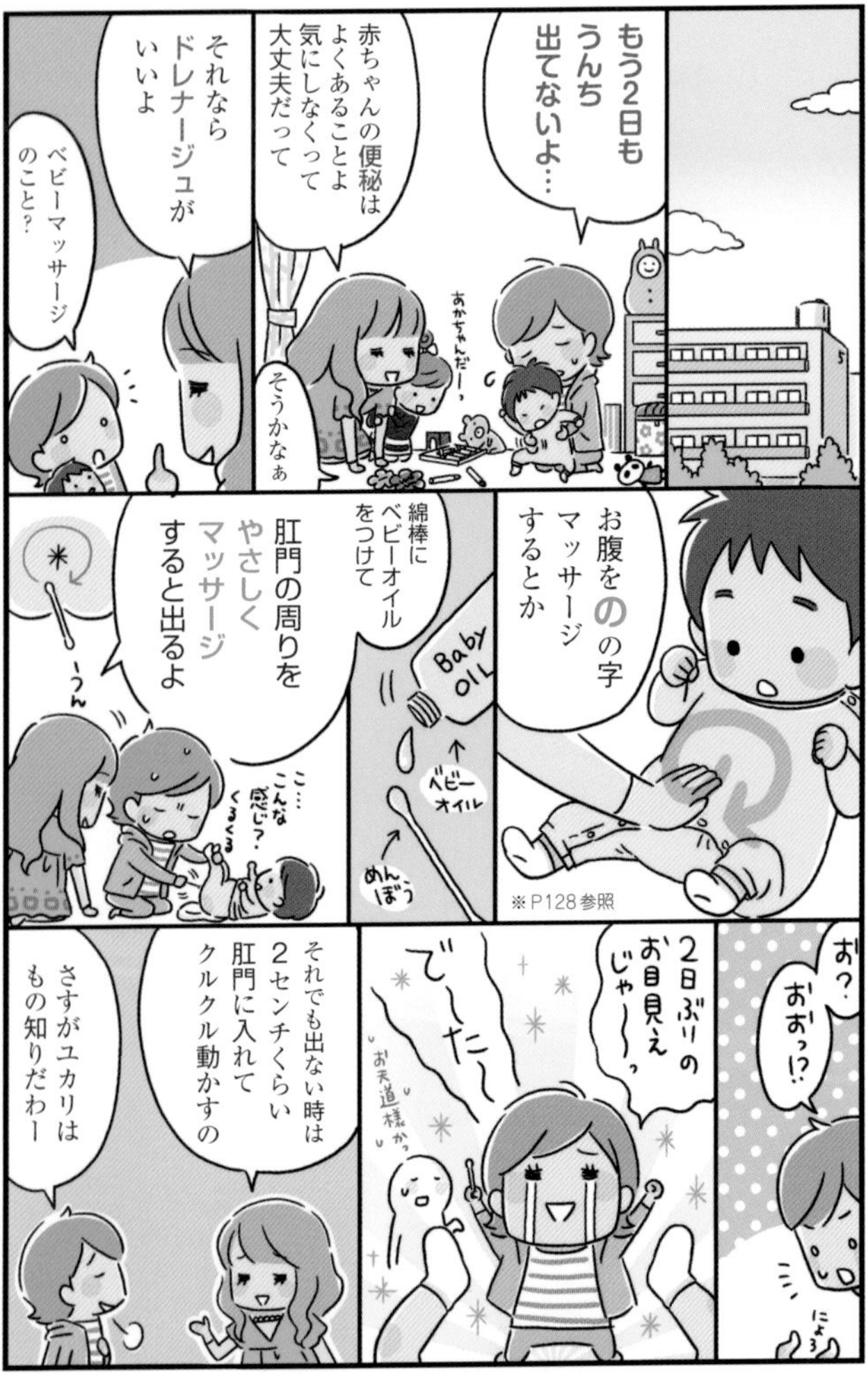
もう2日も
うんち
出てないよ…
赤ちゃんの便秘は
よくあることよ
気にしなくって
大丈夫だって
あかちゃんだー
そうかなぁ
それなら
ドレナージュが
いいよ
ベビーマッサージ
のこと?
お腹をのの字
マッサージ
するとか
※P128参照
綿棒に
ベビーオイル
をつけて
Baby OIL
ベビーオイル
めんぼう
肛門の周りを
やさしく
マッサージ
すると出るよ
うん
こ…
こんな
感じ?
くるくる
お?
おおっ!?
にょろ
2日ぶりの
お目見え
じゃ〜〜っ
で〜た〜
お天道様かっ
それでも出ない時は
2センチくらい
肛門に入れて
クルクル動かすの
さすがユカリは
もの知りだわー

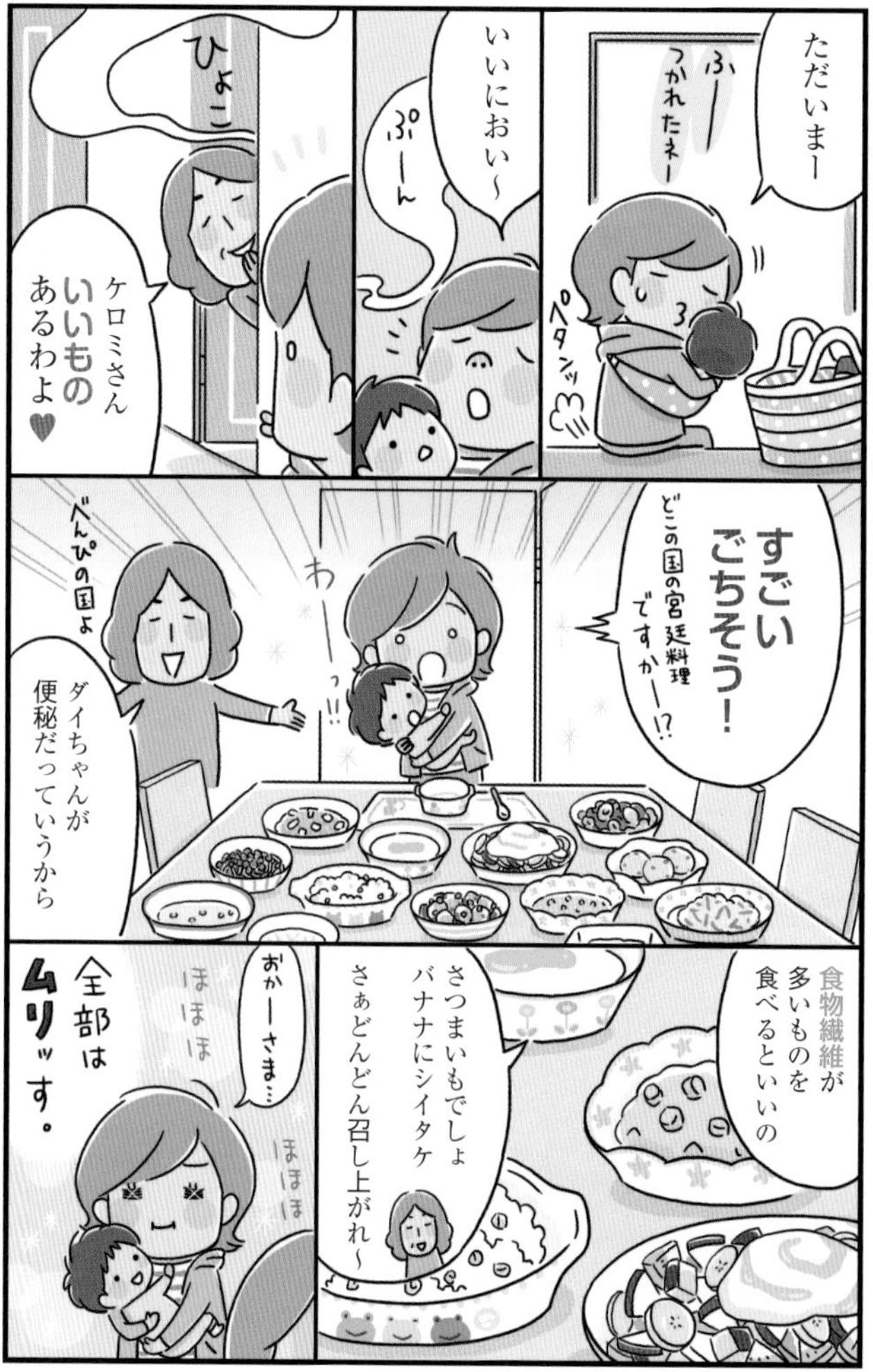
ただいまー
ふー
つかれたネー
パタンッ
いいにおい～
ぷーん
ひょこ
ケロミさん
いいものあるわよ♥
すごいごちそう！
どこの国の宮廷料理ですかー!?
わーーーっ!!
べんぴの国よ
ダイちゃんが便秘だっていうから
食物繊維が多いものを食べるといいの
さつまいもでしょ
バナナにシイタケ
さぁどんどん召し上がれ～
おかーさま…
ほほほ
ほほほ
全部はムリッす。

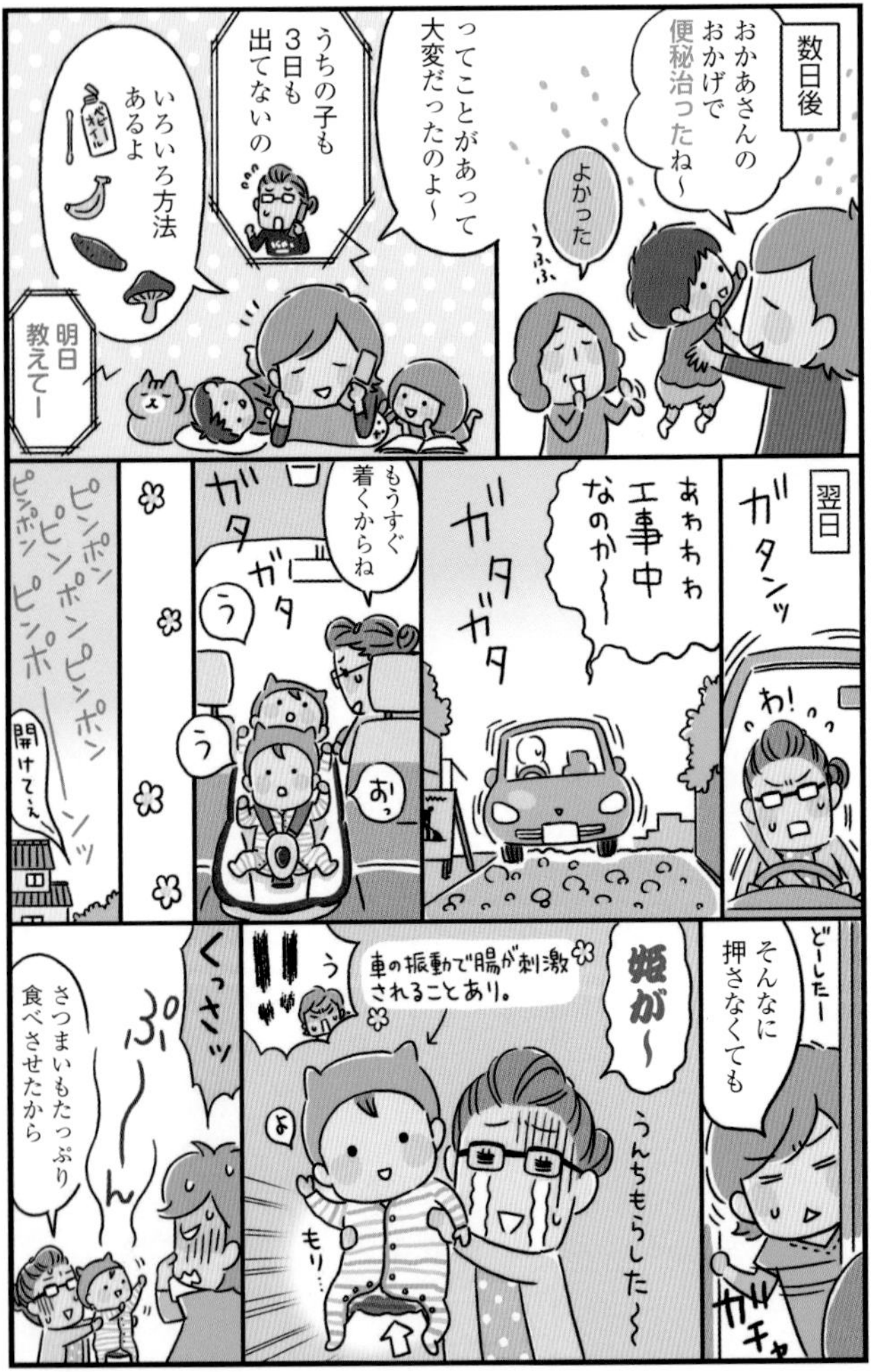
数日後
おかあさんのおかげで便秘治ったね～
よかった
うふふ
ってことがあって大変だったのよ～
うちの子も3日も出てないの
いろいろ方法あるよ
明日教えてー
翌日
ガタンッ
わ!
あわわわ工事中なのか～～
ガタガタ
もうすぐ着くからね
ガタガタ
う
う
おっ
ピンポン
ピンポンピンポン
ピンポン
ピンポ―ンッ
開けてぇ
どーしたー
そんなに押さなくても
ガチャ
姫が～
うんちもらした～
車の振動で腸が刺激されることあり。
う
よ
もり…
くっさッ
ぷ～～ん
さつまいもたっぷり食べさせたから

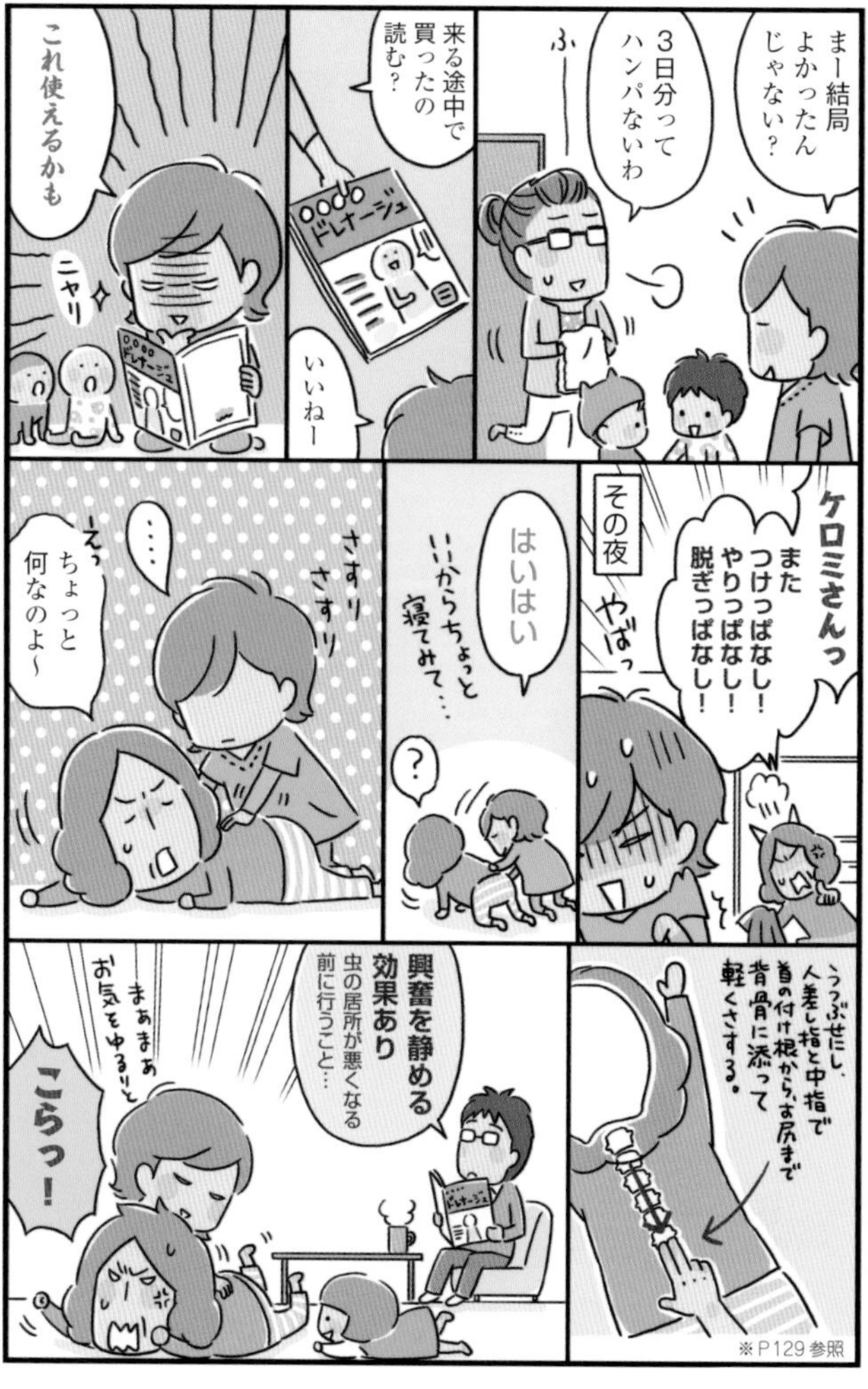
まー結局よかったんじゃない？
3日分ってハンパないわ
ふー
来る途中で買ったの読む？
いいねー
ドレナージュ
これ使えるかも
ニヤリ
ケロミさんっ
またつけっぱなし！やりっぱなし！脱ぎっぱなし！
その夜
やばっ
はいはい
いいからちょっと寝てみて…
？
さすりさすり
…
えっ ちょっと何なのよ～
うつぶせにし、人差し指と中指で首の付け根から、お尻まで背骨に添って軽くさする。
※P129参照
興奮を静める効果あり
虫の居所が悪くなる前に行うこと…
まあまあお気をゆるりと
こらっ！

便秘

食物繊維と運動で腸内環境を整える

便秘は食事の量や食物繊維が不足し、腸の働きが低下することで起こります。乳児は母乳やミルクの不足が原因ともいわれています。改善には、便をやわらかくする食物繊維を取り入れたバランスのいい食事を摂ることが必要です。また、運動不足だと、便を送り出す腸の働きが弱くなってしまうので、適度な運動も大切です。

さつまいも

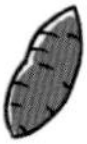

豊富な不溶性食物繊維を含んでいます。腸の運動を活発にして、便を出しやすくします。また便の量を増やす働きもあります。離乳食でも食べられますが、必ず水にさらすなどしてアク抜きをしましょう。

バナナ

便をやわらかくする水溶性食物繊維のペクチンが豊富。また整腸作用のあるオリゴ糖も含んでいます。乳幼児にも加熱せずに与えられるので、子どもの便秘改善には気軽に取り入れられる最適の食べものです。

ヨーグルト※2

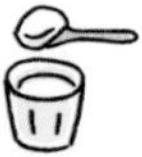

乳酸菌が腸の蠕動《ぜんどう》運動を促し便秘を解消します。善玉菌が増えて悪玉菌が減ることから、便秘だけでなく下痢も改善され、食中毒の予防にも効果があります。アレルギーが心配な場合は8ヵ月未満は控えましょう。

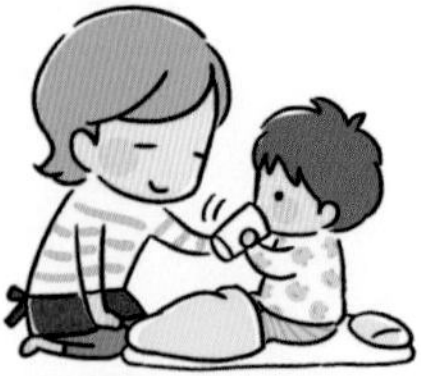

朝、起きてすぐに常温の水を飲ませると腸の動きを促すので、便秘改善に効果的といわれています。

1~6歳

バナナの食物繊維とオリゴ糖が便秘を改善

バナナ入りフルーツサラダ

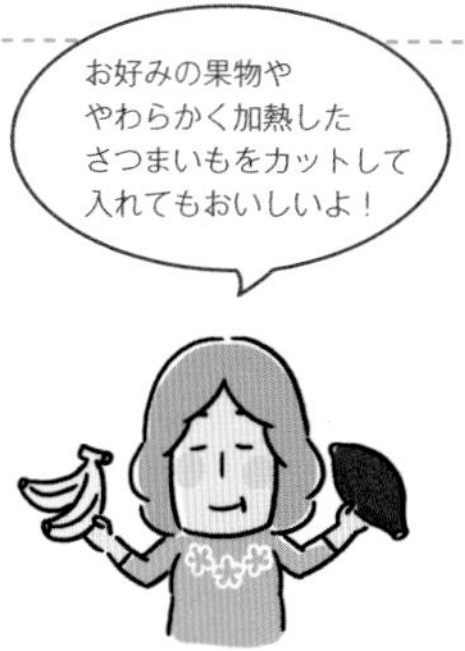
お好みの果物や
やわらかく加熱した
さつまいもをカットして
入れてもおいしいよ！

材　料
バナナ…1/2本
季節の果物…適量
ヨーグルト※2…50g
レモン汁…少量
ハチミツ※1（または砂糖）…適量

作り方
1 バナナと果物をひと口大に切ります。
2 ボウルに **1** と残りの材料を入れ、よく和えます。

※ヨーグルトは水切りしたものを使ってもOK。濃厚な味になります。

食べ合わせ
バナナ＋ヨーグルト※2
ヨーグルトの乳酸菌が整腸作用をもたらし、バナナのオリゴ糖と食物繊維がともに便秘を改善。

7~11ヵ月

腸の運動を活発にする

さつまいもの白和え

材　料
さつまいも…20g
絹ごし豆腐…2cm角

作り方
1 鍋にさつまいもを入れ、ひたひたの水でやわらかくなるまで煮ます。豆腐も別に2分ほどゆでます。
2 水気を切ったさつまいもと豆腐をすり鉢に入れ、すりつぶします。

5・6ヵ月

食物繊維で便秘を解消

さつまいものりんご煮

材　料
さつまいも…15g
りんご（すりおろし）…大さじ1
水…60mℓ

作り方
1 材料をすべて鍋に入れ、やわらかくなるまで煮ます。
2 すり鉢に **1** を入れすりつぶします。

※りんごにも整腸作用があるので、便秘に有効。

下痢

整腸作用のある食事で胃腸の働きを正常に

子ども（特に乳幼児）は胃腸の抵抗力が弱く、ちょっとした刺激でも便がゆるくなり、下痢になってしまいます。いつもより水分量や回数が多いか観察して、下痢なのか判断しましょう。症状が下痢だけなら様子を見て、食欲がある時は消化がよく整腸作用のあるものを摂取し、腸内環境を正常に整えましょう。発熱や嘔吐を伴う場合は病院へ。

りんご

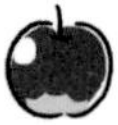

食物繊維のペクチンが豊富。ペクチンは下痢をして弱った腸壁を保護してくれます。また腸内の善玉菌を増殖させ、回復を早めます。子どもの状態を見ながら、すりおろしたものを少しずつ与えましょう。

緑茶

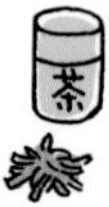

渋み成分のカテキンには抗菌作用があり、症状を改善します。タンニンにはさらに胃腸の粘膜を引き締める効果があります。緑茶が苦手な子どもには、砂糖などで少し甘味を足してあげると摂りやすくなります。

避けた方がいい食品

下痢の時には胃腸に負担をかけたり、刺激する食べものは与えないよう注意しましょう。

・柑橘系（オレンジジュースなど）
・甘過ぎるもの
・冷たいもの
・ミネラルウォーター

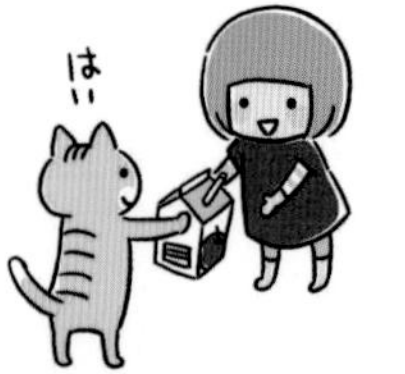

水分補給には湯やりんごジュース、麦茶・番茶などが最適（年齢別に濃度を調整）。

1〜6歳

カテキンとタンニンが下痢の回復を促進

プルプル緑茶ゼリー

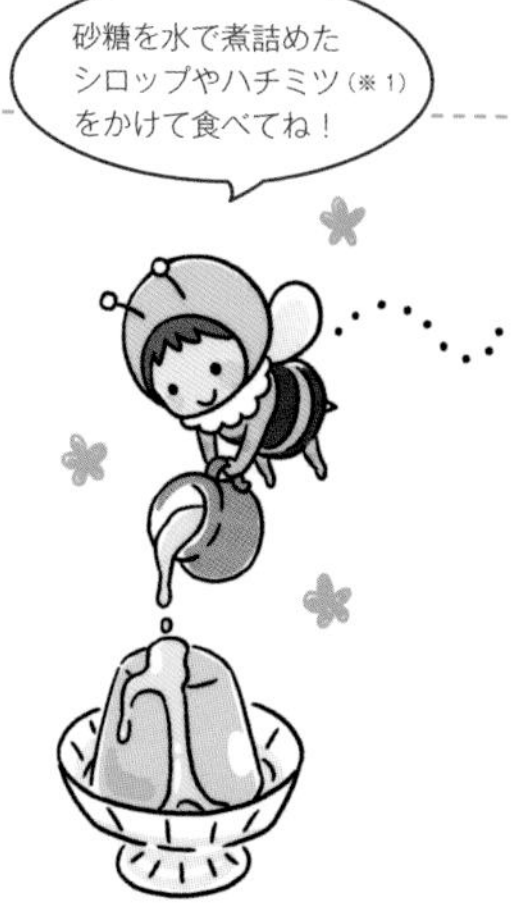
砂糖を水で煮詰めた
シロップやハチミツ（※1）
をかけて食べてね！

材　料　緑茶（茶葉）…大さじ1
水…250mℓ
ゼラチン…5g

作り方
1 分量の水で緑茶をいれます。水出しでも、お湯を沸かしていれてもOK。
2 **1** に少量の水（分量外）でふやかしたゼラチンを入れ、混ぜ合わせて、よく溶かします。
3 容器に **2** を流し込み、冷蔵庫で冷やし固めます。

※下痢はお腹を冷やすとよくないので、食べるときは常温がおすすめ。

7〜11カ月

整腸作用で回復を早める

りんごのパン粥

材　料　りんご（粗みじん切り）
…大さじ2
食パン（サンドイッチ用みみなし）…1/4枚
水…100mℓ

作り方
1 鍋にりんごと細かくちぎった食パン、水を入れ、やわらかくなるまで煮ます。
2 すり鉢に **1** を入れ、荒くすりつぶします。

5・6カ月

腸内の善玉菌を増やす

りんごのおろし煮

材　料　りんご（すりおろし）
…大さじ2
水…30mℓ

作り方
1 材料をすべて鍋に入れ、やわらかくなるまで煮ます。

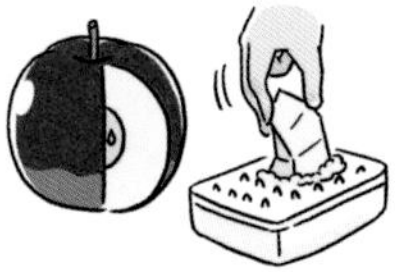

膀胱炎《ぼうこうえん》

利尿を促して
細菌を排泄させる

尿道から入った細菌が膀胱で炎症を起こすと膀胱炎になります。尿道の短い女の子に比較的多く見られます。症状は残尿感、頻尿、排尿時の痛み、下腹部の違和感などですが、子どもはうまく伝えられないので、大人が気づいてあげることが大切です。細菌を尿とともに排出させるため、利尿作用のある食品を積極的に摂ることが有効です。

カボチャ

膀胱炎になりやすいのは、抵抗力が落ちている時。カボチャには免疫力を高めるビタミンC、細菌の感染への抵抗力を高めるビタミンAが含まれ、体内の水分量を調整し、利尿効果があるカリウムも豊富です。

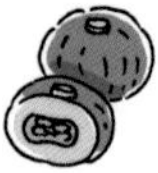

スイカ

カリウムを多く含むスイカは、利尿作用が高く、泌尿器系の不調に効果を発揮します。排尿を促し、体内の不要な成分が排出されて腎臓や肝臓の働きを正常化します。

クランベリー

クランベリーには、膀胱炎の原因となる細菌の増殖を抑えるキナ酸という成分を含んでいます。日本では生の果実が手に入りにくいので、ジュースやジャム、ドライフルーツなどで取り入れましょう。

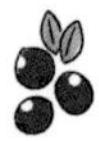

膀胱炎のサイン

排尿の様子を日頃から観察して、次のようなサインがあれば、膀胱炎を疑いましょう。

- 排尿を嫌がる
- トイレの回数が増える
- おねしょやおもらしが頻繁

7~11カ月

ビタミンCが免疫力を強める

カボチャのお粥

材　料　カボチャ（薄切り）
…20g
温かいご飯
…大さじ1・1/2
だし汁…100mℓ

作り方　1 材料をすべて鍋に入れ、やわらかくなるまで煮ます。

2 カボチャを取り出して、すり鉢ですりつぶし、鍋に戻して温めます。

5・6カ月

利尿効果を高める

カボチャのだし煮

材　料　カボチャ…4cm角
だし汁…小さじ4

作り方　1 カボチャは皮をむいて1cm角に切り、鍋に入れ、ひたひたの水でやわらかくなるまで煮ます。

2 すり鉢に水切りした1を入れてすりつぶし、だし汁を加えてのばします。

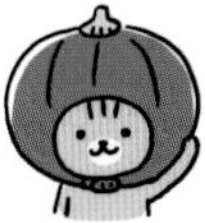
カボチャの味が
甘くてやさしい

1~6歳

カリウムが排尿を促し、膀胱炎を改善する

スイカゼリー

材　料　スイカ果汁…150mℓ
粉寒天…1g
水…50mℓ

作り方　1 鍋に水を入れ、粉寒天を加えて溶かし、沸騰するまで火にかけます。

2 1にスイカ果汁を加え、よく混ぜ合わせます。容器に流し込み、冷蔵庫で冷やし固めます。

※スイカ果汁は、すりつぶすかミキサーでつくります。
※スイカに甘さが足りない場合は、お好みで砂糖を加えましょう。

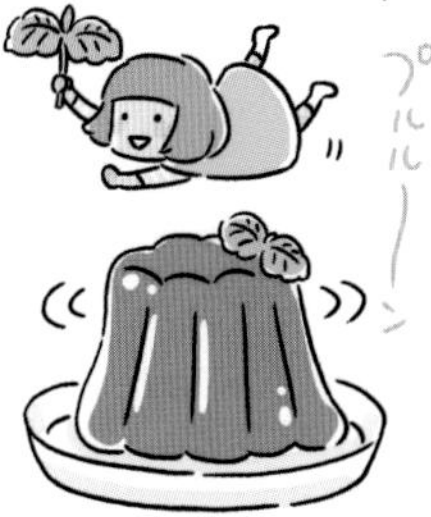
角切りのスイカを
入れてもおいしい！
プルルーン

おしっこ・うんちの異常

　おしっこやうんちは子どもの体調を知るバロメーター。おむつ替えやトイレの時にいつもと違う様子はないかチェックしましょう。異常があれば、早めの受診を。

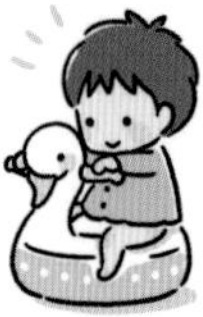

おしっこのチェックポイント

おしっこの量

暑い日には汗をかき、量が減るなど、気候や摂取した水分でおしっこ量は変化します。その日の状況を踏まえて、異常な増減がないか注意しましょう。

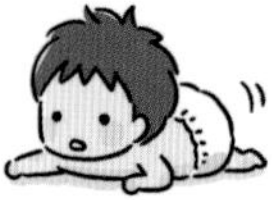

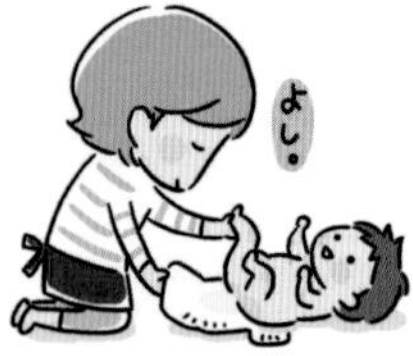

おしっこの色

正常な色は透明な淡い黄色。一時的に色が濃くなったり濁るのは問題ありませんが、血尿、混濁尿、コーヒー色の尿は要注意のサイン。

おしっこの回数

右表にある回数よりも、極端に増減していないか観察しましょう。排尿に痛みを伴っていないかも大切なチェックポイントです。

年齢	回数（1日）
1歳未満	15～20回
1歳～2歳	15回前後
3歳～4歳	7～10回
5歳以上	7回前後

うんちのチェックポイント

うんちの色

正常なのは黄色から緑、茶色の範囲内。食べたものにも影響されるので、いつもと違う場合は、前日の食事と照らし合わせて。食事と関係なく赤、黒、白なら要注意。

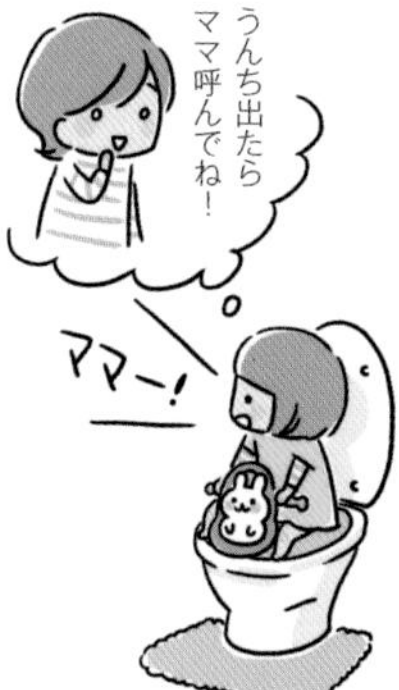

うんちのにおい

うんちのにおいは病気のサインとなります。腸内細菌のバランスが崩れると、通常と違う強い腐敗臭、悪臭がします。その場合は要注意。

子どもが１人でトイレに行けるようになっても、チェックは続けましょう。

うんちの形状

ゆるくてもかためでも通常とそれほど変化がないなら大丈夫。回数の多い下痢や、色・形状に異常がある場合は注意。

うんちの回数

下痢や便秘でもすぐに治まれば問題ありません。何日も続いたり、回数が多かったり、嘔吐を伴う場合は注意が必要。

腹痛

サインを読み取り
消化のいい食事で回復

腹痛の原因はさまざまです。便秘や下痢、消化不良、かぜからくるもの、また緊張やストレスなど心因性の場合もあります。乳幼児は自分の症状をうまく言葉にできないので、親が気づいてあげましょう（下記参照）。急性胃腸炎や食中毒などの場合もあるので、サインを見逃さないように。食事は腹痛が治まってから、消化吸収のいいものを。

かぶ

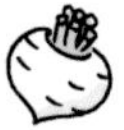

アミラーゼが消化吸収を助けるので、食べ過ぎなどの消化不良による腹痛に効果的。比較的軽い腹痛の場合は、子どものお腹を温めて、症状が治まったら、養生食にかぶのお粥（→P45）を食べさせます。

りんご

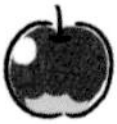

りんごは刺激が少ないので、腹痛で弱った体の栄養と水分補給には最適な食材。食物繊維のペクチンが下痢にも便秘にも作用して、症状の改善にも役立ちます。すりおろしりんごは、量を調整すれば乳児にもOK。

腹痛のサイン

乳幼児はお腹が痛いことをうまく伝えられません。でも腹痛を感じた時は、さまざまなサインを送っています。よく観察して、異変を察知しましょう。

●乳児のサイン
- お腹に触れると、泣く
- ミルクを飲まずに泣く
- 体をよじって泣く
- 足をお腹の方に曲げて泣く
- 顔の血色が悪く、青ざめる

●幼児のサイン
- お腹を押さえると泣く
- お腹をかがめて泣く、痛がる
- 機嫌が悪く、顔色もよくない

5・6ヵ月　7~11ヵ月

アミラーゼが消化不良に効果的

かぶのとろりん粥

材　料　かぶ（すりおろし）…大さじ２
ご飯…お茶碗半分
水…適量

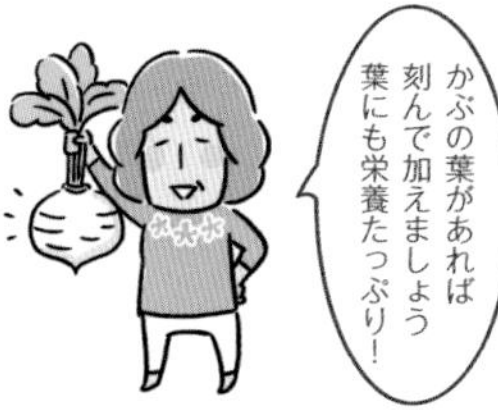
かぶの葉があれば
刻んで加えましょう
葉にも栄養たっぷり！

作り方　1 鍋にご飯を入れ、ひたひたに水を加えて、やわらかくなるまで煮ます。

2 **1** にかぶを加え、ひと煮立ちさせます。

※５、６ヵ月の赤ちゃんにはすり鉢ですりつぶしてから与えましょう。

※子どもの年齢や体調に合わせて、だしやしょうゆで味付けしてもＯＫ。

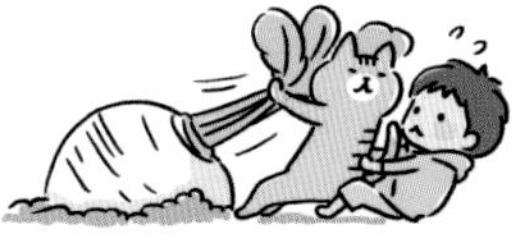

1~6歳

弱ったお腹にやさしく効く

すりおろしりんごゼリー

材　料　りんご（すりおろし）…１個分
粉寒天…2g
水…適量

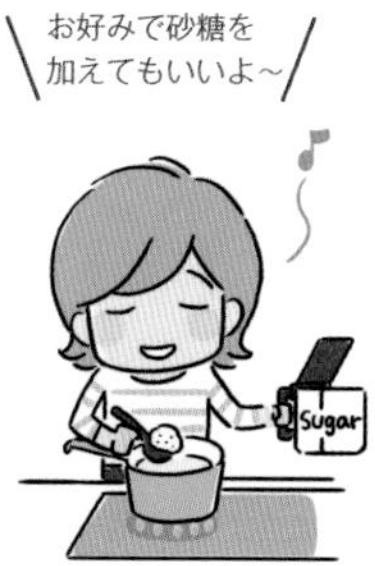
お好みで砂糖を
加えてもいいよ～
Sugar

作り方　1 りんごは 1/3 を残し、2/3 はガーゼに包み果汁を絞ります。絞った果汁に水を足し、250㎖にします。

2 鍋に **1** を入れ、粉寒天を加えて溶かし、沸騰するまで火にかけます。

3 **2** に残りのすりおろしりんごを入れて混ぜ合わせ、容器に流し込み、冷蔵庫で冷やし固めます。

※腹痛はお腹を冷やすとよくないので、食べるときは常温がおすすめ。

吐き気・嘔吐

嘔吐後の様子を見て症状を判断し対応する

子どもの吐き気や嘔吐の原因になるのは、かぜなどの感染症や食あたり、消化器官の疾患など。さらにはせき込んだり、大泣きして吐く時も。嘔吐後でもケロッとしている時は安静にして様子を見守ります。熱や下痢などほかの症状があれば、病気の疑いがあるので病院へ。ビタミンB_1は消化液の分泌を促し、嘔吐後の食欲増進に役立ちます。

番茶

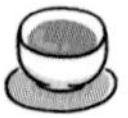

お茶の中でもカフェインの含有量が少なく、刺激が少ない番茶は、妊婦や赤ちゃんでも飲めます。抗菌作用があり、吐き気や嘔吐の後の水分補給にも最適です。温かい番茶をほんの少しずつ飲ませましょう。

小豆

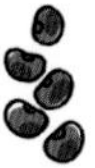

小豆に含まれるビタミンB_1には疲労回復効果があり、嘔吐後の体の回復を助けます。症状が落ち着いてからの養生食に、食欲増進効果のある小豆入りのお粥（→P47）を少しずつ与えるといいでしょう。

ショウガ

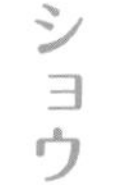

吐き気止めに有効とされるのが、ショウガに含まれる成分、ジンゲロンとショウガオールです。特に乾燥ショウガは殺菌力が強く症状が抑えられます。さらに、食あたりの予防にもなり、胃腸の消化吸収も助けます。

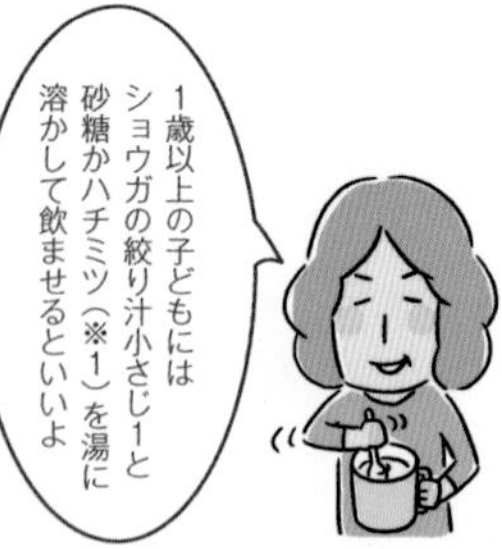
1歳以上の子どもにはショウガの絞り汁小さじ1と砂糖かハチミツ（※1）を湯に溶かして飲ませるといいよ

5・6カ月 7〜11カ月

吐き気や嘔吐後の水分補給に

番茶

材　料　番茶（茶葉）…小さじ1
熱湯…120mℓ
ぬるめの湯…120mℓ以上

作り方

1 急須に茶葉を入れ、熱湯を注いで番茶をいれます。

2 **1** の番茶にぬるめの湯を加え、2倍以上に薄めます（子どもの年齢や体調に合わせて調節）。

3 人肌に冷めたら、スプーンで少しずつ、様子を見ながら飲ませます（コップで与えても OK）。

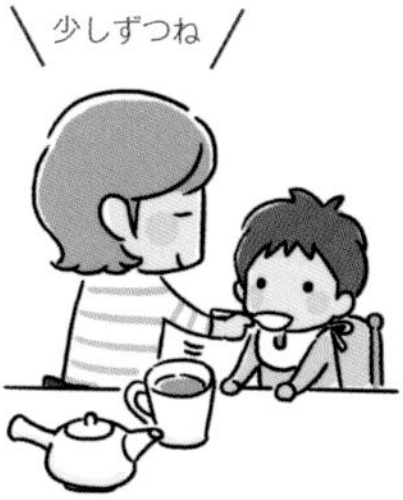
少しずつね

1〜6歳

ビタミンB_1が食欲を増進する

小豆のほっこりお粥

材　料　小豆（乾燥）…大さじ1
白米…60g（約1/3合）
水…400mℓ
塩…少々

作り方

1 小豆は水につけて一晩置き、戻しておきます。

2 鍋に **1** と洗った米、水、塩を入れて強火にかけ、沸とうしたら弱火にし、やわらかくなるまで煮ます。

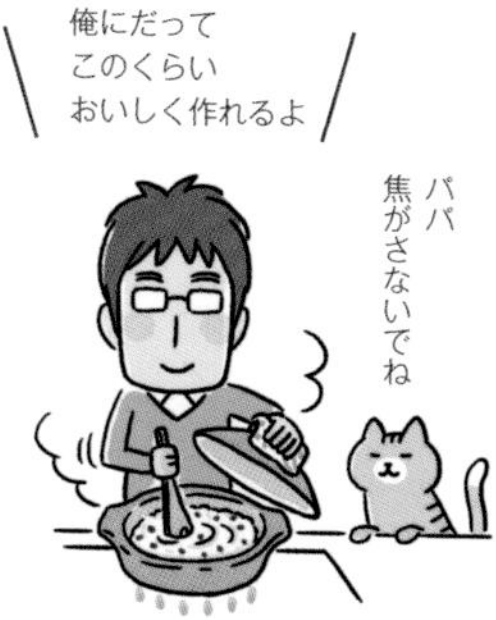
俺にだって
このくらい
おいしく作れるよ
パパ
焦がさないでね

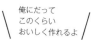

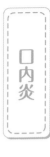

口内炎

刺激のある食品を避け口内の粘膜を強化

口内炎は口の中の粘膜にできる炎症のこと。ビタミン不足が原因で抵抗力が弱まっている時にできやすくなります。口内炎ができると食事がしにくくなるので、子どもの口内を見て、炎症ができていないか、日常的にチェックを。刺激のある食べものは避けて、粘膜を丈夫にし、抵抗力を高めるビタミンを補給することが回復を早めます。

レバー

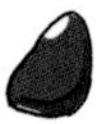

ビタミンB_2、B_6は細胞の再生に関わり、粘膜を保護する栄養素です。これらが不足すると口内炎ができる原因となります。レバーはどちらの成分も豊富に含んでいるので、予防にも回復にも効果的です。

牛乳

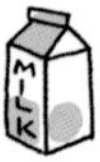

健康な粘膜をつくる良質のタンパク質やビタミンB_2、B_6が口内炎に効果的に働き、炎症を徐々にやわらげます。子どもの成長に欠かせないカルシウムも多いので、予防の意味でも常食したい飲み物です。

モロヘイヤ

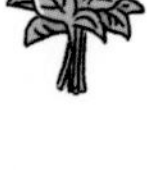

体内でビタミンAに変わるカロテンが口内の粘膜を健康に保ち、炎症の回復を早めます。さらに抵抗力を高めて、細菌から粘膜を守ります。ネバネバ成分であるムチンも粘膜を保護する効果が期待できます。

刺激物は避ける

刺激のあるものは口内炎を悪化させます。炎症のある間は避けるようにしましょう。

- 熱いもの（冷まして人肌に）
- 固いもの（やわらかく加熱して）
- 濃い味のもの（味付けを薄く）

1~6歳

ビタミンB群が炎症をやわらげる

ミルクきな粉ぼうろ

材　料　牛乳…50mℓ　砂糖…大さじ2
片栗粉…100g　水…小さじ2
きな粉…25g

作り方
1 ボウルに片栗粉と砂糖、牛乳、水を入れて、よく混ぜ合わせます。
2 **1**にきな粉を入れ、混ぜ合わせて、手のひらでコロコロと小さく丸めます。
3 170℃のオーブンで焼き加減を見ながら、15～20分ほど焼きます。

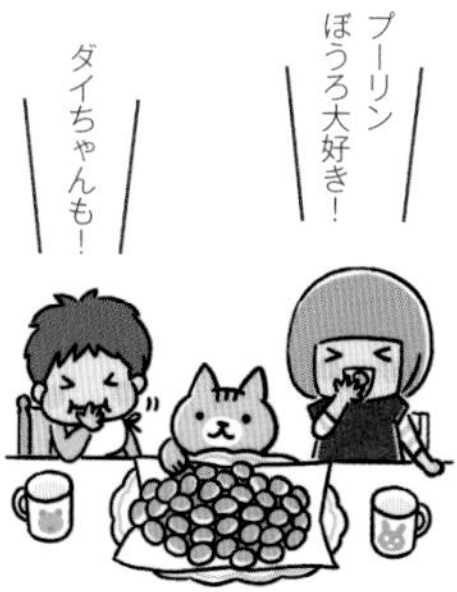
プーリン
ぼうろ大好き!
ダイちゃんも!

1~6歳

口内の粘膜を健康に保つ

モロヘイヤのとろとろ和風スープ

材　料　モロヘイヤ…1/4束(約25g)
めんつゆ(濃縮)…大さじ1
顆粒だし…小さじ1
水…200mℓ

作り方
1 モロヘイヤは細かく刻みます。
2 鍋に水とめんつゆ、だしを入れ、火にかけます。煮立ったら、**1**を加えます。
3 アクを取りながら、ひと煮立ちさせます。

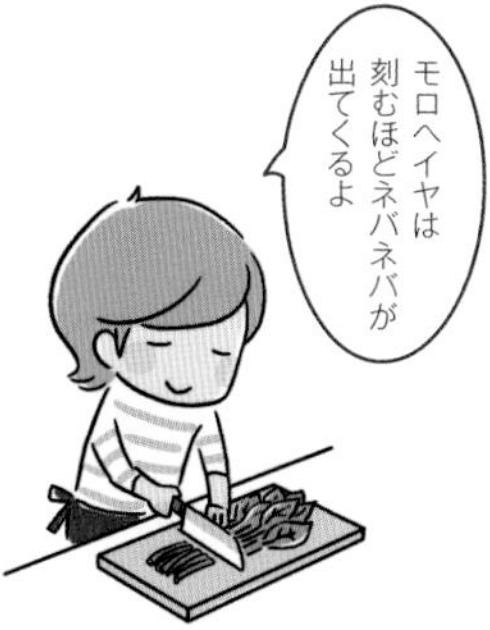
モロヘイヤは
刻むほどネバネバが
出てくるよ

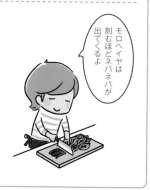

虫歯予防・歯肉炎

健康な歯と歯茎には日々のケアと栄養摂取

乳歯の虫歯は生え替わるから大丈夫ということはありません。乳歯の虫歯が永久歯の形成や歯並びに影響を及ぼすこともあるので気をつけましょう。また子どもに増えている歯茎の炎症、歯肉炎や歯周病の予防にも乳幼児のうちからのケアが大切。毎日の歯みがきはもちろん、丈夫な歯と歯茎をつくるカルシウムやビタミンの摂取も忘れずに。

小松菜

丈夫な歯の形成に欠かせないカルシウムをたっぷり含んでいます。さらにコラーゲンの生成に必要なビタミンCも豊富で、健康な歯茎を保つのに役立ちます。多めにゆでて、冷凍しておくと離乳食にも便利です。

しらす

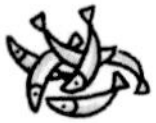

カルシウムが豊富で、乳児から食べられるしらすは、歯の成形期にある子どもに最適な食材。カルシウムの吸収を助けるビタミンDも含んでいます。乳児には、お湯を回しかけて塩抜きをして与えましょう。

チーズ

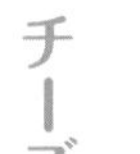

チーズには歯をつくるカルシウムやタンパク質が豊富に含まれています。歯が生え始める時期には、特に欠かせない栄養素。乳児にはカッテージや粉チーズを7、8ヵ月から様子を見て料理に加えましょう。

食事はよく噛んで

よく噛んで食べると、唾液がたくさん出ます。唾液は口内の雑菌を除去し、免疫物質により粘膜を細菌感染から防ぐ作用があります。虫歯や歯肉炎予防のためにもよく噛むことを覚えさせましょう。消化吸収力も高まります。

7~11ヵ月

健康な歯を成形する

しらすのせキャベツ

材　料　しらす…小さじ1
キャベツ（みじん切り）
…大さじ2
だし汁…100mℓ

作り方
1 しらすにお湯をかけて、塩抜きします。
2 鍋にキャベツとだし汁を入れ、やわらかく煮ます。
3 **2**にしらすをのせます。食べるときは混ぜ合わせましょう。

5·6ヵ月

丈夫な歯と歯茎をつくるために

小松菜のスープ

材　料　小松菜（みじん切り）
…大さじ1
だし汁…60mℓ

作り方
1 材料をすべて鍋に入れ、やわらかくなるまで煮ます。
2 すり鉢に **1** を入れ、すりつぶします。

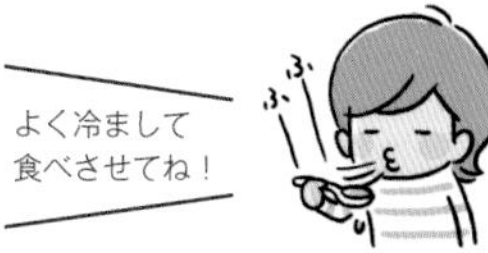
よく冷まして
食べさせてね！
ふ
ふ

1~6歳

カルシウムが丈夫な歯をつくる

カリカリチーズせんべい

材　料　スライスチーズ…1枚

作り方
1 チーズをお好みで食べやすい大きさに切ります。
2 クッキングシートにチーズを並べて、電子レンジでカリッとするまで加熱します。

※加熱時間は500wの電子レンジで2～3分が目安です。

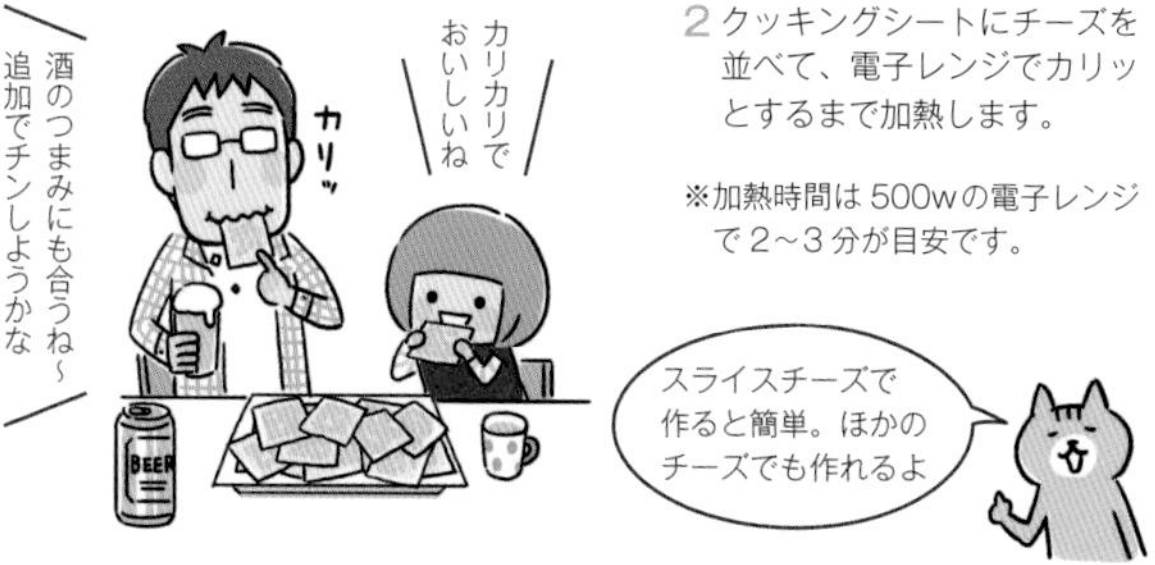
酒のつまみにも合うね～
追加でチンしようかな
カリッ
カリカリで
おいしいね
BEER
スライスチーズで
作ると簡単。ほかの
チーズでも作れるよ

市販食品の見極め方

子どもには、安全で安心な食べものを与えたいのが親心。日頃の買い物でも、添加物や保存剤が使われてないものや新鮮なものが選べるよう、品質表示を確認して、原材料を見極めることが大切です。

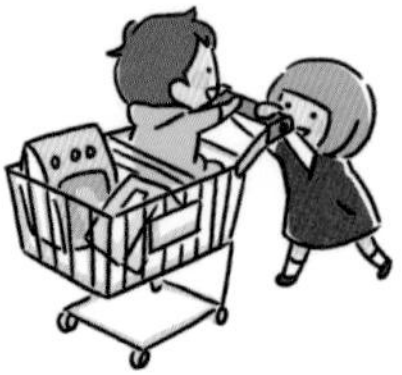

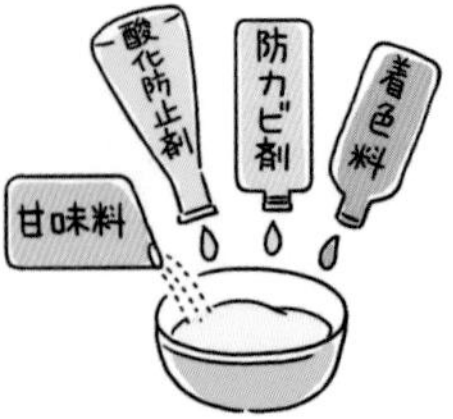

食品添加物って？

食品を保存、加工の際に使う着色料や保存料などのこと。子どもにはできる限り添加物の少ない、自然な食べものを与えるようにしましょう。

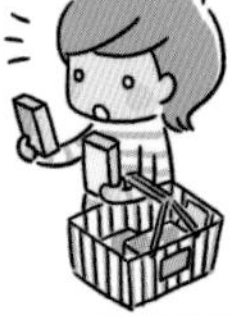

加工食品を選ぶポイント

原材料名は使用量の多い順から記されます。食品を買う時には、添加物がないもの、少ないものを選びましょう。

品　名：ふりかけ
原材料名：梅肉・ごま・玉子顆粒・かつお削り節・刻みのり

○ Good 必要な素材だけで作られた理想的な食品。

品　名：ふりかけ
原材料名：ごま・小麦粉・乾燥鶏卵・乳糖・砂糖・食塩・大豆加工品・刻みのり・調味料（アミノ酸等）・着色料（カロチノイド）・酸化防止剤・甘味料（ステビア）・その他

× Bad 食品添加物の多い避けたい食品。

食品を購入するお店は

日頃の食材を購入するお店は、商品の回転率が高いお店を選びましょう。特に生鮮食品が新鮮なお店がおすすめです。

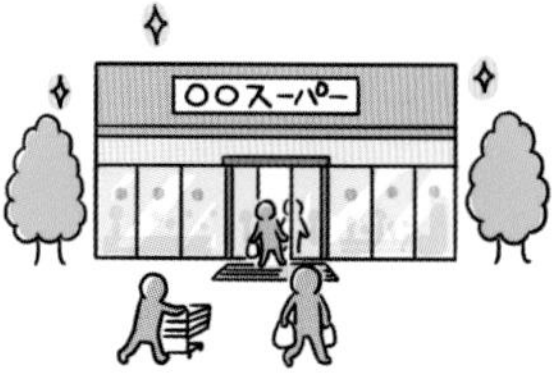
○○スーパー

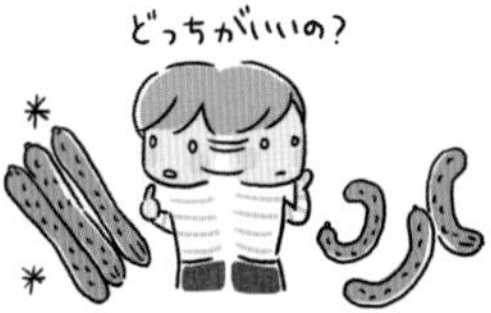
どっちがいいの?

野菜を選ぶときは

旬のものを選びましょう。また、大きさや形が不自然に揃っていたり、発色が良すぎるものは、農薬を多く使っている可能性があるので注意。

魚を選ぶときは

目が瑞々しく輝いていれば新鮮、濁っていると鮮度が落ちます。切り身は切り口が鮮やかで、皮と身に張りツヤがあるものが新鮮。

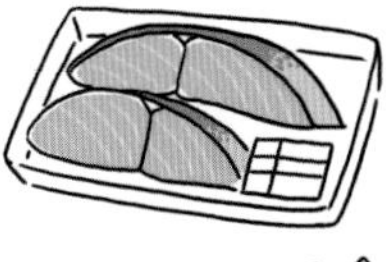

品質表示の日付は加工日にすぎないから鮮度は自分の目で確かめて

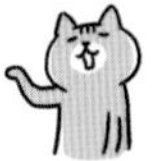

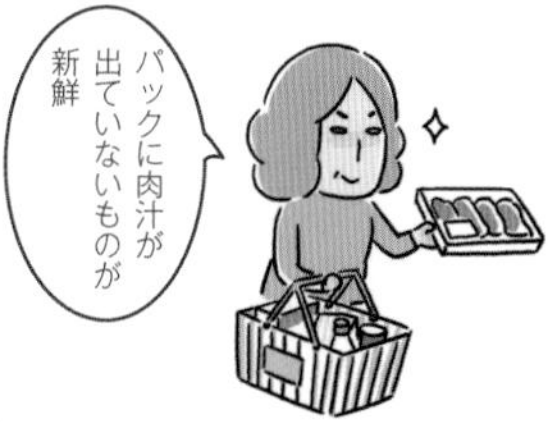
パックに肉汁が出ていないものが新鮮

肉を選ぶときは

食品売り場は肉がきれいに見える照明なので、自然な光で色ツヤを確かめましょう。色が悪いもの、不自然に鮮やかなものは避けます。

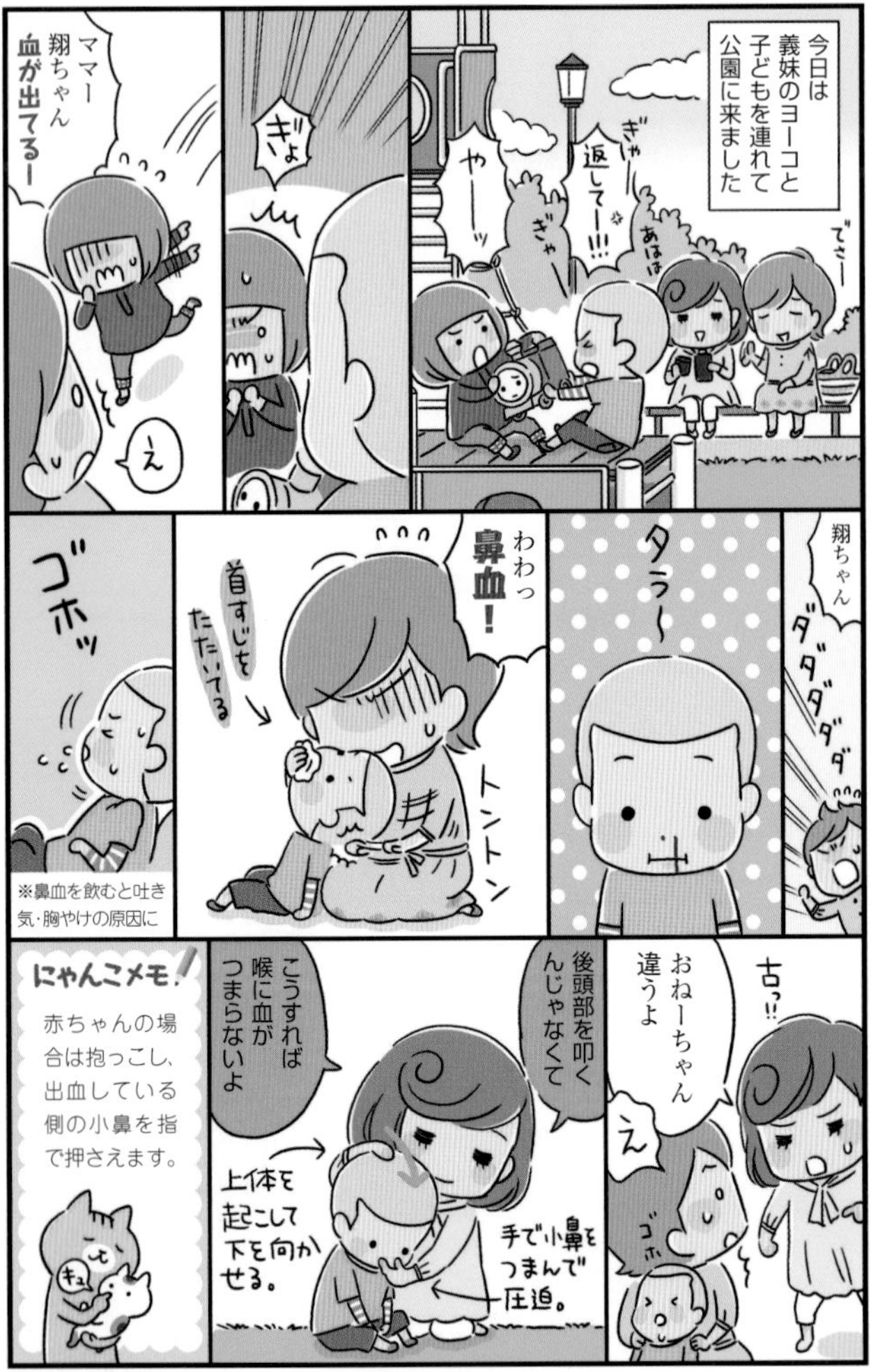
今日は義妹のヨーコと子どもを連れて公園に来ました
でさー
あはは
ぎゃー
返してー!!!
ぎゃ
やーーッ
ぎょ
ママー
翔ちゃん
血が出てるー
え
翔ちゃん
ダダダダダ
タラ~
わわっ
鼻血!
首すじをたたいてる
トントン
ゴホッ
※鼻血を飲むと吐き気・胸やけの原因に
おねーちゃん違うよ
古っ!!
え
ゴホ
後頭部を叩くんじゃなくて
こうすれば喉に血がつまらないよ
上体を起こして下を向かせる。
手で小鼻をつまんで圧迫。
にゃんこメモ!
赤ちゃんの場合は抱っこし、出血している側の小鼻を指で押さえます。
キュ

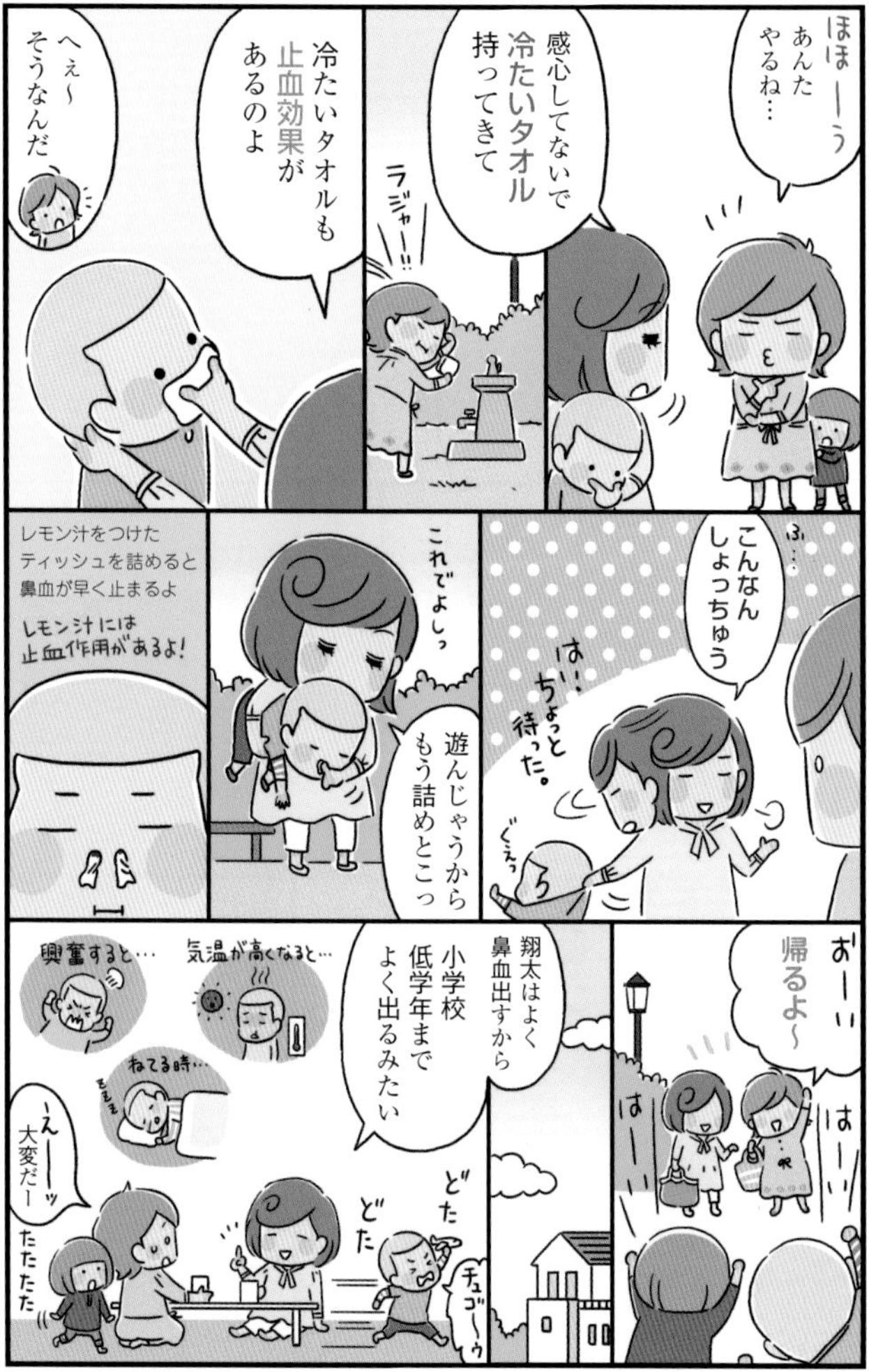
ほほーう あんた やるね…
感心してないで 冷たいタオル 持ってきて
ラジャー!!
冷たいタオルも 止血効果が あるのよ
へぇ〜 そうなんだ
ふ…
こんなん しょっちゅう
は!! ちょっと待った。
ぐえっ
これでよしっ
遊んじゃうから もう詰めとこっ
レモン汁をつけた ティッシュを詰めると 鼻血が早く止まるよ
レモン汁には 止血作用があるよ!
おーい 帰るよ〜
はーいッ
はーー
翔太はよく 鼻血出すから
小学校 低学年まで よく出るみたい
興奮すると…
気温が高くなると…
ねてる時…
えーーッ 大変だー
どた どた
チュゴ〜ゥ
たたたた

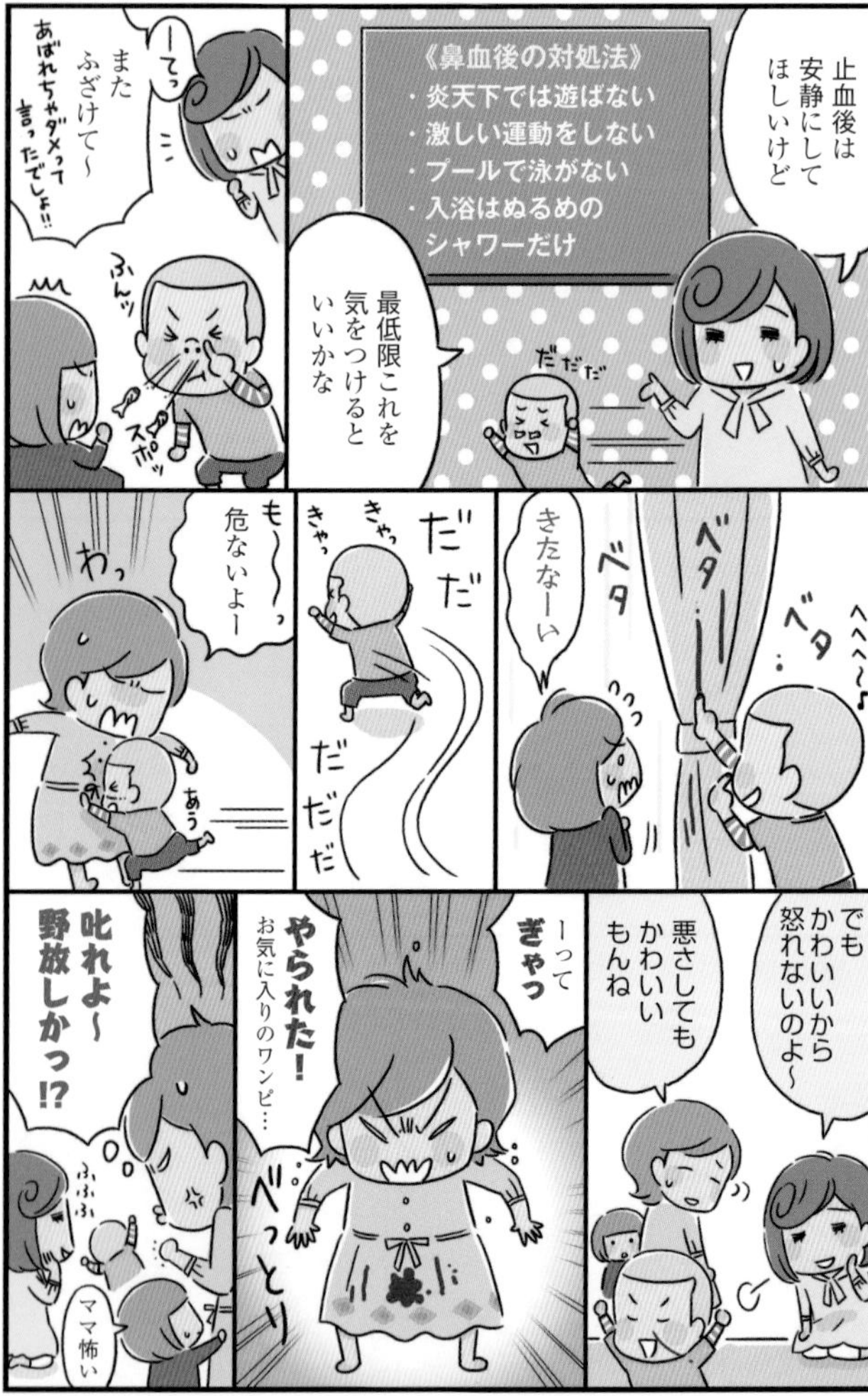
止血後は安静にしてほしいけど
《鼻血後の対処法》
・炎天下では遊ばない
・激しい運動をしない
・プールで泳がない
・入浴はぬるめのシャワーだけ
最低限これを気をつけるといいかな
だだだ
ーてっ
またふざけて～
あばれちゃダメって言ったでしょ!!
ふんッ
スポッ
ベターー
ベタ
へへへ～♪
ベタ
きたなーい
だだ
きゃっ
きゃっ
だだだ
も～～っ
危ないよー
わっ
あう
でもかわいいから怒れないのよ～
悪さしてもかわいいもんね
ーって
ぎゃっ
やられた!
お気に入りのワンピ…
べっとり
叱れよ～
野放しかっ!?
ふふふ
ママ怖い

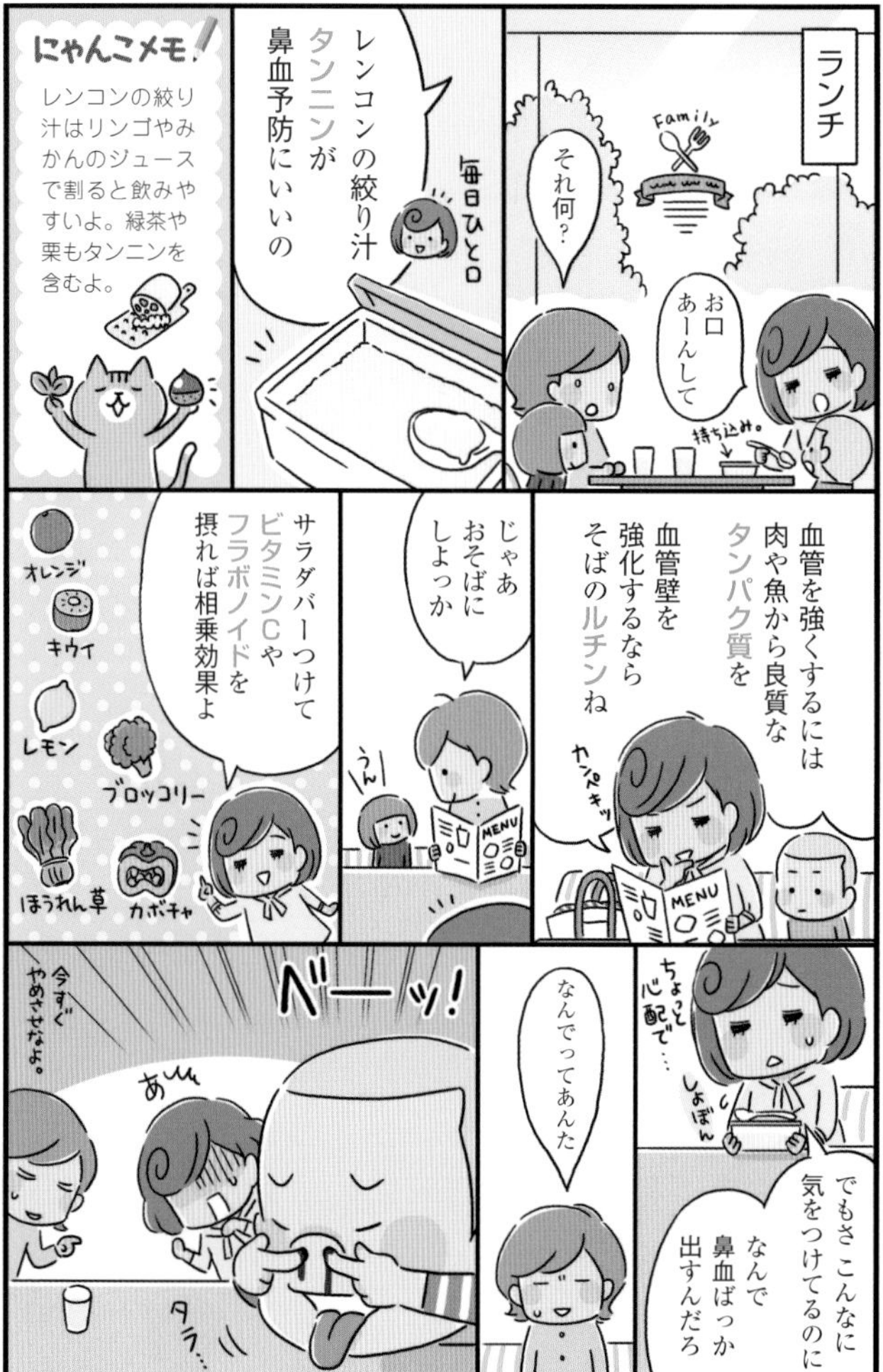
ランチ
Family
それ何？
お口あーんして
持ち込み。
毎日ひと口
レンコンの絞り汁タンニンが鼻血予防にいいの
にゃんこメモ！
レンコンの絞り汁はリンゴやみかんのジュースで割ると飲みやすいよ。緑茶や栗もタンニンを含むよ。
血管を強くするには肉や魚から良質なタンパク質を
血管壁を強化するならそばのルチンね
カンペキッ
MENU
じゃあおそばにしよっか
うん
MENU
サラダバーつけてビタミンCやフラボノイドを摂れば相乗効果よ
オレンジ
キウイ
レモン
ブロッコリー
ほうれん草
カボチャ
ちょっと心配で…
しょぼん
でもさこんなに気をつけてるのに
なんで鼻血ばっか出すんだろ
なんでってあんた
ブーーッ!
今すぐやめさせなよ。
タラ…

鼻血

炎症を鎮めて 粘膜や血管を強化する

鼻血は、鼻をいじる、打つ、強くかむのほかに、のぼせや興奮などさまざまな原因が考えられます。子どもの粘膜は大人に比べて弱いので、出血しやすいもの。日頃から止血作用があるタンニン、粘膜や血管を強くするフラボノイドやビタミンCを摂って予防しましょう。

レンコン

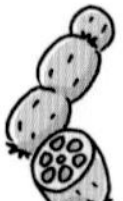

レンコンに含まれるタンニンには粘膜の炎症を鎮める消炎作用があり、絞り汁やレンコン料理は鼻血予防になります。出血した時には、絞り汁を脱脂綿に含ませて鼻の穴に詰めるのも効果的です。

みかん

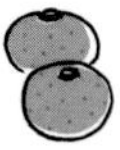

みかんをはじめ、レモンやオレンジなどの柑橘類が含むフラボノイドには毛細血管を強くする鼻血予防効果があります。このフラボノイドが不足すると出血しやすくなるといわれています。

ブロッコリー

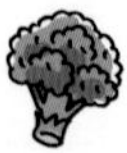

豊富なビタミンCや体内でビタミンAに変わるカロチンが粘膜を保護、強化して鼻血に効果を示します。ビタミンとミネラルをバランスよく含んでいるので、常食すると免疫力や抵抗力も高まります。

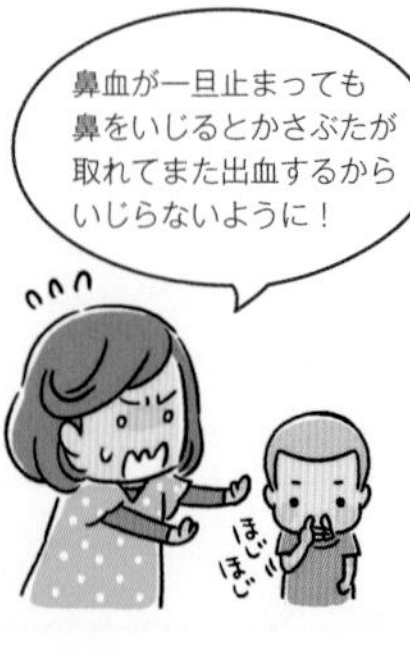
鼻血が一旦止まっても
鼻をいじるとかさぶたが
取れてまた出血するから
いじらないように！
ほじほじ

7~11カ月

みかんで毛細血管を強化

みかんヨーグルト

材　料　みかん…3房
プレーンヨーグルト※2
…大さじ2

作り方　1 みかんは房から出して、中身をほぐします。

2 ヨーグルトにみかんを混ぜ合わせます。

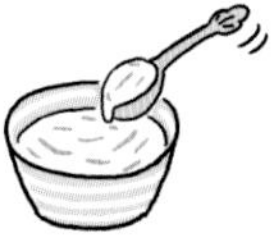

5・6カ月

フラボノイドで鼻血予防

みかんジュース

材　料　みかん…2房
湯…大さじ2

作り方　1 みかんは房から出して、ガーゼで包み、果汁を絞ります。

2 果汁を湯でのばします。

※みかんの果汁は湯で2～3倍に薄めて、子どもの様子を見ながら少しずつ与えましょう。

1~6歳

タンニンで粘膜の炎症を抑える

レンコンマヨサラダ

材　料　レンコン…50g
タマネギ…1/8個
酢…少量
マヨネーズ…小さじ2
しょうゆ…小さじ1/2

作り方　1 レンコンは皮をむき、薄いイチョウ切りに。タマネギは薄切りにして水にさらします。

2 鍋に酢を加えたお湯を沸かし、シャキっと歯触りが残る程度にレンコンをゆでます。

3 水気を切ったタマネギとレンコンをマヨネーズとしょうゆで和えます。

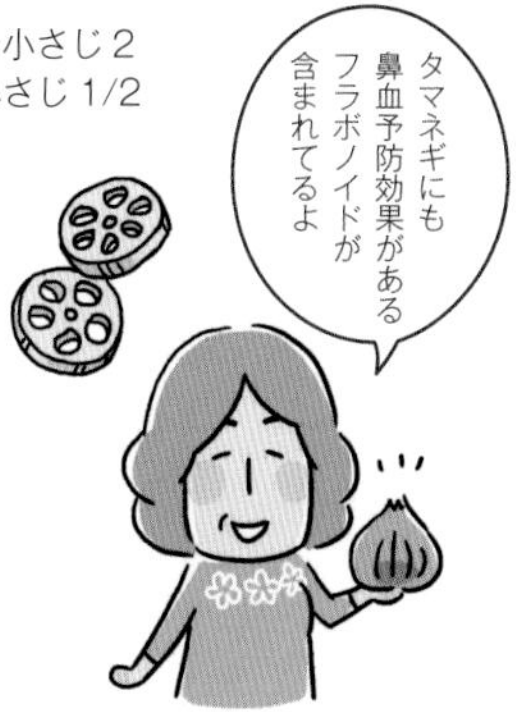
タマネギにも
鼻血予防効果がある
フラボノイドが
含まれてるよ

切り傷・すり傷

まず傷を洗い流し皮膚の再生を促す

元気に走り回って遊ぶ子どもに、小さなケガはつきもの。転んだりしてできた切り傷やすり傷は、まず洗い流すなどのケア（→P64）をします。その後は傷の修復に役立つ栄養素を摂り、回復を早めましょう。皮膚や粘膜の細胞の再生を早める亜鉛やビタミンB群、過酸化を防ぐビタミンEが効果的です。

トウモロコシ

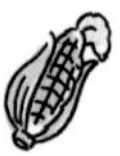

亜鉛が細胞の生成と皮膚の代謝を促進し、傷の回復を早めてくれます。トウモロコシは乳児でも食べられる食材ですが、薄皮は消化が悪いので、必ず裏ごししてから食べさせるようにしましょう。

ウナギ

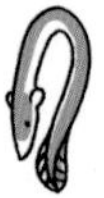

豊富に含まれるビタミンEが毛細血管の血行をよくして、新陳代謝を活発にするので、傷が早く治ります。またビタミン群が皮膚を健康に保ち、細菌に対抗します。亜鉛も皮膚の代謝の促進に効果があります。

グリーンピース

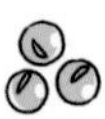

皮膚や粘膜を健康に保つビタミンB群が傷の回復を促します。活発に動いている子どもは消費しやすい栄養素なので、食事から摂取して補給しましょう。

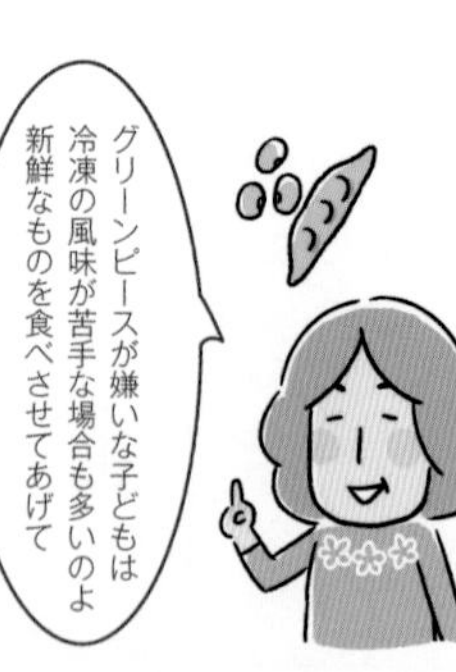
グリーンピースが嫌いな子どもは
冷凍の風味が苦手な場合も多いのよ
新鮮なものを食べさせてあげて

7~11カ月

ビタミンB群が皮膚を健康に

グリーンピースのポタージュ

材 料 グリーンピース（ゆでて裏ごししたもの）…大さじ1
タマネギ（みじん切り）…大さじ1
だし汁…100mℓ

作り方
1 材料をすべて鍋に入れ火にかけます。
2 1がとろっとやわらかくなるまで煮ます。

5・6カ月

亜鉛が皮膚の代謝を促す

トウモロコシのパン粥

材 料 クリームコーン缶（裏ごししたもの）…小さじ2
食パン（サンドイッチ用みみなし）…1/4枚
水…60mℓ

作り方
1 鍋に細かくちぎった食パン、クリームコーン、水を入れ、やわらかくなるまで煮ます。
2 すり鉢に1を入れ、すりつぶします。

1~6歳

新陳代謝を活発にして傷を治す

ウナギのふわふわ卵巻き

材 料 ウナギ（蒲焼きを縦に切る）…1/4尾
卵…2個
だし汁…大さじ1
みりん…小さじ1
油…少量

作り方
1 ボウルに卵を割り入れ、だし汁とみりんを加えてよく混ぜ合わせます。
2 フライパン（あれば卵焼き用）に油を熱し、1を薄く流し入れ、ウナギを手前に置きます。
3 ウナギを芯にして、卵をくるくる巻き、だし巻き卵を作る要領で焼き上げます。熱いうちに巻きすで形を整えます。

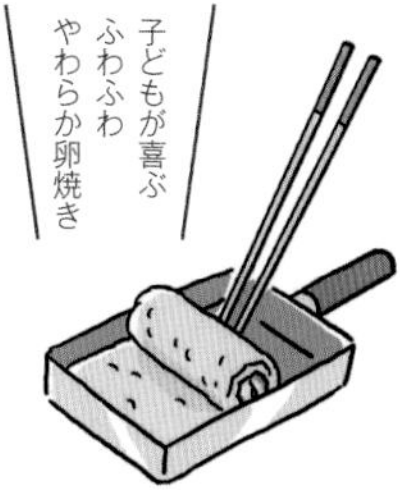

ねんざ

適切な処置をして回復を早める栄養を

遊びや運動をする中でジャンプしたり、転んだりしてひどく痛がる場合はねんざの可能性があります。痛みや腫れが続く場合は、じん帯損傷や骨折している場合もあるのですぐに病院へ。回復を早める栄養素として良質なタンパク質は不可欠。不足すると体内で細胞の分解・再合成が正常に行われず、回復が遅れるといわれています。

鶏肉

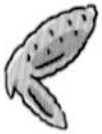

コラーゲンは細胞と細胞をつなぐ働きをするタンパク質の一種。コラーゲンのもととなる鶏肉を十分に摂ることで、骨や関節の弾力性の高まりが期待できます。特に手羽先などの骨のまわりに多く含まれています。

マグロ

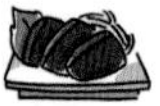

マグロに含まれる良質なタンパク質には、子どもの成長促進を促すアミノ酸のヒスチジンが含まれています。鮮度がいいほど効能も高まるので、刺身はできるだけ新鮮なものを。乳児には生であげないように注意。

納豆

納豆に含まれている植物性のタンパク質は、納豆菌によって分解されているため、大豆よりも消化吸収しやすくおすすめ。また、近年注目されている機能性食品を毎食手軽に取り入れることができるのも魅力です。

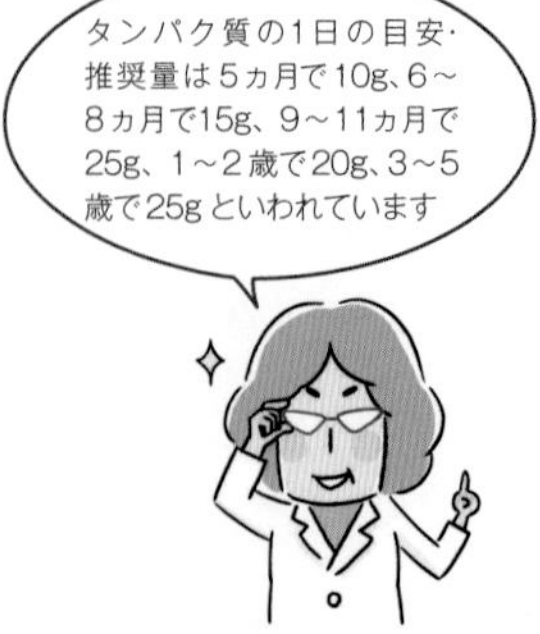
タンパク質の1日の目安・推奨量は5ヵ月で10g、6～8ヵ月で15g、9～11ヵ月で25g、1～2歳で20g、3～5歳で25gといわれています

※厚生労働省『日本人の食事摂取基準2010年版』

1〜6歳

コラーゲンのもととなり骨や関節を強化

手羽先の甘辛揚げ

材　料　手羽先…6本　片栗粉…適量　油…適量　塩・こしょう…少々

A
- しょうゆ…大さじ2
- みりん…大さじ2
- 砂糖…大さじ2
- 酒…大さじ2

作り方

1. 手羽先に片栗粉をまぶします。鍋にAを入れ、ひと煮立ちさせてタレをつくります。
2. 180℃に熱した油で、手羽先をきつね色に揚げ、タレをよくからませ、塩・こしょうをかけます。

※小さな子どもに食べさせる場合は、手羽先の骨に気をつけてあげましょう。

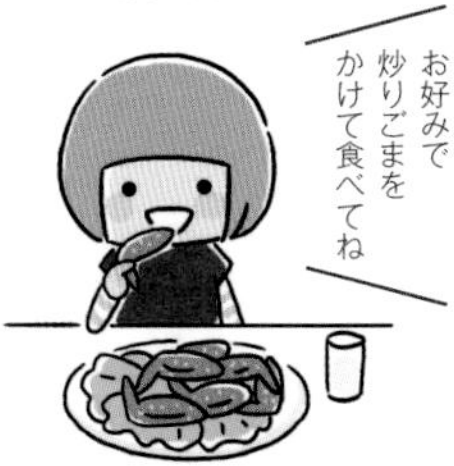
お好みで炒りごまをかけて食べてね

1〜6歳

良質なタンパク質が回復を早める

ツナマヨ和風スパゲッティ

材　料　ツナ…1/2缶　スパゲッティ…100g　ツナ缶の油…少々

A
- マヨネーズ…大さじ1
- めんつゆ（濃縮）…大さじ1

作り方

1. たっぷりの湯に塩（分量外）を入れ、スパゲッティをかためにゆでます。
2. フライパンにツナ缶の油を入れて火にかけ、**1**を入れてなじませます。
3. **2**にツナを入れて、軽く炒め、混ぜ合わせたAを入れて和えます。

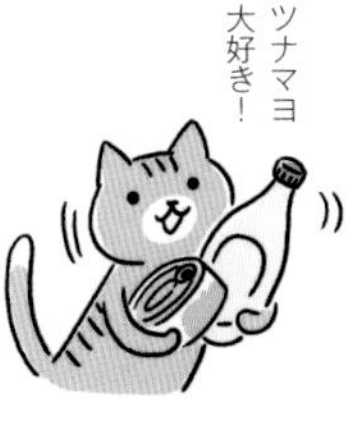
ツナマヨ大好き！

食べ合わせ
ツナ＋マヨネーズ
マヨネーズに含まれるビタミンEがツナのEPAの過酸化を防いでくれます。

外傷の応急手当て

子どもには元気に遊んでもらいたいものですが、活発に動き回っていれば転んで外傷を負うことも。いざという時、適切に対処できるように応急手当の方法を覚えておきましょう。

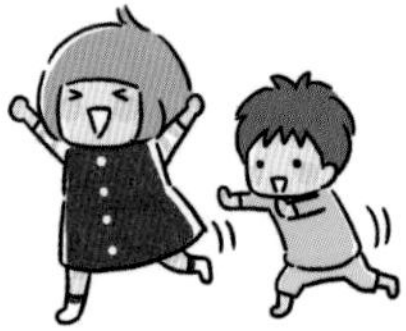

傷の基本手当て

1 傷口を水で洗い、砂などの汚れをきれいに洗い流す。

2 血が出ている場合は清潔なガーゼで止血する。

3 血が止まったらそのまま乾かすか、絆創膏を貼る。

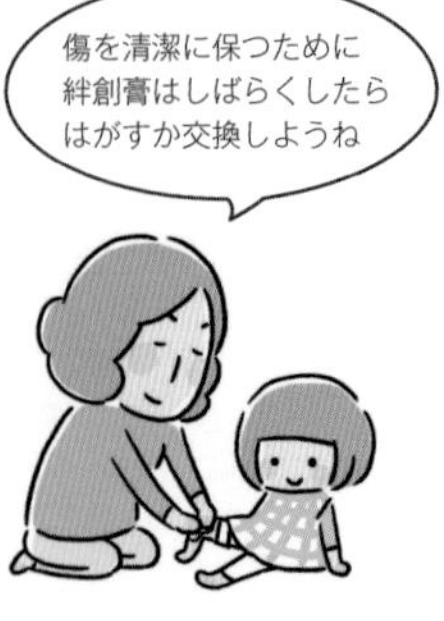
傷を清潔に保つために
絆創膏はしばらくしたら
はがすか交換しようね

切り傷

小さな切り傷は『傷の基本手当て』通りに処置を。深い傷や血が止まらない時は手当て後、病院へ。

すり傷

外ですりむいて傷口に砂や泥がついた場合は、治癒を早めるために汚れをしっかり洗い流しましょう。

刺し傷

トゲなどが刺さった場合は、化膿しないように消毒したピンセットで取り除きましょう。

さびたクギなど、古くて汚れたものでケガした場合は、破傷風の恐れがあるので病院へ。

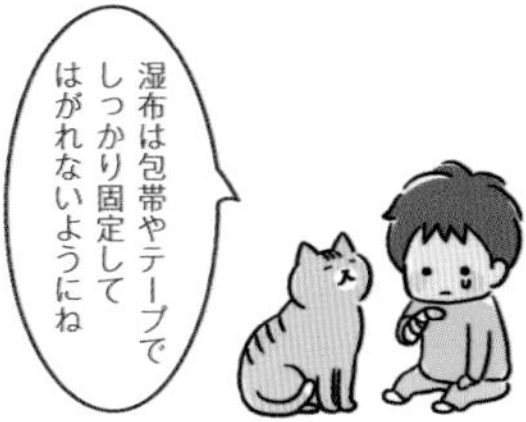
湿布は包帯やテープで
しっかり固定して
はがれないようにね

ねんざ

保冷剤や氷で患部を冷やし、むやみに動かさないように。その後も冷湿布を貼って冷やします。腫れや痛みがひどい場合は病院へ。

アロエをすりおろして、ガーゼに添付し、患部に貼ると効果的な冷湿布になります。

転落・転倒

まず意識があり、呼吸をしているか確認します。意識がなく、呼吸も弱い場合は体を動かさずに救急車を呼びましょう。

体を打った場合、その後24時間の経過を観察し、1週間は気にかけて見守りましょう。

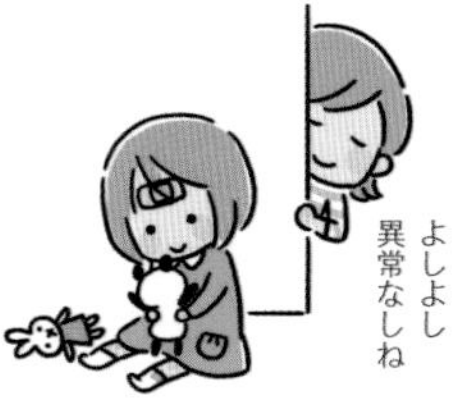
よしよし
異常なしね

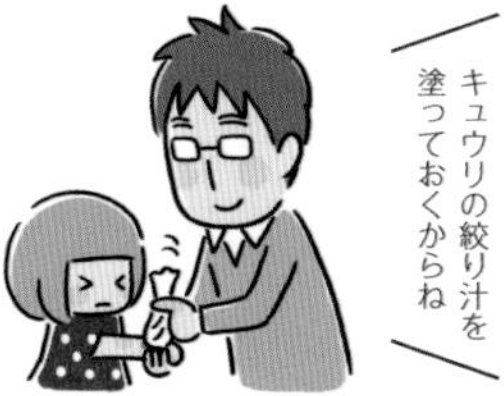
キュウリの絞り汁を
塗っておくからね

虫刺され

患部を水で洗い、虫の針や毛をピンセットで取り除きます。かくと化膿する場合もあるので、冷やしてかゆみを取りましょう。

キュウリやかぶの絞り汁を虫に刺された場所に塗るのも効果的。かゆみが治まります。

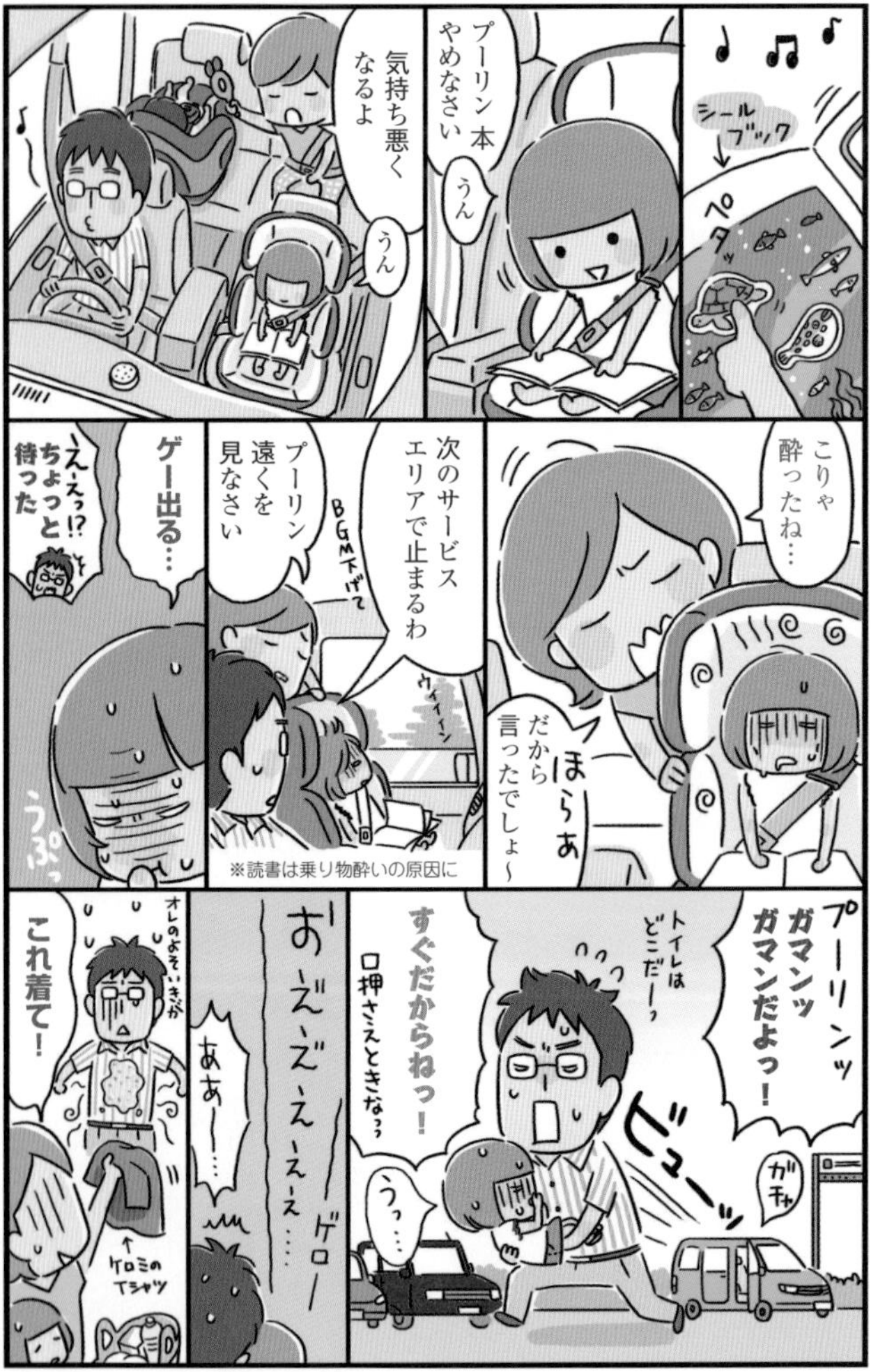

♪ ♫ ♪
シール ブック
ペタッ
プーリン本 やめなさい
うん
気持ち悪く なるよ
うん
♪～
こりゃ 酔ったね…
ほらぁ
だから 言ったでしょ～
次のサービス エリアで止まるわ
BGM下げて
ウィイーン
プーリン 遠くを 見なさい
※読書は乗り物酔いの原因に
ゲー出る…
え～えっ!? ちょっと 待った
うぷっ
プーリンッ ガマンッ ガマンだよっ!
トイレは どこだーっ
すぐだからねっ!
口押さえときなっ
ガチャ
ビューーッ
うっ…
お゛え゛え゛ええ…
ああ～…
ゲロー
これ着て!
オレのよそいきが
ケロミの Tシャツ

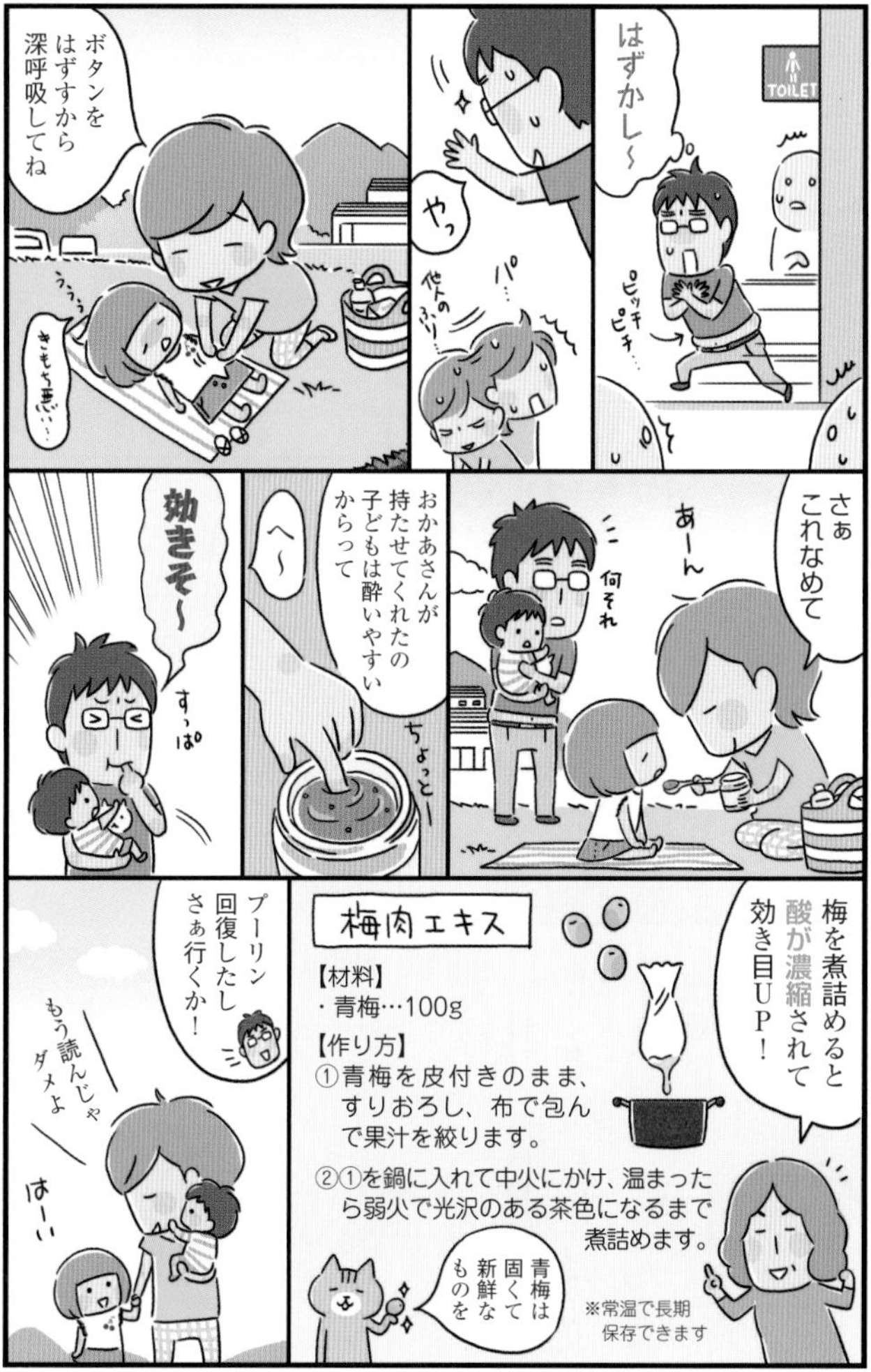
TOILET
はずかし〜
ピッチピチ…
やっ
パ…
他人のふり…
ボタンをはずすから深呼吸してね
うぅぅ
きもち悪い…
さぁこれなめて
あーん
何それ
おかあさんが持たせてくれたの子どもは酔いやすいからって
へ〜
ちょっと〜
効きそ〜
すっぱ
梅を煮詰めると酸が濃縮されて効き目UP!
梅肉エキス
【材料】
・青梅…100g
【作り方】
①青梅を皮付きのまま、すりおろし、布で包んで果汁を絞ります。
②①を鍋に入れて中火にかけ、温まったら弱火で光沢のある茶色になるまで煮詰めます。
青梅は固くて新鮮なものを
※常温で長期保存できます
プーリン回復したしさぁ行くか!
もう読んじゃダメよ
はーい

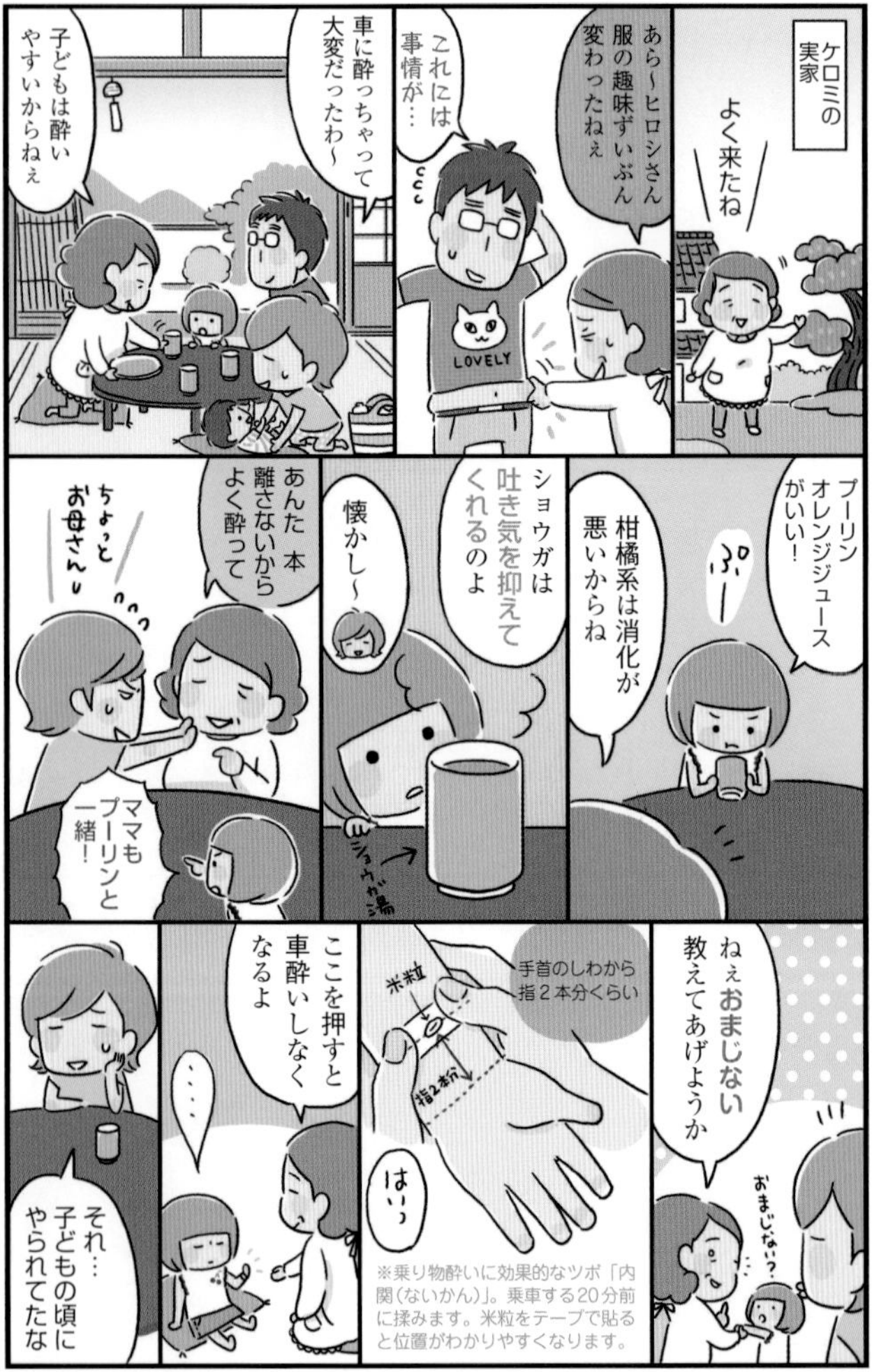
ケロミの実家
よく来たね
あら~ヒロシさん服の趣味ずいぶん変わったねぇ
LOVELY
これには事情が…
車に酔っちゃって大変だったわ~
子どもは酔いやすいからねぇ
プーリンオレンジジュースがいい!
ぷーー
柑橘系は消化が悪いからね
ショウガは吐き気を抑えてくれるのよ
懐かし~
ショウガ湯
あんた 本離さないからよく酔って
ちょっとお母さん
ママもプーリンと一緒!
ねぇおまじない教えてあげようか
おまじない?
手首のしわから指2本分くらい
米粒
指2本分
はいっ
※乗り物酔いに効果的なツボ「内関(ないかん)」。乗車する20分前に揉みます。米粒をテープで貼ると位置がわかりやすくなります。
ここを押すと車酔いしなくなるよ
……
それ…子どもの頃にやられてたな

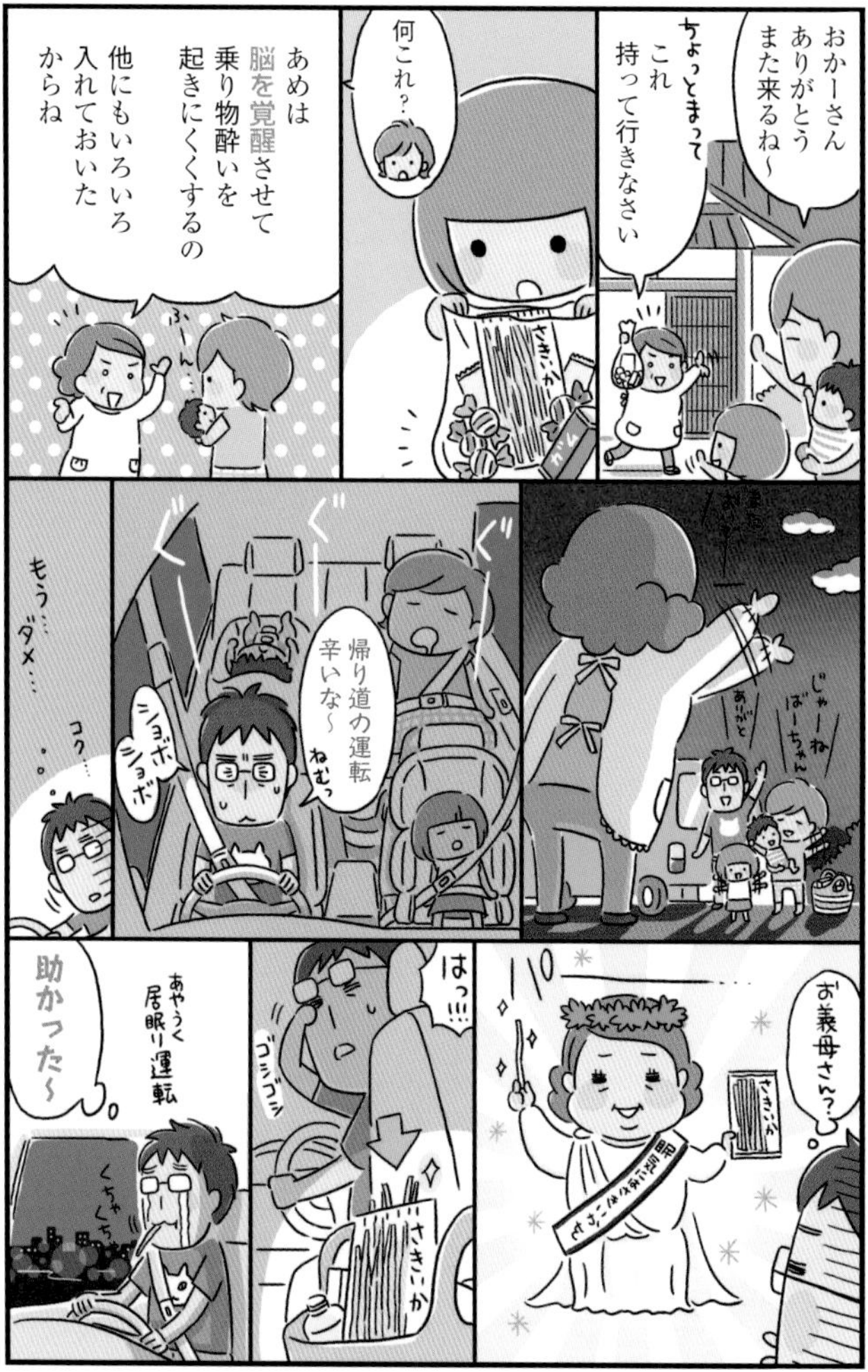
おかーさん ありがとう また来るね～
ちょっとまって これ 持って行きなさい
何これ？
さきいか
がム
あめは脳を覚醒させて乗り物酔いを起きにくくするの
他にもいろいろ入れておいたからね
ふーん…
じゃーね ばーちゃん
ありがと
グ
グ
グ
帰り道の運転 辛いな～
ねむっ
ショボショボ
もう…ダメ…
コク…
お義母さん？
パーー…
さきいか
はっ!!!
ゴシゴシ
さきいか
あやうく居眠り運転
助かった～
くちゃくちゃ

乗り物酔い

胃腸の働きを高め酔いの不快感を防ぐ

気分が悪くなったり、吐き気をもよおす乗り物酔いは、乗り物の揺れによって平衡器官が過剰に刺激されて起こるといわれ、子どもにも多く見られる症状です。予防には、胃腸の働きを高めて酔いを予防する梅やショウガを事前に服用するのが効果的。また、酔ってからでも回復を早める効果があるので携行しましょう。

梅

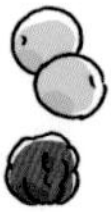

梅に豊富に含まれているクエン酸やピクリン酸が胃腸や肝臓などの機能を助け、吐き気などの症状を予防します。梅肉エキス（↓P67）や梅のドリンク（↓P71）などで摂取しましょう。

ショウガ

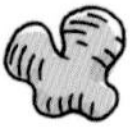

乾燥させたショウガのジンゲロンやショウガオールといった成分が胃腸の働きを高め、酔いによる吐き気や気分の悪さを防ぎます。粉末を湯に溶かして飲むと効果的です。

乗り物酔い防止には

①**睡眠を十分にとる**
寝不足や疲れは大敵です。

②**空腹を避け、腹八分目に**
空腹だと酔いやすくなります。

③**脂肪分の多い食事は避ける**
乳製品や揚げ物などは×。

④**車内で絵本やゲームを見ない**
絵本やゲーム画面を見たり、後ろ向きや横向き、下を向いていると酔いやすくなります。

⑤**締めつける服装は避ける**
襟元や腰まわりに余裕のある服装にしましょう。

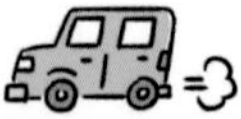

1～6歳

クエン酸やピクリン酸が酔いを防止

梅サワードリンク

材 料 青梅…50g
酢…40㎖
グラニュー糖…50g

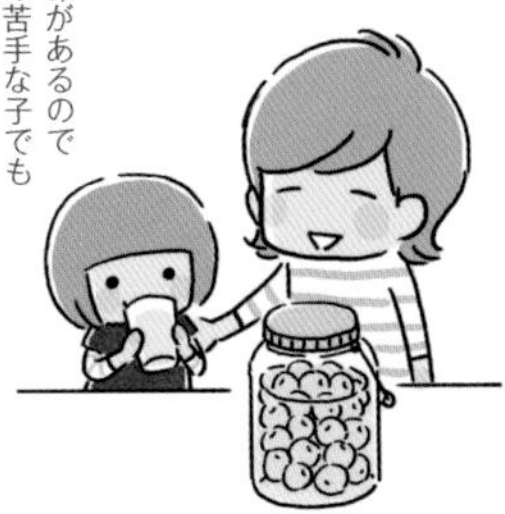
甘味があるので
酢の苦手な子でも
おいしく飲めるよ

作り方
1 青梅のヘタを楊枝で取り除き、よく水洗いして、布巾で水気を拭き取ります。

2 煮沸消毒した保存瓶に青梅とグラニュー糖を交互に層にして入れます。

3 **2**に酢を入れ、蓋をして冷暗所で保存します。

※１週間～10日くらい経ってグラニュー糖が溶けてきたら飲めます。乗り物に乗る前にお好みの量の水で割って飲みましょう。

1～6歳

後味さっぱりで酔い止め効果大

ショウガチップス

材 料 ショウガ…50g
黒砂糖…50g

作り方
1 ショウガはよく洗い、皮ごと薄切りにします。

2 鍋に**1**と黒砂糖を入れ、火にかけます。ショウガから出てきた水分を飛ばしながら煮詰めます。乾燥させればできあがり。

※乾燥しにくい場合は、オーブンや電子レンジで焦がさない程度に加熱して水分を飛ばしましょう。

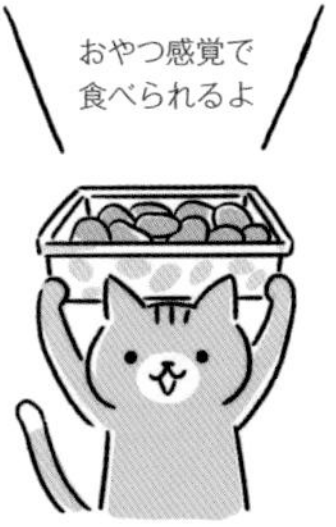
おやつ感覚で
食べられるよ

ホットミルクに入れたり、
料理に使ってもおいしいよ

疲労回復

疲れは栄養不足からエネルギーを補って

子どもの場合、疲れても一晩眠れば元気になるというイメージがありますが、最近では疲れやすく、疲れが取れないという子どもが増えているようです。その理由として栄養不足が考えられます。エネルギーをつくるビタミンB群や疲労回復に効果があるビタミンCなどを積極的に摂取し、疲れにくく回復しやすい体づくりをしましょう。

レバー

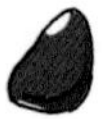

ビタミンB群やビタミンA、鉄分を豊富に含み、体内への吸収率もよいので、疲労回復に最適な食材です。苦手な子どもも多いので、下ごしらえで臭みを取り、味付けを工夫して調理しましょう。

赤ピーマン

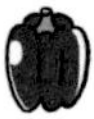

赤ピーマンが含むビタミンCには、疲れやストレスをやわらげる働きがあります。不足すると疲労感や脱力感といった症状があらわれる場合も。ビタミンCは熱に弱いので、手早く加熱することがポイント。

シイタケ

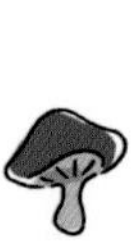

疲労回復効果があるビタミンやタンパク質を豊富に含みます。特に干しシイタケは生のものよりも栄養価値が高いので疲れ予防や回復に最適です。栄養と旨味のある戻し汁も捨てずに使いましょう。

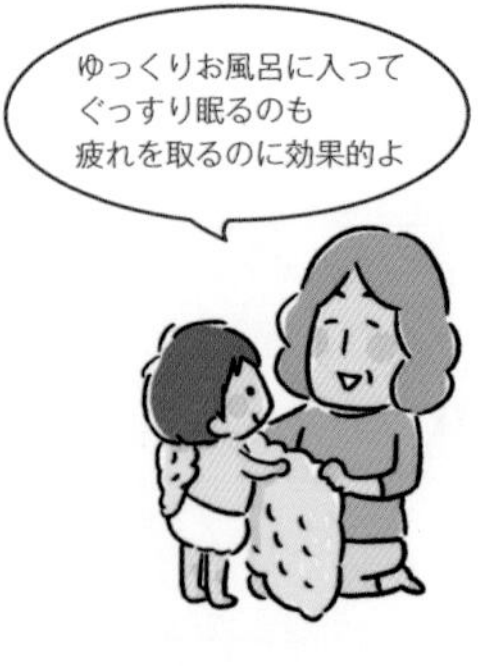
ゆっくりお風呂に入って
ぐっすり眠るのも
疲れを取るのに効果的よ

1～6歳

ビタミンB群が疲労回復に効く

レバーペースト

材　料
- 鶏レバー…200g
- タマネギ…1/2 個
- 粉末コンソメ…小さじ 1
- 水…100mℓ
- 塩…少々
- オリーブオイル…大さじ 1
- 牛乳…適量

作り方

1 レバーは約15分牛乳に浸して臭みを取り、水気を拭き取ります。タマネギはみじん切りにします。

2 フライパンにオリーブオイルをひいてタマネギ、レバーの順で炒め、水とコンソメを入れて煮ます。

3 **2** が冷めたら、なめらかになるまでミキサーにかけるか、ヘラでつぶし、塩で味を調えます。

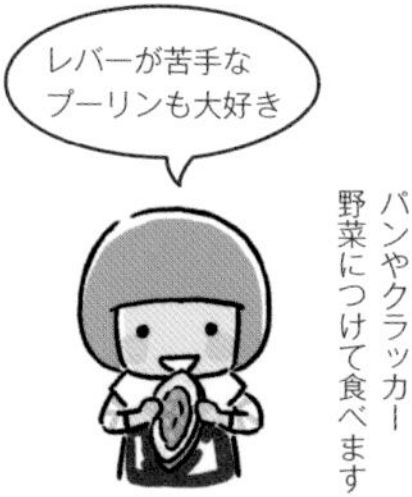

レバーが苦手なプーリンも大好き
パンやクラッカー野菜につけて食べます

1～6歳

ビタミンCが疲れをやわらげる

赤ピーマンとシイタケのマリネ

材　料
- 赤ピーマン…1 個
- 干しシイタケ…2 枚
- A
  - オリーブオイル…大さじ 1
  - めんつゆ…大さじ 2
  - 酢…大さじ 1

作り方

1 赤ピーマンと水で戻したシイタケを細切りにします。

2 フライパンに油（分量外）をひいて **1** を炒めます。

3 ボウルに冷めた **2** を入れて A を加え、混ぜ合わせます。

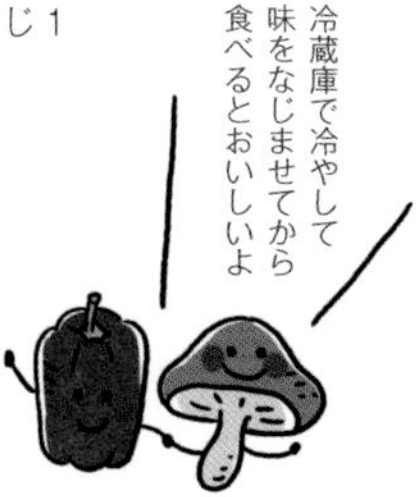

冷蔵庫で冷やして味をなじませてから食べるとおいしいよ

目の疲れ

目を休ませて網膜を健康に保つ

テレビゲームやパソコンなどで目を酷使すれば、子どもでも疲れ目の症状があらわれ、乾き目やかすみ目、さらには視力の低下にもつながります。目の健康を保つには、ビタミンやアントシアニンといった眼精疲労の改善や予防に効果のある成分を摂取すること。テレビやパソコンの使用は時間を区切り、目を休ませることが大切です。

レーズン

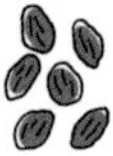

レーズン（干しぶどう）には、ポリフェノールの一種、アントシアニンが含まれています。網膜の視細胞に働き、視力の低下や疲れを予防・改善します。苦手な場合は刻んでお菓子に混ぜ込んでみましょう。

ブロッコリー

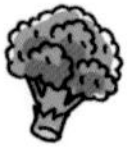

目の疲れには、目の粘膜を強くして網膜を健康に保つビタミンAが効果的。ブロッコリーは体内でビタミンAに変わるカロテンを多く含んでいます。また疲れ目の回復を早めるビタミンCも豊富です。

シジミ

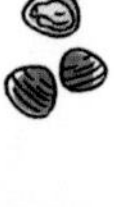

シジミに多く含まれるビタミンB_{12}には視神経の働きを高め、視力の低下を防ぐ作用があります。疲れた末梢神経を修復するので、眼精疲労の回復を早めます。おいしいだしをいかして汁物にするのがおすすめ。

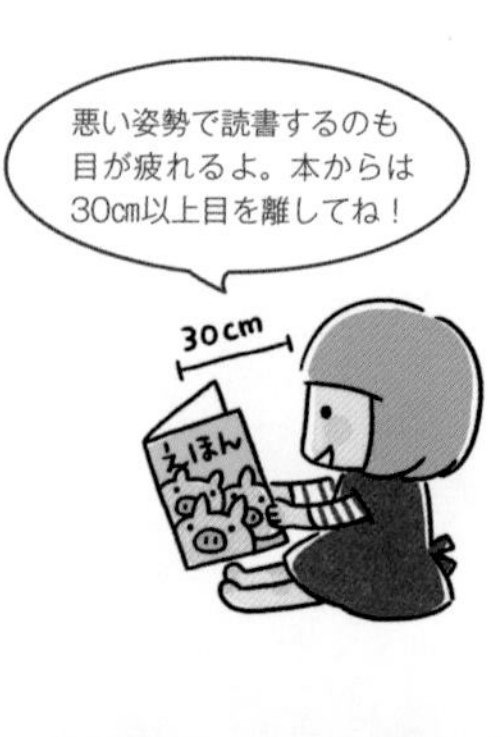
悪い姿勢で読書するのも
目が疲れるよ。本からは
30cm以上目を離してね！
30cm
えほん

1~6歳

アントシアニンが目の疲れを予防・回復

レーズン入り簡単ケーキ

材　料　レーズン…大さじ1
絹ごし豆腐…100g
ホットケーキミックス…100g

作り方
1 レーズンは好みの大きさに刻みます（子どもに合わせて、好きな場合は刻まずに、苦手な場合は細かくしましょう）。
2 **1**と豆腐、ホットケーキミックスをよく混ぜ合わせ、カップに入れます。
3 180℃のオーブンで10～15分焼きます。

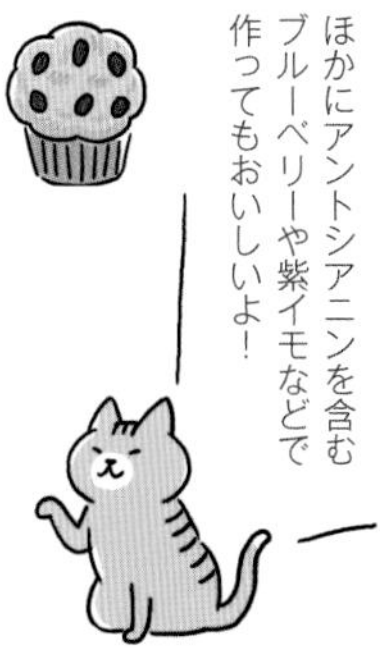
ほかにアントシアニンを含む
ブルーベリーや紫イモなどで
作ってもおいしいよ！

1~6歳

ビタミンB_{12}が目の疲れに効果発揮

シジミのクラムチャウダー

材　料　シジミ…50g
タマネギ（みじん切り）…大さじ1
バター…少量
A［豆乳…150mℓ
水…150mℓ
粉末コンソメ…小さじ1］
塩・こしょう…少々

作り方
1 シジミは水に浸して砂をはかせます。
2 鍋にバターをひき、シジミ、タマネギを入れてシジミの口が開くまで炒めます。
3 **2**にAを加えて煮て、塩・こしょうで味を調えます。

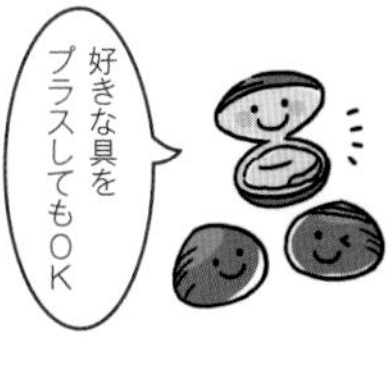
好きな具を
プラスしてもOK

貧血

鉄分を摂れば貧血は予防できる

貧血とは、赤血球中のヘモグロビンが不足して、体の隅々に酸素がいきわたらなくなる状態のこと。成長過程にある子どもはヘモグロビンの合成に欠かせない鉄分が不足しがち（鉄欠乏性貧血）。めまいや立ちくらみなどの症状が起きないように、普段から鉄分を多く含む食品を食べるようにしましょう。ビタミンCと一緒に摂ると鉄分の吸収率が高まります。

レバー

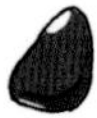

レバーに含まれる動物性の鉄分はヘム鉄と呼ばれ、体への吸収率が高く、効率よく鉄分が摂取できます。また赤血球をつくるのに必要な葉酸やビタミン類も含んでいるので、貧血予防や回復に最適です。

ひじき

ひじきは鉄分を豊富に含む栄養価値の高い食材です。黒い色が理由で苦手に感じる子どももいますが、ほかの食材とうまく組み合わせて食べさせましょう。生のひじきよりも干しひじきの方が栄養価値は高いです。

ほうれん草

貧血に効果的な鉄分を豊富に含むほうれん草。赤血球の生成を促す葉酸や鉄分の吸収率を高めるビタミンCも含んでいます。子どもでも食べやすいので、炒め物やおひたしなど日頃から食べさせたい食材です。

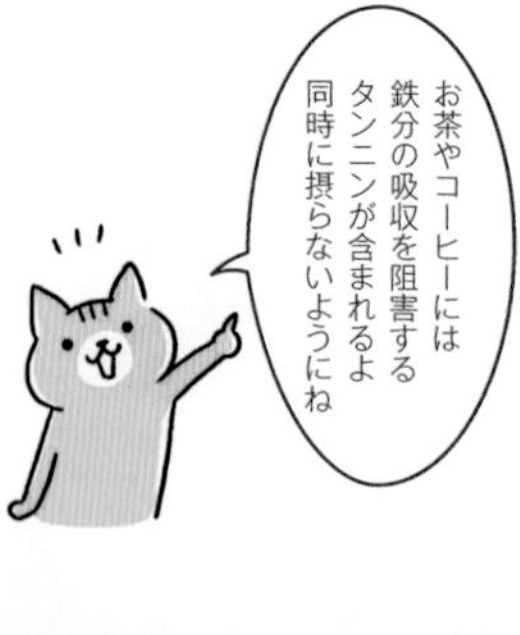
お茶やコーヒーには
鉄分の吸収を阻害する
タンニンが含まれるよ
同時に摂らないようにね

1〜6歳

鉄分たっぷりで貧血解消

ほうれん草の豆乳スープ

材 料 ほうれん草…1/2束
豆乳…200mℓ
粉末コンソメ…小さじ1
塩・こしょう…少量

作り方
1 ほうれん草は3cm幅に切ります。
2 鍋に豆乳とコンソメを入れ、火にかけて混ぜます。沸騰したら**1**を入れます。
3 ほうれん草に火が通ったら、塩・こしょうで味を調えます。

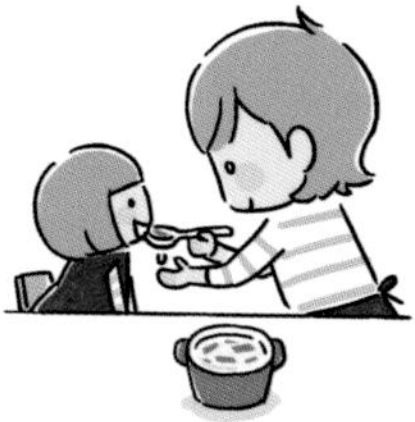

1〜6歳

鉄分とビタミンで貧血防止

ひじきのカラフル煮物

材 料 ひじき…30g
コーン（缶詰）…100g
ニンジン…1/2本
油…少々
A 粉末だし…小さじ1
砂糖…大さじ2
水…400mℓ
しょうゆ…大さじ2・1/2

作り方
1 ひじきはたっぷりの水で戻し、ざるに上げて水を切ります。ニンジンは細切りにします。
2 鍋に油を熱し、**1**とコーンを入れて炒め、Aを加えて煮ます。

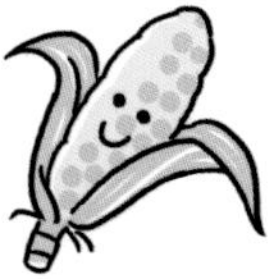
子どもの好きなコーンが入った人気メニュー

低体温・冷え症

血行を促進すれば体温は上がる

子どもの平熱が36℃未満のことを低体温といいます。不規則な生活や偏った食事、運動不足などがその理由に考えられています。体温が低下すると、代謝が悪くなり、風邪や病気にかかりやすくなります。改善するためには、バランスのよい食事と規則正しい生活が大切。さらに血行を促進して体を温める食べものの摂取が効果的です。

みかん

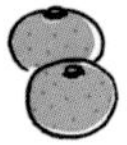

漢方で陳皮《ちんぴ》と呼ばれるみかんの皮は、薬効の高い生薬。皮が含む精油には、毛細血管を広げ血行を促進する効果があります。よく洗った皮をお風呂に浮かべれば、子どもも喜ぶみかん風呂（※4）になります。

ニンジン

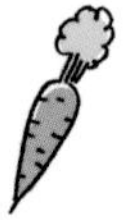

東洋医学でニンジンは、血液の働きを高めて、体を温める効果があるといわれています。乳児から食べられるので、乳幼児の低体温予防にぴったりな食材です。常食すると症状も改善されるでしょう。

ショウガ

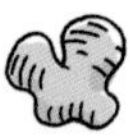

新陳代謝を活発にして、発汗作用を高め、体を温める働きに優れています。独特の辛みを持っているので、子どもに与えるときは、料理の味付けに使ったり、甘味を加えるなどして食べさせましょう。

カツオ

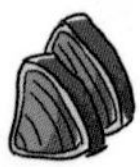

冷えは鉄欠乏から起こるともいわれています。鉄分が不足すると、体の末端にまで酸素がいかなくなります。カツオには吸収率の高いヘム鉄が多く含まれていて、体温調節に役立ち、冷えを改善します。

7〜11カ月

体を温めて冷えを取る

ニンジンミルク

材　料　ニンジン（みじん切り）
…大さじ2
ミルク（乳児用粉ミルクを表示通り作ったもの）
…大さじ1
水…大さじ2

作り方　1 鍋にニンジンと水を入れ、火にかけます。

2 火が通ったら、ミルクを加えてのばします。

5･6カ月

体をぽかぽか温める

ニンジンのおろし煮

材　料　ニンジン（すりおろし）
…大さじ1
だし汁…80mℓ

作り方　1 材料をすべて鍋に入れ、火が通ってやわらかくなるまで煮ます。

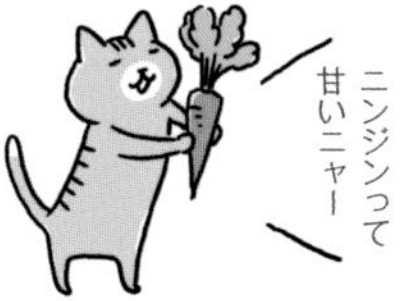
ニンジンって
甘いニャー

1〜6歳

鉄分が酸素を運搬し、冷えを改善

カツオと豆腐のハンバーグ

材　料　カツオ（たたき）…200g
豆腐…50g
ショウガ（すりおろし）
…大さじ1
塩・こしょう…少々
油…少々

作り方　1 ボウルにカツオと水気を切った豆腐、ショウガ、塩・コショウを入れ、よく混ぜ合わせます。

2 1を食べやすい大きさの形に整えて、油を熱したフライパンで両面焼きます。

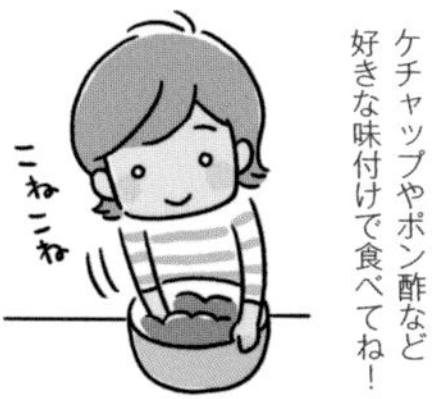
ケチャップやポン酢など
好きな味付けで食べてね！
こねこね

食べ合わせ
カツオ＋ショウガ
鉄分を補い冷えを解消するカツオに、体を温めるショウガが加わりダブル効果。

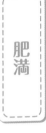

肥満

食生活を見直し 積極的に運動する

肥満は不規則な食習慣、食べ過ぎ、運動不足などが原因と考えられます。しかし、食事制限で子どもの成長に必要な栄養が不足してはいけません。食生活を見直し、糖質や脂質の燃焼を促すビタミンB群（特にB_2・B_6）などの効果的な食材も取り入れましょう。さらに運動でカロリーを消費することがとても大切です。

大豆食品

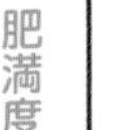

脂肪が体内に蓄積するのを抑える成分、サポニンを含んでいます。特に豆乳は良質なタンパク質を含み、カロリーは牛乳より低いので、肥満傾向の子どもにおすすめです。

カレイ

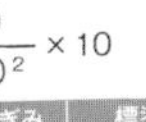

脂肪の燃焼を促すビタミンB_2が含まれ、肥満に効果的。さらに成長に欠かせない良質のタンパク質を豊富に含んでおり、低脂肪・低カロリーで消化もよいので肥満の子どもにおすすめ。

肥満度チェック

満3ヵ月～5歳の乳幼児は「カウプ指数」、学童期の子どもは「ローレル指数」を使います。

●カウプ指数＝ $\dfrac{\text{体重 (g)}}{\text{身長 (cm)}^2} \times 10$

	やせぎみ	標準	太りぎみ
満3ヵ月～1歳未満	15未満	15～19	20以上
満1歳～5歳	14以下	15～17	18以上

●ローレル指数＝ $\dfrac{\text{体重 (kg)}}{\text{身長 (cm)}^3} \times 10^7$

やせ過ぎ	標準	太りぎみ	太り過ぎ
117以下	118～148	149～159	160以上

7~11カ月

ビタミンB_2が脂肪燃焼を促す

カレイのトマト煮

材　料　カレイ…10g
タマネギ（みじん切り）…小さじ２
トマトジュース（無塩）…大さじ２
水…50㎖

作り方　１ カレイは骨と皮を取り除き、みじん切りにします。

２ 鍋に **１** と残りの材料をすべて入れ、やわらかくなるまで煮ます。

5·6カ月

低脂肪・低カロリーでヘルシー

豆腐とかぶのとろ煮

材　料　絹ごし豆腐…3㎝角
かぶ（すりおろし）…大さじ１
だし汁…50㎖

作り方　１ 材料をすべて鍋に入れ、やわらかくなるまで煮ます。

２ すり鉢に **１** を入れ、すりつぶします。

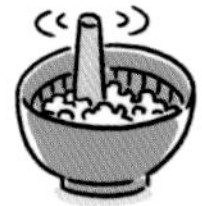

1~6歳

ビタミンB群が糖質と脂肪を燃焼

大豆入りポークトマト

材　料　大豆（水煮）…100g
豚肉…50g
タマネギ…１個
トマト缶…１缶
オリーブオイル…大さじ２
粉末コンソメ…小さじ２

作り方　１ 豚肉はひと口大に、タマネギは薄切りにします。

２ 鍋にオリーブオイルを熱し、豚肉を炒め、色が変わったらタマネギ、次に大豆を入れて炒めます。

３ トマト缶と粉末コンソメを加え、煮込みます。

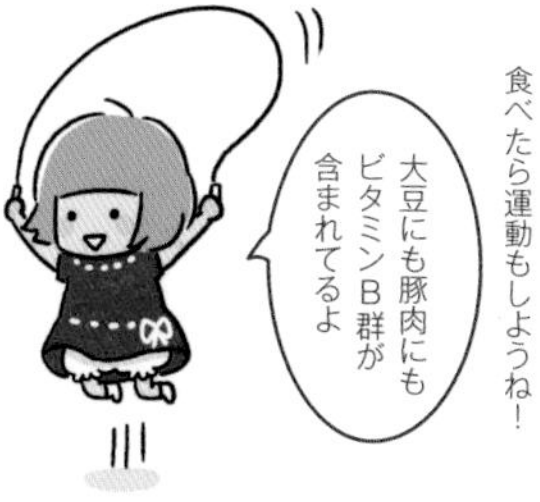
大豆にも豚肉にもビタミンB群が含まれてるよ
食べたら運動もしようね！

やせ・食が細い

胃腸の働き強化で消化吸収能力をUP

やせている、食が細い子どもは、食事から栄養をうまく吸収できていない場合が多く、十分な栄養が得られないと、体力が落ち、病気にかかりやすくなってしまいます。発育に不可欠なカルシウムやタンパク質を摂り、消化吸収能力を高めましょう。食が細い子どもには、食事の時間が楽しみになるような雰囲気づくりをすることも大切です。

ヨーグルト※2

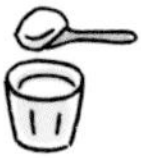

乳酸菌の働きでタンパク質が分解されており、消化吸収率が高いという特徴があります。また乳酸菌は胃腸の働きをコントロールして病気の発生を防ぐといわれています。果物と合わせると子どもも食べやすくなります。

卵

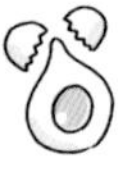

卵は発育に必要な必須アミノ酸が豊富に含まれている良質なタンパク質食品です。ビタミン類も多く、加熱すると食べやすくなり、子どもも効率よく栄養が摂取できます。虚弱体質改善の代表的な食品です。

モロヘイヤ

カルシウムの含有量が高く、胃腸の働きを助ける効果があります。独特のヌメリはムチンという成分で粘膜保護が期待できます。ミネラルやビタミンの宝庫で成長過程の子どもに与えたい栄養価の高い食材。

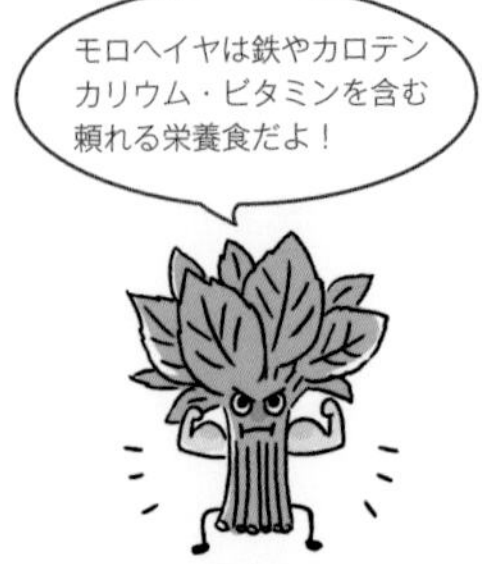
モロヘイヤは鉄やカロテン
カリウム・ビタミンを含む
頼れる栄養食だよ！

7~11ヵ月

胃腸の働きを高める

ヨーグルトりんご

材　料　ヨーグルト※2…大さじ2
りんご…50g

作り方　1 鍋に薄切りにしたりんごを入れ、ひたひたの水でやわらかくなるまで煮ます。

2 1を取り出し、すり鉢で軽くすりつぶしてヨーグルトと混ぜ合わせます。

5・6ヵ月

胃の粘膜を保護する

モロヘイヤのとろみ煮

材　料　モロヘイヤ（葉の部分）…30g
だし汁…小さじ1

作り方　1 鍋にモロヘイヤを入れ、やわらかくなるまで、ゆでます。

2 すり鉢に水気を切った1とだし汁を入れすりつぶします。

1~6歳

成長期に必要な栄養たっぷり

ホットミルクセーキ

材　料　卵※3……1個
牛乳…150ml
砂糖…大さじ1
バニラエッセンス…少々

作り方　1 ボウルに卵を割り入れ、砂糖を加え、泡立て器で混ぜます。

2 鍋に1と牛乳を注いで、さらに混ぜ合わせ、バニラエッセンスを加えて火にかけます。沸騰直前まで温めます。

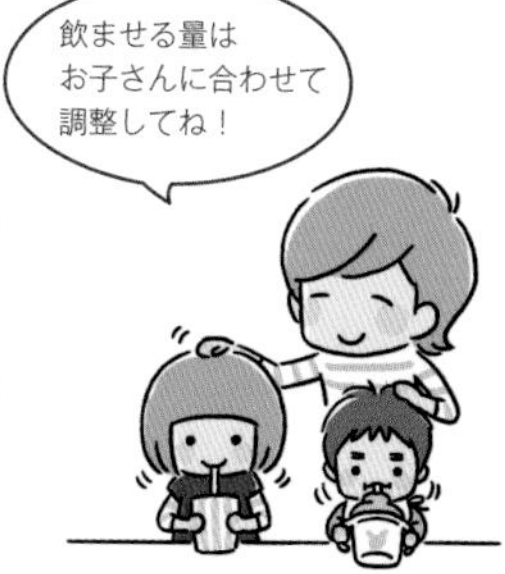
飲ませる量は
お子さんに合わせて
調整してね！

食べ合わせ
卵※3＋牛乳

牛乳は子どもの成長に欠かせない栄養素が豊富。
卵と合わせれば栄養満点。

子どもが喜ぶごはんの工夫

子どもがなかなかごはんを食べない場合は、盛りつけやメニューに工夫をしましょう。食欲をそそる色や飾りで、ごはんに興味を持たせることが大切です。

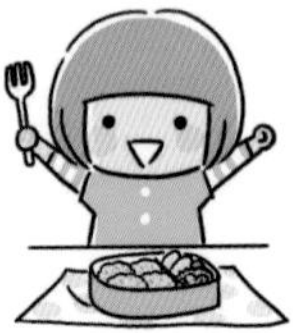

ご飯は一度にたくさん
盛りつけないで
ひと口サイズのおにぎりに

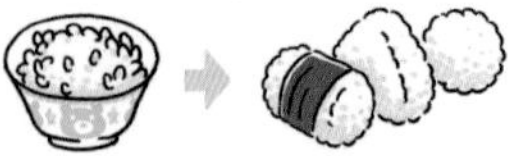

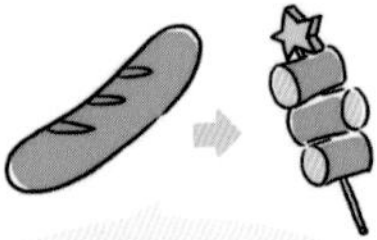

ひと口サイズ

おかずやご飯を子どもがひと口で食べられる大きさにしましょう。いろんなものを飽きずに最後まで食べさせることが大切です。

大きな食材は
小さく切って串に刺すと
見た目にも楽しくなる

食材の色合い

赤、黄、オレンジなどの暖色系の色は食欲を増進させ、緑、青などの寒色系の色は食欲が減退するといわれています。寒色系の食材は、小さくカットしたり、暖色系と組み合わせましょう。

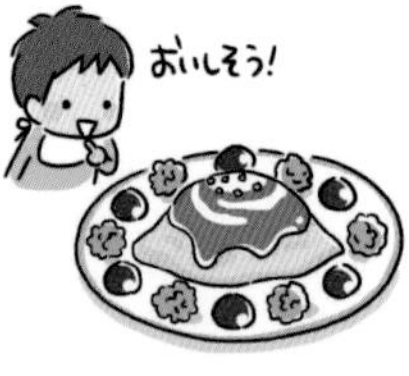

目をひく見た目

食材を飾り切りにしたり、ごまやのりで動物や人の顔を作りましょう。見た目に楽しくなると、子どもが自分から手を伸ばすようになります。

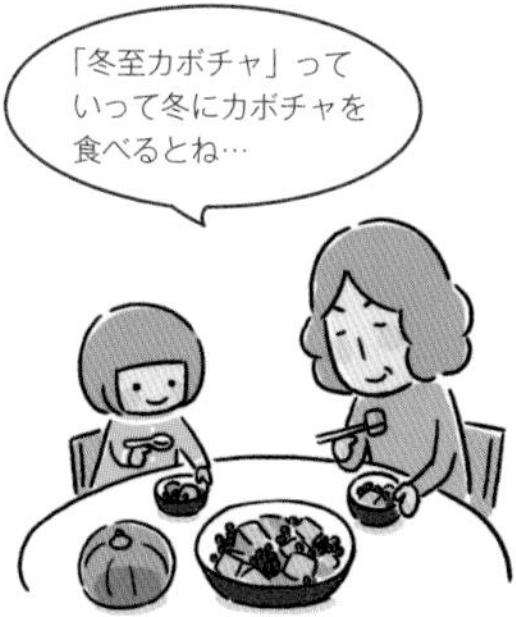
「冬至カボチャ」っていって冬にカボチャを食べるとね…

季節感のあるメニュー

旬の食材や行事食を取り入れ、食べる意味や由来を話しましょう。話を聞き、興味を抱くと自分から食べるようになります。食がすすみ、脳の発達にも効果的です。

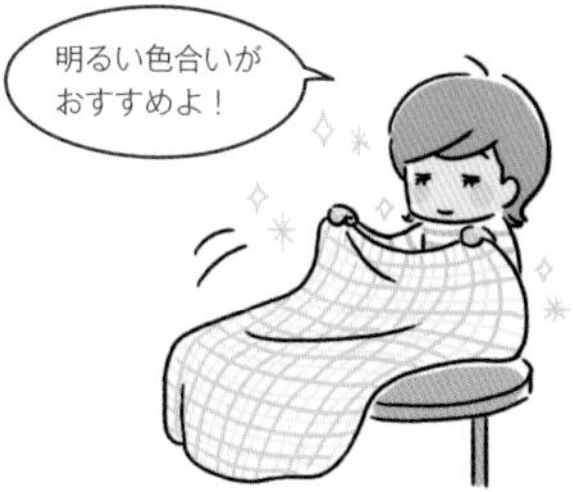
明るい色合いがおすすめよ！

明るい食卓

食卓の雰囲気作りも大切。明るい色合いのテーブルクロスや、食器を選びましょう。家族揃って楽しく食べる食事が最低でも 1 日に 1 回は必要です。

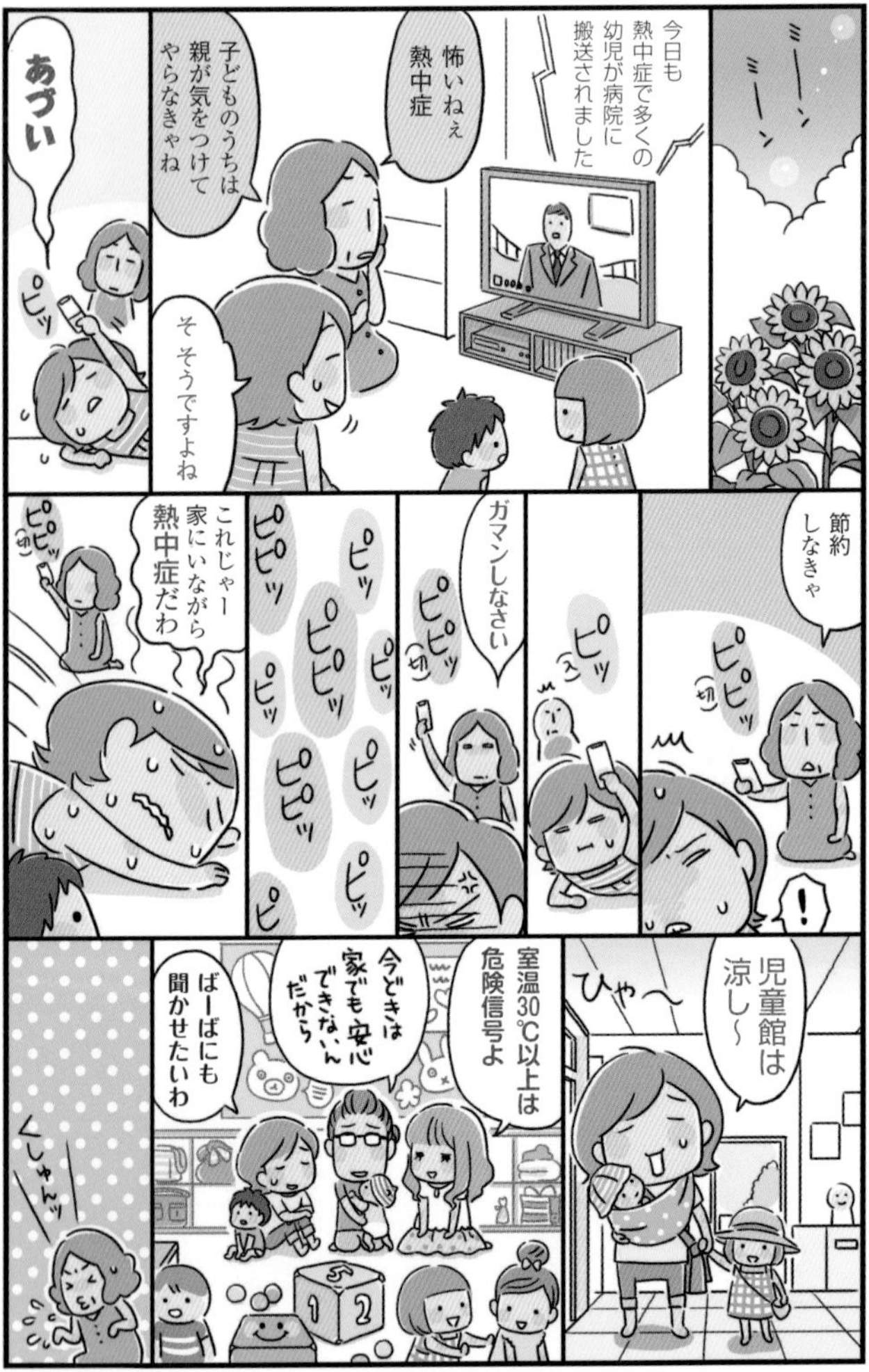
ミーン
ミーン
今日も熱中症で多くの幼児が病院に搬送されました
怖いねぇ熱中症
子どものうちは親が気をつけてやらなきゃね
そ そうですよね
あづい
ピッ
節約しなきゃ
ピピッ
切
!
ピッ
入
ガマンしなさい
ピピッ
切
ピッ
ピピッ
ピッ
ピピッ
ピッ
ピピッ
ピッ
ピッ
ピ
これじゃー家にいながら熱中症だわ
ピピッ
切
児童館は涼し～
ひゃ～
室温30℃以上は危険信号よ
今どきは家でも安心できないんだから
ばーばにも聞かせたいわ
くしゃんッ

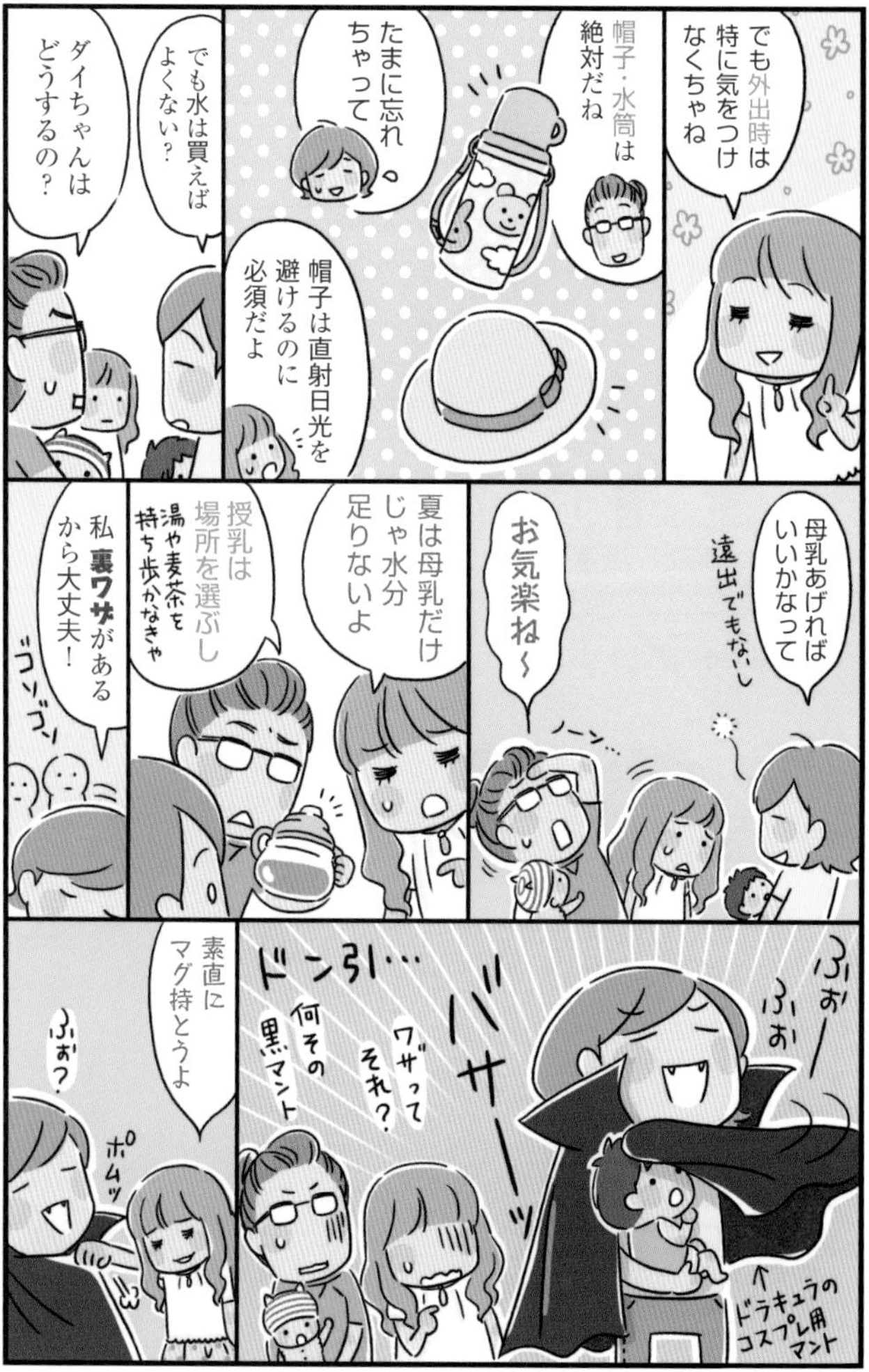
でも外出時は特に気をつけなくちゃね
帽子・水筒は絶対だね
たまに忘れちゃって
帽子は直射日光を避けるのに必須だよ
でも水は買えばよくない？
ダイちゃんはどうするの？
母乳あげればいいかなって
遠出でもないし
ノーン…
お気楽ね～
夏は母乳だけじゃ水分足りないよ
授乳は場所を選ぶし
湯や麦茶を持ち歩かなきゃ
私裏ワザがあるから大丈夫！
ゴソゴソ
ふぉーふぉ
バサーッ
ドン引…
ワザってそれ？
何その黒マント
ドラキュラのコスプレ用マント
素直にマグ持とうよ
ふぉ？
ポムッ

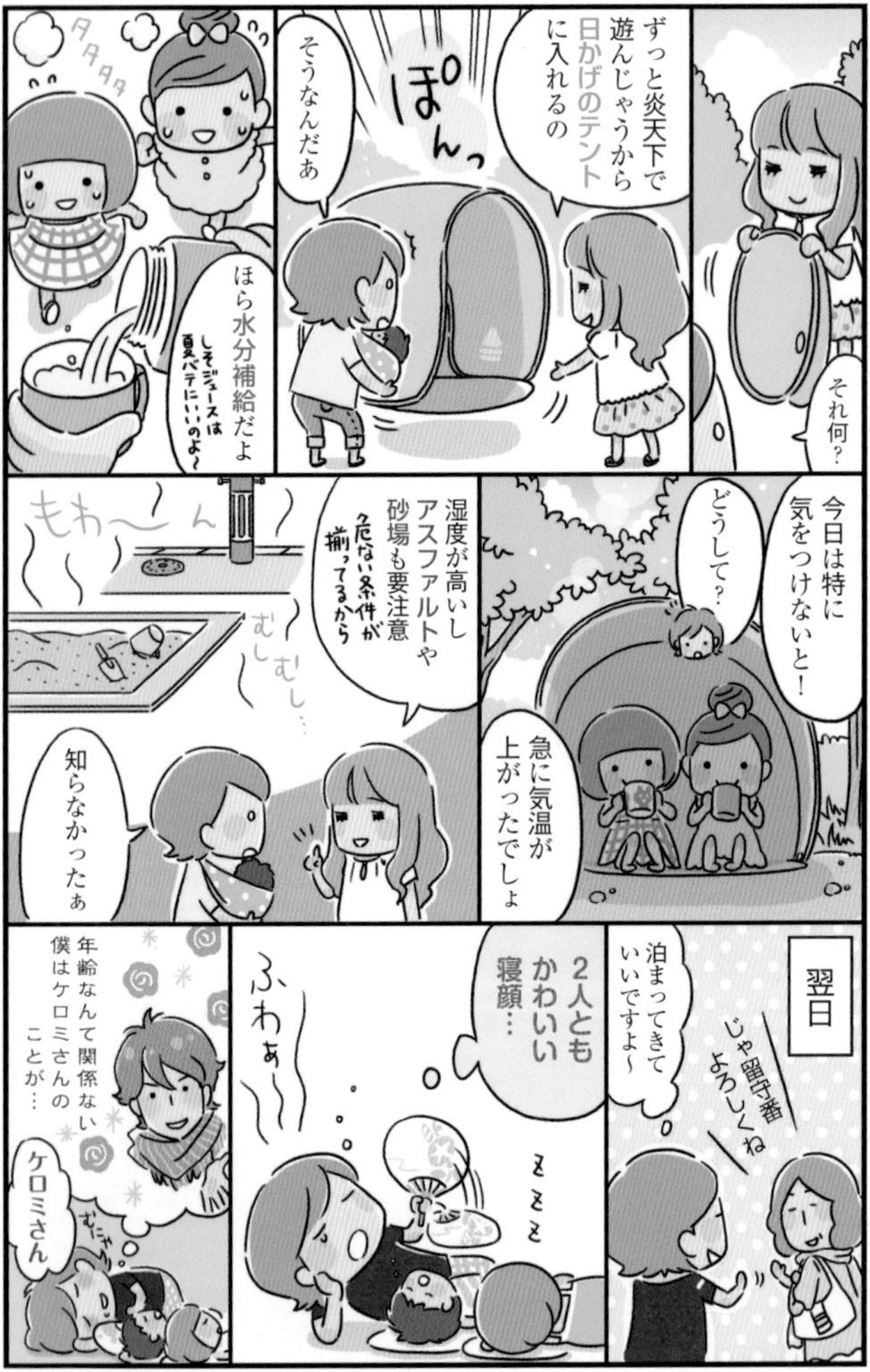
それ何？
ずっと炎天下で遊んじゃうから日かげのテントに入れるの
ぽんっ
そうなんだぁ
タタタタ
ほら水分補給だよ
しそジュースは夏バテにいいのよ〜
今日は特に気をつけないと！
どうして？
急に気温が上がったでしょ
湿度が高いしアスファルトや砂場も要注意
危ない条件が揃ってるから
もわ〜ん
むしむし…
知らなかったぁ
翌日
じゃ留守番よろしくね
泊まってきていいですよ〜
2人ともかわいい寝顔…
ふわぁ〜
年齢なんて関係ない僕はケロミさんのことが…
ケロミさん
むにゃ

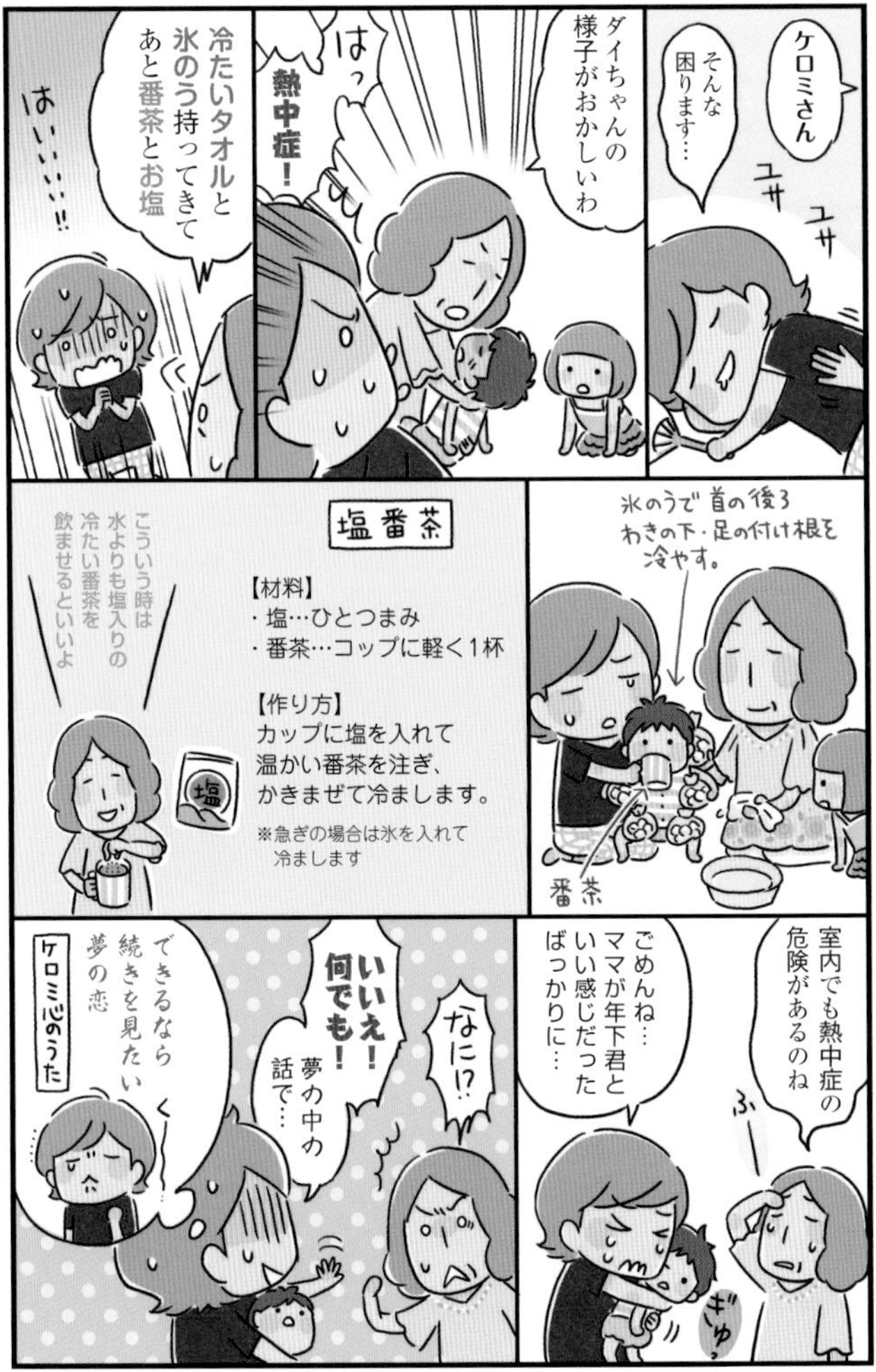
ケロミさん
そんな困ります…
ユサ ユサ
ダイちゃんの様子がおかしいわ
はっ
熱中症！
冷たいタオルと氷のう持ってきて あと番茶とお塩
はいいいい!!
氷のうで首の後ろ わきの下・足の付け根を冷やす。
番茶
塩番茶
【材料】
・塩…ひとつまみ
・番茶…コップに軽く1杯
【作り方】
カップに塩を入れて
温かい番茶を注ぎ、
かきまぜて冷まします。
※急ぎの場合は氷を入れて
冷まします
こういう時は水よりも塩入りの冷たい番茶を飲ませるといいよ
塩
室内でも熱中症の危険があるのね
ふー
ごめんね… ママが年下君といい感じだったばっかりに…
ぎゅっ
なに!?
いいえ！何でも！
夢の中の話で…
できるなら続きを見たい夢の恋
ケロミ心のうた
くー

熱中症・夏バテ

クエン酸が体内の乳酸の発生を抑える

暑い夏、子どもはたくさん汗をかき、体力を消耗します。エネルギーや必要な栄養素が失われると、倦怠感や食欲不振といった夏バテに。さらには熱中症になる可能性も高くなります。特に体温調節機能が未熟な乳幼児は熱中症の危険性が高いので注意。予防と回復には、必要な栄養素を補給をして、暑さに対抗できる体をつくることが重要です。

キウイ

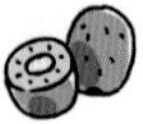

キウイのクエン酸が疲労物質である乳酸の生成を抑えます。またビタミンCが免疫機能を助け、弱った体力を強化。消化を促進する成分も含まれているので、夏には定期的に食べたい果物です。

アボカド

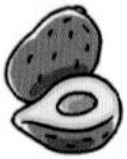

栄養価値の高い果物として知られているアボカドは、夏に不足しがちなミネラルを多く含んでいます。特にカリウムが豊富で、脱水症状を予防し、回復も早めます。子どもの成長に必要な必須アミノ酸も摂取できます。

枝豆

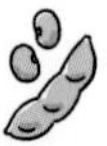

夏が旬の枝豆は夏バテ予防に効果的な栄養素が豊富です。ビタミンB_1は糖質をエネルギーに変える物質で、だるさや疲労感をやわらげます。乳児の場合は9ヵ月以降からすりつぶして与えましょう。

トマト

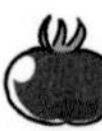

トマトは夏バテや熱中症に効く栄養の宝庫。クエン酸をはじめ、ビタミン類やカリウム、カロチンも豊富に含んでいます。疲労物質の発生を抑え、疲労回復にも有効。ミニトマトでも同様の効果が得られます。

7~11ヵ月

体力強化で熱中症・夏バテ予防

キウイのバナナ和え

材　料　キウイ…1/4個
バナナ…2cm

作り方　1 キウイは皮をむき、みじん切りにします。

2 すり鉢でつぶしたバナナと **1** を和えます。

※バナナは消化吸収が良く、夏バテや熱中症にも効果的です。

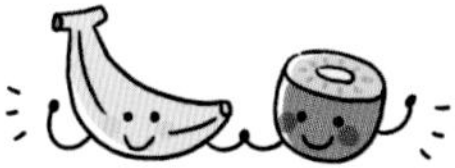

5・6ヵ月

夏バテ予防に効果的

トマトとろりんピューレ

材　料　トマト…1/4個（40g）
水溶き片栗粉…少々

作り方　1 トマトは皮と種を取り除き、すり鉢ですりつぶします。

2 鍋に **1** を入れ、中火で2分やわらかくなるまで煮ます。

3 **2** に水溶き片栗粉を加えて、とろみをつけます。

1~6歳

ビタミンB_1で熱中症・夏バテ対策

枝豆の冷製スープ

材　料　枝豆（さやを除く）…50g
豆乳（または牛乳）…200mℓ
塩・こしょう…少々

作り方　1 枝豆はさや付きのままゆでて、さやから出します。

2 **1** と豆乳をミキサーにかけ、塩・こしょうで味を調えます。

※スープの濃度は、水を足してお好みの濃さに調整しましょう。

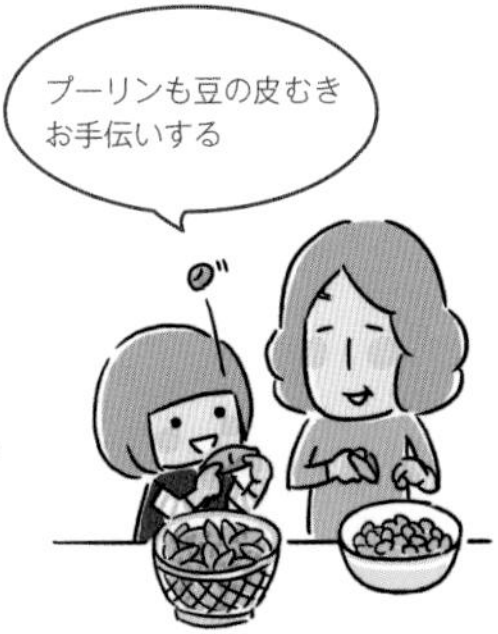

乾燥肌・肌荒れ

皮脂や水分の減少を内と外から補う

子どもの皮膚はとてもデリケートです。皮膚を保護する皮脂や水分が減少し、乾燥が進むと刺激を受けやすくなります。ひどくなるとかゆみやひりひりとした痛みを感じることも。皮膚を健康に保つために皮膚を清潔にし、保湿を行うこと、さらに栄養素を補うことで、体の中からも潤いのある肌をつくりましょう。

ニンジン

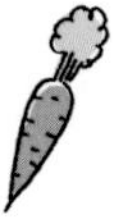

カロテンの含有量が多い野菜の一つ。カロテンは体内でビタミンAに変わり、皮膚を健康に保つので、潤いのある肌づくりに効果的。子どもの好きなクッキーやケーキに細かくして混ぜ込むと喜んで食べます。

小松菜

カロテンとビタミンCが肌の乾燥や荒れを防ぎ、健やかな肌を保ちます。アクが少ないので生のまま、りんごなどと合わせてジュースにすることもできます。また油で炒めるとカロテンの吸収率が高まります。

イチゴ

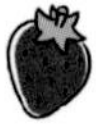

コラーゲンの生成に役立つビタミンCが豊富で、皮膚を丈夫にします。肌の新陳代謝を高めて、健康に保つ働きもあります。乳幼児でも生食で食べられるので、栄養分の損失なく摂取することができます。

食べこぼしに注意

乾燥や炎症のある皮膚に、食べこぼして付着した食品をそのままにしていると、食物アレルギーのリスクが高まります。口の周りなど皮膚についた汁やソースなどはそのままにせず、付着したらすぐに濡れタオルで拭き取りましょう。

1〜6歳

丈夫な肌をつくるカロテンがたっぷり

ニンジンマグカップ蒸しパン

材　料　ニンジン（すりおろし）…大さじ2
ホットケーキミックス…100g
油…大さじ1

作り方　1 ボウルに材料をすべて入れ、よく混ぜ合わせます。

2 マグカップに半分の高さまで **1** を流し入れ、1個につき電子レンジ（500w）で2分ほど加熱します。

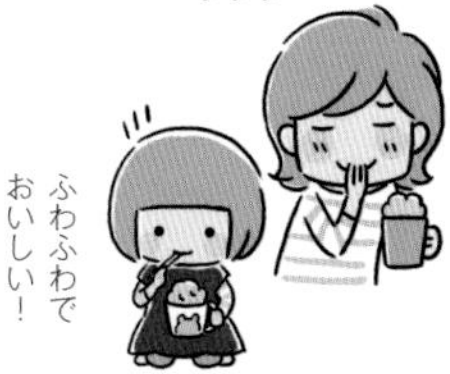
ニンジン入りとは
気づいてないな
フフフ
ふわふわで
おいしい！

食べ合わせ
ニンジン＋油
ニンジンに含まれるカロテンは、油と一緒に摂ることで吸収率が高まります。

7〜11カ月

ビタミンCで健やか肌に

イチゴミルク

材　料　イチゴ…2個（30g）
ミルク（乳児用粉ミルクを表示通り作ったもの）…大さじ1
水…大さじ1

作り方　1 イチゴはみじん切りにします。

2 器に **1** とミルク、水を入れて、よく混ぜます。

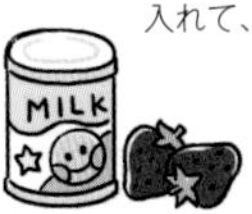
MILK

5・6カ月

ビタミンが肌荒れを防ぐ

小松菜のやわらか粥

材　料　温かいご飯…大さじ1
小松菜（ゆでてみじん切り）…大さじ2
水…150mℓ

作り方　1 鍋に材料をすべて入れ、中火で10分ほど煮ます。

2 やわらかくなった **1** をすり鉢に入れてすりつぶします。

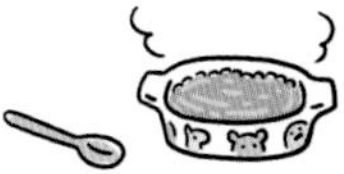

あせも

肌を清潔に保湿し 丈夫な皮膚をつくる

乳幼児の乾燥した皮膚が、汗に含まれる刺激物質で炎症を起こして、湿疹ができることをあせもといいます。かきむしると化膿することもあるので注意しましょう。患部を清潔にし、保湿後、炎症を抑えるための軟膏を塗るなど、こまめなケアを行うことが大切。改善には、皮膚を丈夫にする栄養を摂取することも効果的です。

のり

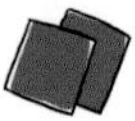

丈夫な皮膚をつくるタンパク質やカロテンを豊富に含み、湿疹ができにくい健康な皮膚へと促します。簡単に作れるつくだ煮にして、ご飯と一緒に食べるのがおすすめです。

モロヘイヤ

野菜の中でも栄養価値がトップクラスのモロヘイヤ。カロテンも豊富に含まれ、体内でビタミンAに変わって、皮膚の健康を保ちます。カロテンを効率よく摂るには、油を使った炒め物などが効果的。

あせもの予防とケア

●皮膚を清潔に保つポイント

・汗をかいたらシャワーで洗い流したり、蒸しタオルで拭き取ります(その後には必ず保湿を)

・外に遊びに行く時には、濡れタオルを持参して拭きましょう

●洋服のポイント

・綿素材100%の服を着せて、化学繊維の服は避けましょう

・暑くても袖無しの服より、半袖を着せて汗を吸収させます

・眠る時には背中にタオルなどを入れて寝汗を吸収させます

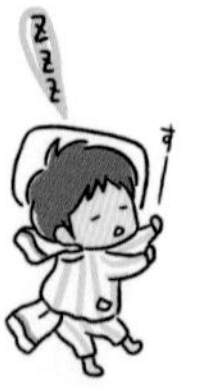

1~6歳

タンパク質とカロテンが皮膚を丈夫に

のりのつくだ煮

材　料　のり（全形）…3枚
だし汁…200㎖
しょうゆ…大さじ1
みりん…大さじ1

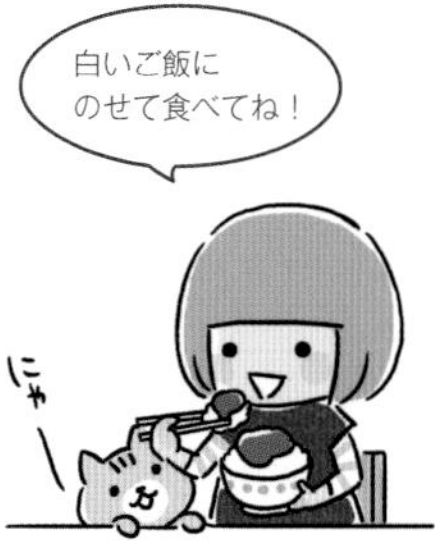
白いご飯に
のせて食べてね！
にゃー

作り方　1 のりはちぎって鍋に入れ、だし汁を注ぎ、中火にかけます。

2 のりがふやけてきたら、調味料をすべて入れ、弱火で煮詰めます。

かゆいあせもを治す

お風呂の入り方

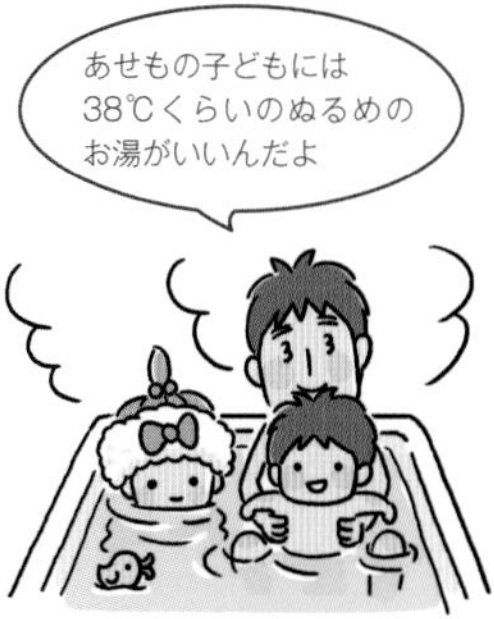
あせもの子どもには
38℃くらいのぬるめの
お湯がいいんだよ

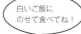

1 湯船に入り、よく温まります。

2 お風呂から出る時は冷水をかぶり、表皮を冷やします（難しい時は冷たいタオルで拭き取ってもOK）。

3 入浴後、表皮のみ冷えた状態ですぐに保湿することが、夜のかゆみ対策にも有効です。

体や髪を洗う時は、昔ながらの固形石けんがおすすめ。界面活性剤を含む液体のボディシャンプーの多くは、大切な皮脂を取り除き過ぎてしまいます。入浴後は保湿剤を塗るなど、肌をなめらかに保つことを忘れずに。

第2章

アレルギーに効く

食べものとレシピ

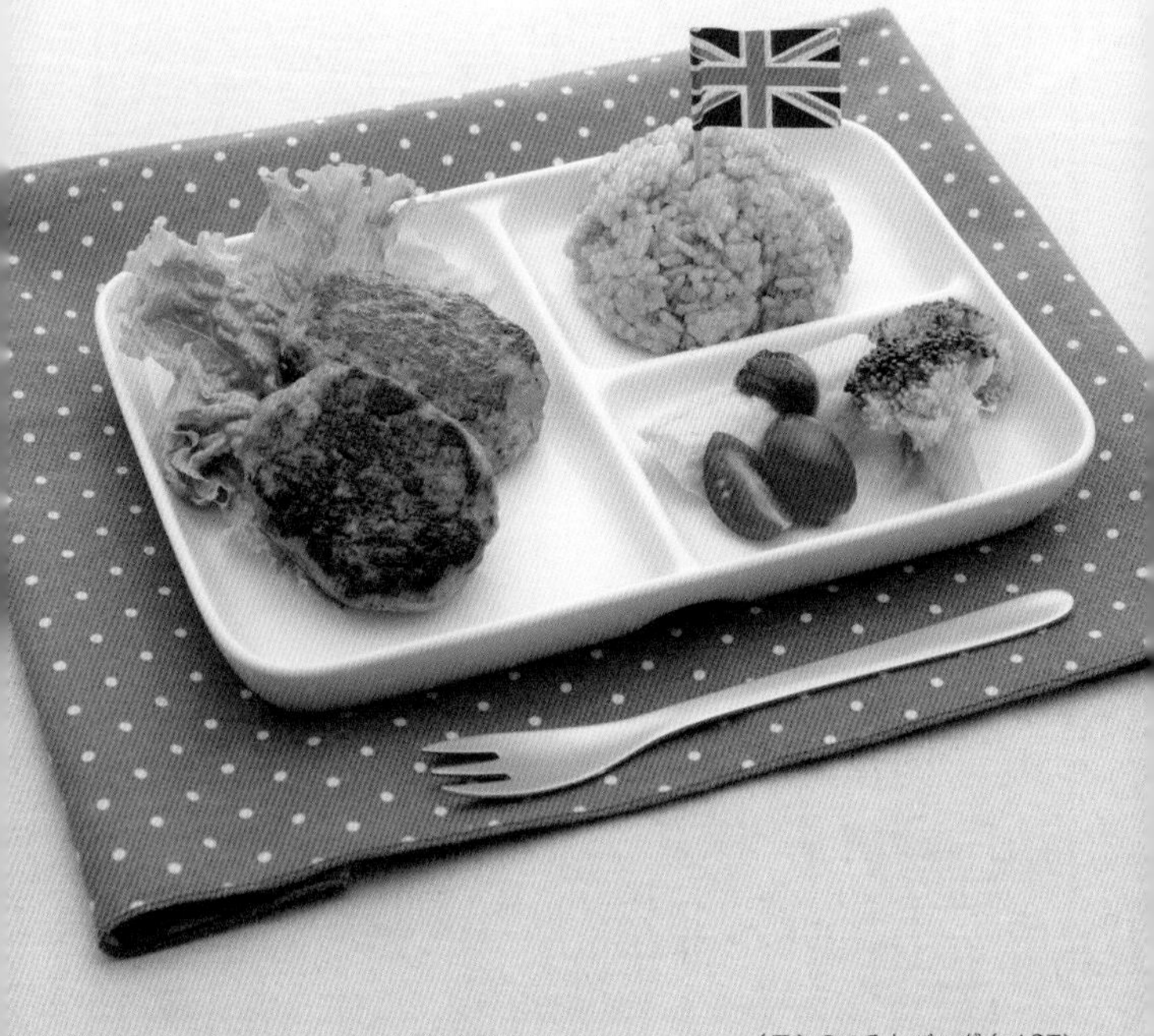

イワシのつみれバーグ（p107）

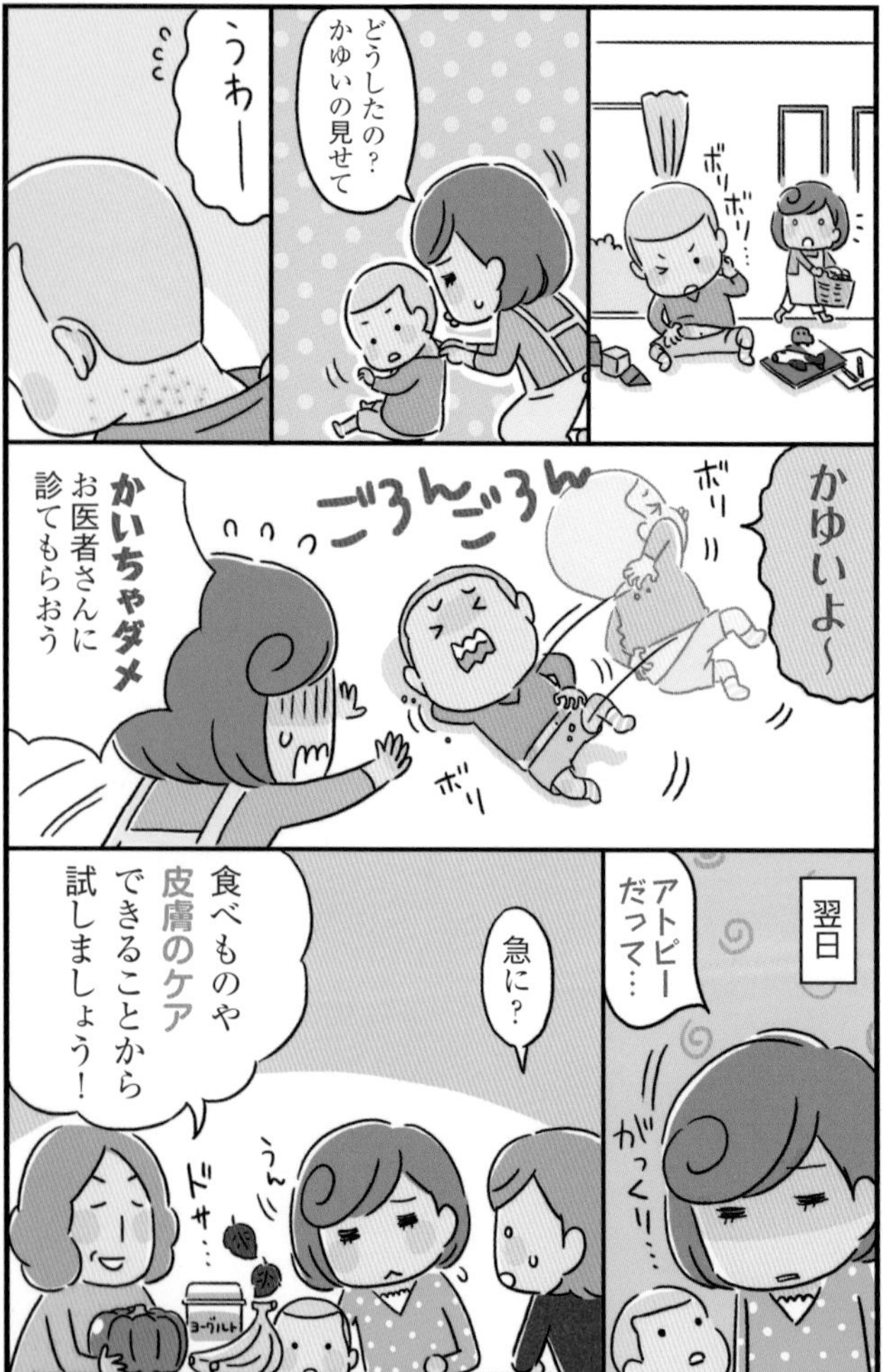
ボリボリ…
どうしたの？
かゆいの見せて
うわーー
かゆいよ〜
ボリ
ごろんごろん
ボリ
かいちゃダメ
お医者さんに
診てもらおう
翌日
アトピー
だって…
がっくり…
急に？
食べものや
皮膚のケア
できることから
試しましょう！
うん
ドサ…
ヨーグルト

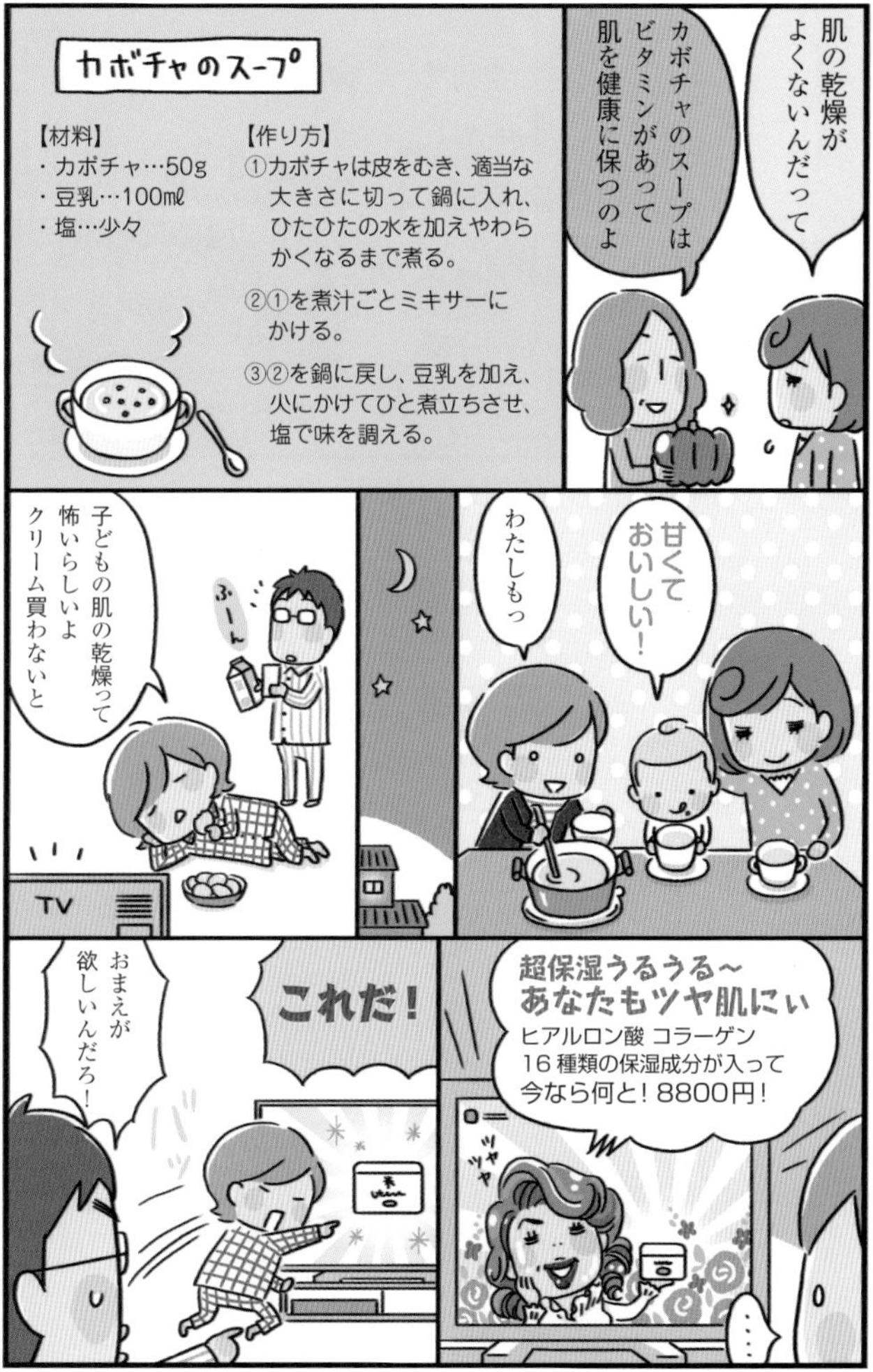
肌の乾燥がよくないんだって
カボチャのスープはビタミンがあって肌を健康に保つのよ
カボチャのスープ
【材料】
・カボチャ…50g
・豆乳…100mℓ
・塩…少々
【作り方】
①カボチャは皮をむき、適当な大きさに切って鍋に入れ、ひたひたの水を加えやわらかくなるまで煮る。
②①を煮汁ごとミキサーにかける。
③②を鍋に戻し、豆乳を加え、火にかけてひと煮立ちさせ、塩で味を調える。
甘くておいしい!
わたしもっ
子どもの肌の乾燥って怖いらしいよクリーム買わないと
ふーん
TV
超保湿うるうる～あなたもツヤ肌にぃ
ヒアルロン酸 コラーゲン
16 種類の保湿成分が入って
今なら何と! 8800円!
ツヤツヤ
……
これだ!
おまえが欲しいんだろ!
バッ

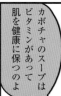

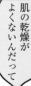

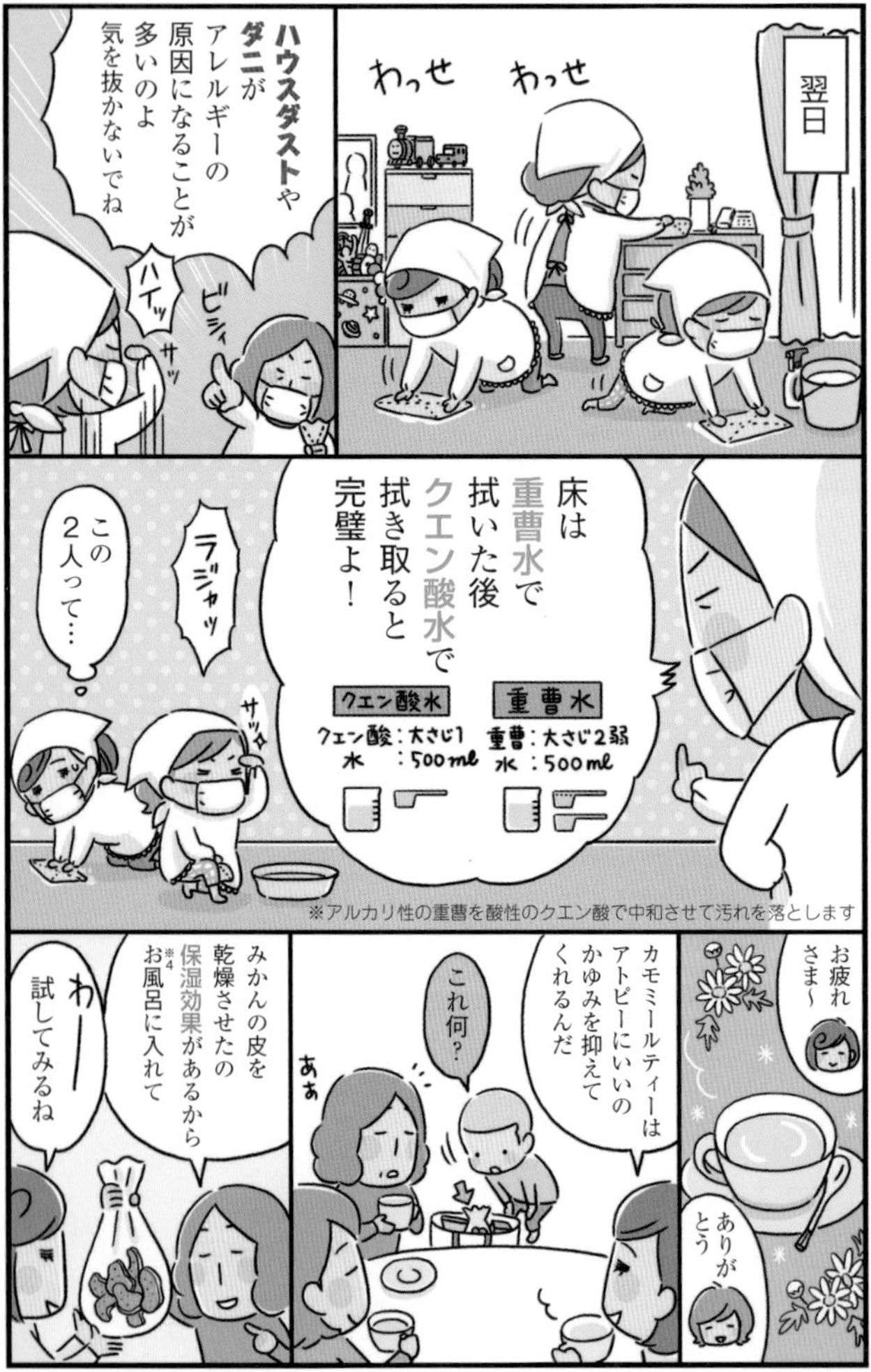

翌日
わっせ　わっせ
ハウスダストやダニがアレルギーの原因になることが多いのよ気を抜かないでね
ハイッ
ビシィ
サッ
床は重曹水で拭いた後クエン酸水で拭き取ると完璧よ！
重曹水
重曹：大さじ2弱
水：500ml
クエン酸水
クエン酸：大さじ1
水：500ml
ラジャッ
サッ
この2人って…
※アルカリ性の重曹を酸性のクエン酸で中和させて汚れを落とします
お疲れさま〜
ありがとう
カモミールティーはアトピーにいいのかゆみを抑えてくれるんだ
これ何？
ああ
みかんの皮を乾燥させたの保湿効果※4があるからお風呂に入れて
わー試してみるね

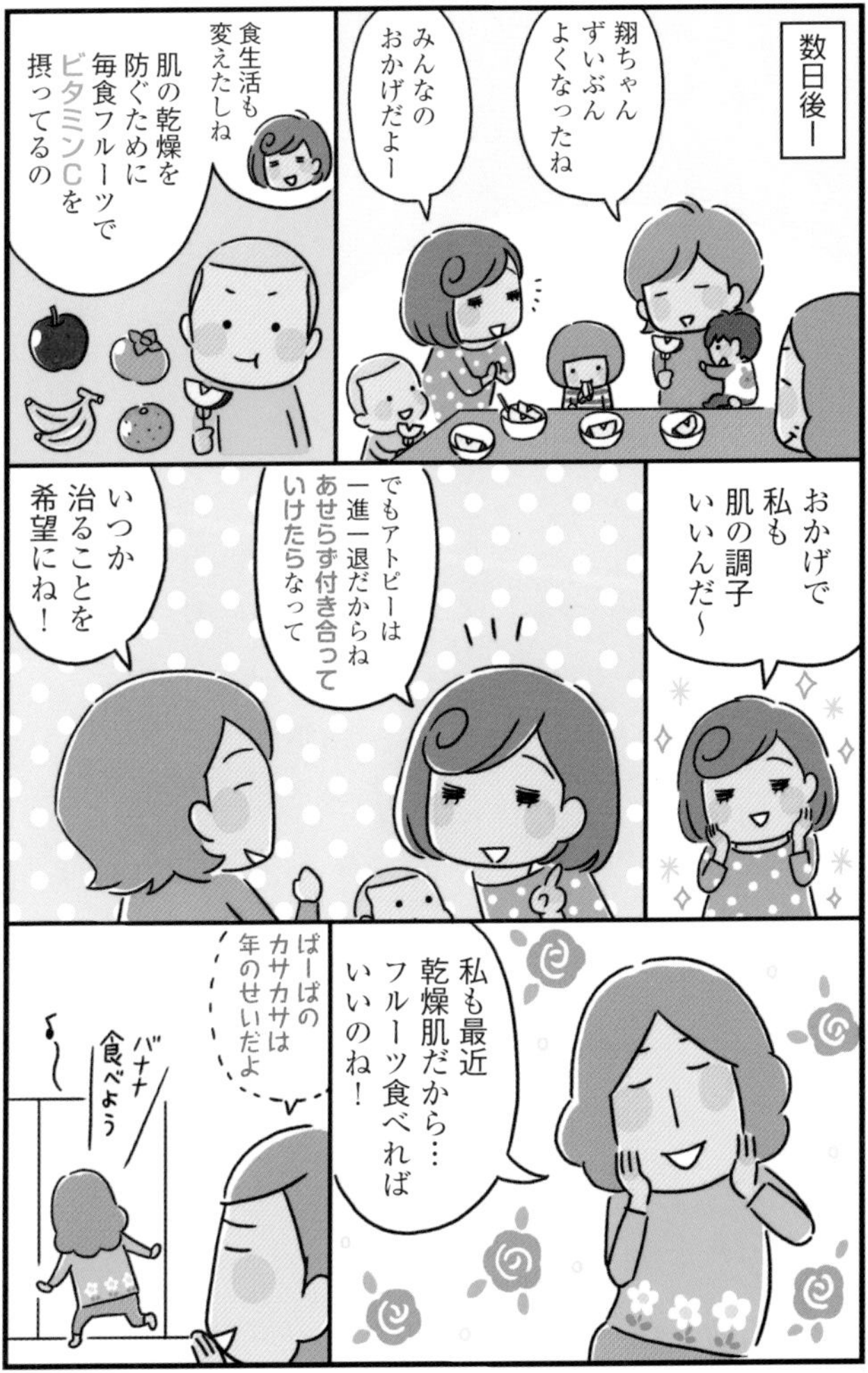
数日後ー
翔ちゃんずいぶんよくなったね
みんなのおかげだよー
食生活も変えたしね
肌の乾燥を防ぐために毎食フルーツでビタミンCを摂ってるの
おかげで私も肌の調子いいんだ〜
でもアトピーは一進一退だからねあせらず付き合っていけたらなって
いつか治ることを希望にね！
私も最近乾燥肌だから…フルーツ食べればいいのね！
ばーばのカサカサは年のせいだよ
バナナ食べよう

アトピー性皮膚炎

免疫機能を正常に保ち 症状をやわらげて

何らかのアレルゲン（アレルギーを引き起こす物質）に反応して、かゆみを伴う湿疹があらわれるアトピー性皮膚炎。その改善には皮膚を清潔に保ち、保湿と炎症を抑える軟膏療法をしっかり行うことが大切です。さらに、乳酸菌（アレルゲンの場合は避ける）、症状を緩和するビタミンCやα-リノレン酸などを食事に取り入れるのが効果的。

カボチャ

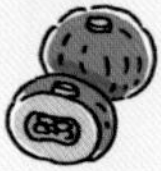

ビタミンCやカロテンが多く、丈夫な皮膚をつくります。アトピーの子どもはかゆみなどからストレスを抱えています。ビタミンCはそんなストレスに対抗するホルモンの生成にも役立ちます。

バナナ

バナナに含まれるビタミンB_6は、抗アレルギー作用を持っています。不足すると、湿疹ができやすくなってしまいます。免疫機能を正常に保つ栄養素として、おやつやデザートに取り入れましょう。

シソ

シソの精油成分に含まれているα-リノレン酸には、アレルギー体質を改善する作用があります。また、皮膚のかゆみや炎症を緩和する効果も。成分が濃縮されたシソ油を料理に取り入れるのが有効です。

ヨーグルト※2

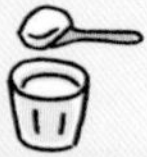

乳酸菌はアレルギーを引き起こす抗体がつくられるのを抑え、免疫機能を正常に保ちます。ただし、乳製品がアレルゲンの場合は避けましょう。継続して毎日食べることが効果的です。

7~11ヵ月

ほっこりカボチャが皮膚を丈夫に

カボチャミルク

材　料　カボチャ…20g
ミルク（乳児用粉ミルクを表示通り作ったもの）…大さじ1
水…大さじ1

作り方
1 カボチャはみじん切りにしてやわらかく煮ます。
2 鍋に1とミルク、水を入れ弱火で温めます。

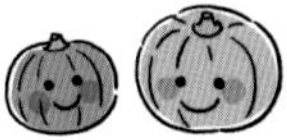

5·6ヵ月

抗アレルギー作用がある

バナナピューレ

材　料　バナナ…2cm

作り方
1 すり鉢にバナナを入れてなめらかになるまですりつぶします。

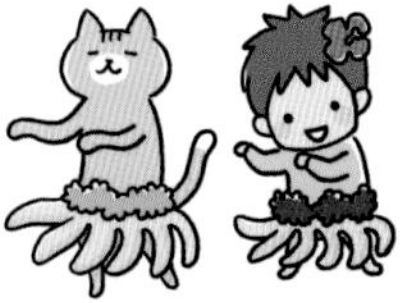

1~6歳

免疫機能を正常に保ち症状を緩和

ヨーグルト＆バナナシェイク

材　料　バナナ…1/2本
プレーンヨーグルト※2…大さじ2
牛乳（または豆乳）…100mℓ

作り方
1 バナナは皮をむき、3等分くらいにして冷凍庫で凍らせます。
2 ミキサーに1とヨーグルト、牛乳を入れ、なめらかになるまでミキサーにかけます。

※甘味が欲しい場合は、お好みで黒砂糖などを加えて飲みましょう。

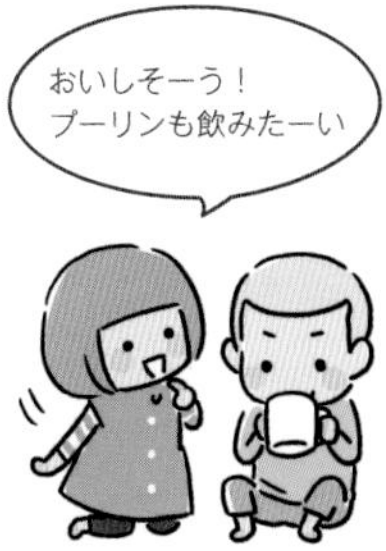

アトピー性皮膚炎・アレルギーを起こしにくい食事

アレルギーと食事の関係は大きく、食生活によって子どもの体質も変わってきます。毎日の食事に免疫機能を強化する食材や調理法を取り入れましょう。

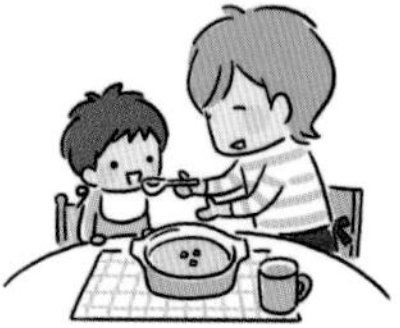

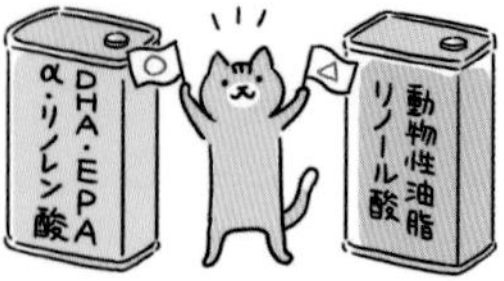

●α-リノレン酸
…シソ油・えごま油・亜麻仁油
●リノール酸…コーン油・ごま油

油がひとつのキーワード

肉食の多い現在の日本では、動物性油脂やリノール酸を摂り過ぎているため、アレルギーによくありません。アレルギーに効果的なn-3系脂肪酸のα-リノレン酸やDHA、EPAといった油分を取り入れ、両方の油が1：1になるようバランスを取りましょう。

抗酸化食品を摂ろう

アレルギーに効果的なα-リノレン酸やDHA、EPAなどの油分は、酸化しやすいという欠点があります。その酸化を防ぐために、みそに代表される抗酸化食品を摂取しましょう。

例）緑黄色野菜・タマネギ・ネギ・みそ・しょうゆなど

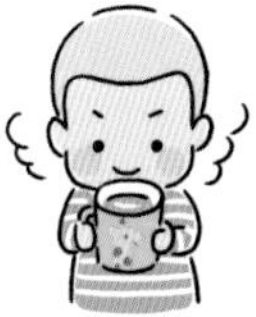

りんごやオレンジ
レモンジュースは
ホットでもおいしいよ!

食材は加熱して食べる

食材を加熱すると低アレルゲン化されるので、子どもには加熱調理を。特に乳児には果汁も水で薄め、加熱したものを冷ましてから与えましょう。

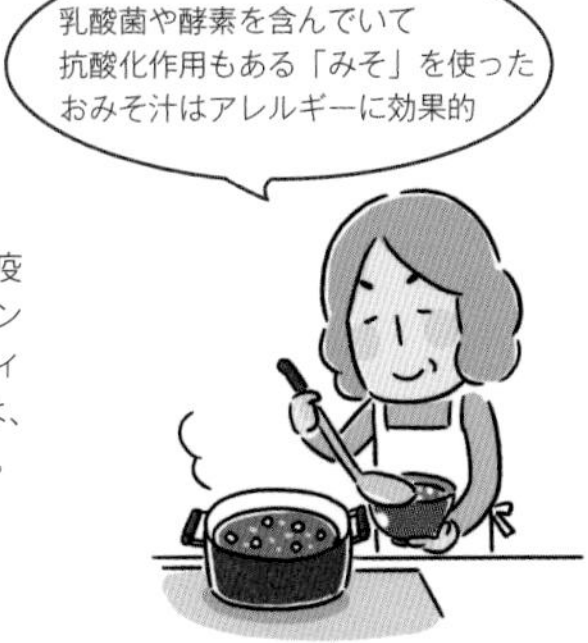
乳酸菌や酵素を含んでいて
抗酸化作用もある「みそ」を使った
おみそ汁はアレルギーに効果的

腸内を活性化させよう

腸内のバランスが整うと、体内の免疫機能が調整され、腸からのアレルゲン吸収が抑えられます。乳酸菌やビフィズス菌、オリゴ糖が含まれる食品は、腸を健康に保ち、免疫力を高めます。

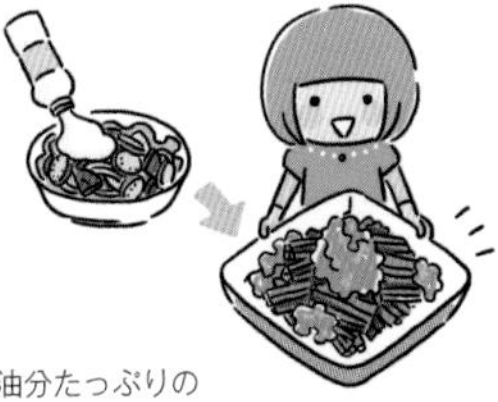

油分たっぷりの
ドレッシングをかけたサラダより
おひたしや煮物の方がおすすめ

昔ながらの和食を見直す

アレルギーに効果的な食事を突き詰めると、魚と野菜が中心の昔ながらの和食にたどりつきます。肉中心の洋食に比べ、アレルギーが起こりにくいといわれています。

ぜんそく

免疫を高める食品でアレルゲンに対抗

気管支が収縮して、気道が狭くなり、呼吸が苦しくなるぜんそく。その症状はほこり、気温の変化や運動、アレルギー反応など、さまざまな原因で起こります。症状の改善には、医師の治療と家庭での管理、アレルゲン要因を除くための掃除や洗濯を徹底することも必要。また、粘膜を健やかにするカロテンなどの成分を摂取しましょう。

イワシ

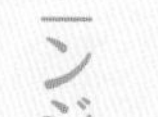

イワシに含まれるEPAやDHAといった成分には、アレルギー反応を抑制する作用があります。つみれバーグ（→P107）やフライにすると子どもも食べやすくなります。

ふき

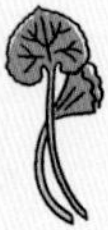

粘膜強化に効果を発揮するカロテンを含んでいます。漢方では、ぜんそくの妙薬とされ、発作の起こりにくい体質にすると考えられています。アクが強いので必ずアク抜きをしてから調理しましょう。

ニンジン

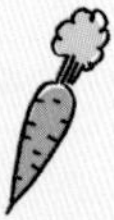

豊富なカロテンが体内でビタミンAに変わり、皮膚や粘膜を丈夫にします。その効果で症状のもととなるアレルゲンに対抗します。

注意したい食べもの

刺激の強い食べものは注意して与えましょう。

もちやせんべいなどのもち米製品

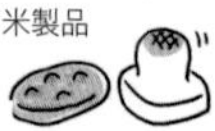

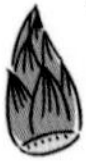

タケノコなどアクの強い野菜

唐辛子など辛み成分の強いもの

7〜11ヵ月

カロテンが粘膜を健やかに

ニンジンのお粥

材　料　ニンジン（みじん切り）
…大さじ 1
温かいご飯…大さじ 2
水…100mℓ

作り方
1 材料をすべて鍋に入れ、やわらかくなるまで煮ます。
2 すり鉢に **1** を入れて、軽くすりつぶします。

5・6ヵ月

のどごしよくカロテン豊富

ニンジンゼリー風

材　料　ニンジン（すりおろし）
…大さじ 1
水溶き片栗粉…少々
水…50mℓ

作り方
1 鍋にニンジンと水を入れ、やわらかくなるまで煮ます。
2 **1** に水溶き片栗粉を入れて混ぜ合わせ、とろみをつけます。

1〜6歳

アレルギー反応を抑制する

イワシのつみれバーグ

材　料
イワシ…250g
ショウガ…大さじ 1/2
みそ…大さじ 1
酒…大さじ 1
塩・こしょう…少々
油…少量

作り方
1 イワシは頭と内臓を落として開き、骨を取って、フードプロセッサーにかけます（包丁でたたいてもOKです）。
2 **1** に残りの材料をすべて混ぜ合わせて、食べやすい大きさにまとめます。
3 フライパンに油を熱し、**2** の両面を焼き上げ、中まで火を通します。

※おろしポン酢やてりやきソースなど子どもの好きな味付けで食べましょう。

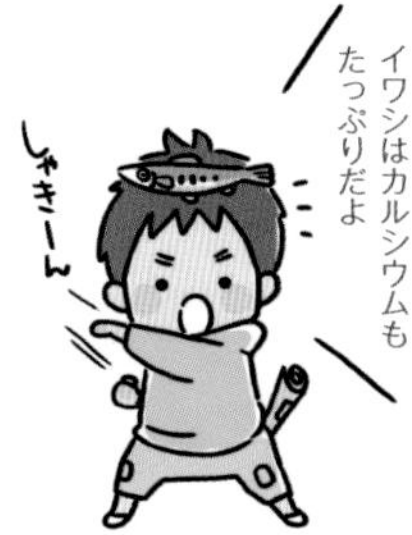
イワシはカルシウムもたっぷりだよ
しゃきーん

発疹・じんましん

皮膚を清潔にして保湿し代謝を促進

発疹は皮膚の乾燥やアレルギー、感染症によって起こります。はしかなどの感染症は熱やせきを伴います。その場合は医師の指示を仰ぎ、外出を控えましょう。一時的な発疹には、皮膚を清潔にし、保湿することで皮膚をなめらかに保つことが大切。さらに、皮膚の健康維持を助ける亜鉛などの成分を摂るとよいでしょう。

ごま

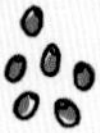

ごまに含まれる亜鉛が皮膚の健康維持を助けるので、発疹ができた肌の回復に役立ちます。ごまはすりつぶすと消化吸収が高まるので、すりごまにして、ご飯やおかずにトッピングして与えましょう。

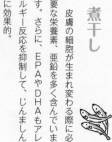

煮干し

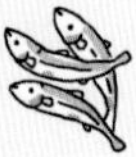

皮膚の細胞が生まれ変わる際に必要な栄養素、亜鉛を多く含んでいます。さらに、ＥＰＡやＤＨＡもアレルギー反応を抑制して、じんましんに効果的。

みかん

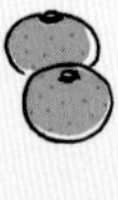

免疫力の強化に効果があるビタミンＣがコラーゲンの生成に役立ち、肌を健康に保ちます。またビタミンＡが皮膚や粘膜を丈夫にして、アレルゲンとなる物質の侵入を防ぎます。

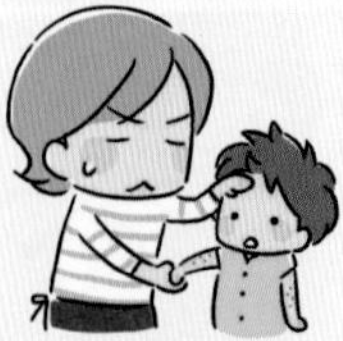

発疹を見つけたら、体のどの部分にできているのか全身をチェックしましょう。同時に熱がないかも確かめましょう。

1~6歳

皮膚を健やかにするおやつ

煮干しとごまのカリカリ炒り

材　料　煮干し（小さめのもの）…100g
すりごま…大さじ2

A
しょうゆ…大さじ1
みりん…大さじ1
砂糖大さじ1

作り方
1 フライパンで煮干しを炒り、Aを合わせたものを回し入れます。

2 全体に味がまわるように混ぜながら炒り、すりごまを加えて混ぜ合わせ、カリカリになるまで炒ります。

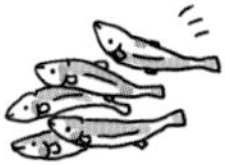

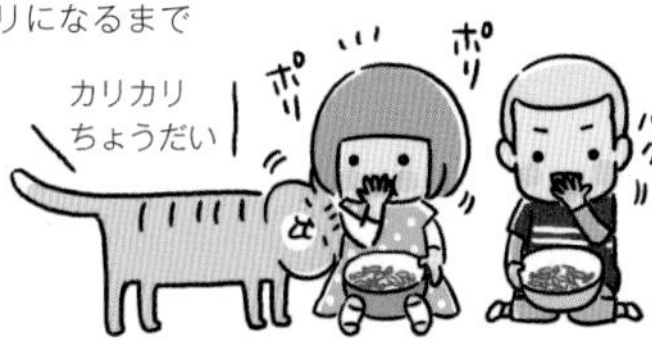

7~11カ月

免疫力を高め皮膚を丈夫に

みかんのりんご煮

材　料　生みかん（果汁）…30mℓ
りんご（すりおろし）
…大さじ1
水…50mℓ

作り方
1 材料をすべて鍋に入れ、中火で2分ほど煮ます。

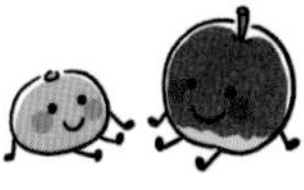

5・6カ月

ビタミンが肌を健康に保つ

葛湯風とろりんみかん

材　料　生みかん（果汁）…20mℓ
水…大さじ2
水溶き片栗粉…少々

作り方
1 鍋にみかんを絞った果汁と水を入れて火にかけます。

2 1が煮立ったら、水溶き片栗粉を入れてかき混ぜ、とろみをつけます。

花粉症

免疫力を強化し 花粉の侵入を防ぐ

体内に侵入した花粉に反応して起こるアレルギーが花粉症。最近では乳幼児の発症も増えています。子どもも大人同様にくしゃみや鼻水、目のかゆみなどの辛い症状があらわれます。改善には付着した花粉を洗い流すこと、花粉に接しないことに加え、粘膜を強化し、免疫力を高めること。それが予防にも症状緩和にもつながります。

ヨーグルト※2

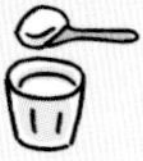

乳酸菌の働きで、腸内環境を整え、体の免疫機能を高めます。免疫バランスが調整されるので、アレルギー反応も抑えられます。毎年花粉症になる子どもは、常食すると効果的です。

鮭

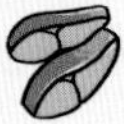

EPAやDHAにアレルギー反応を抑制する作用があります。ビタミンB群が豊富で、皮膚や粘膜の健康維持に効果的です。鮭は離乳食中期から食べられるので、乳幼児の食事にも取り入れられます。

バナナ

ナイアシンという成分が皮膚や粘膜の健康維持を助けます。粘膜を痛めるくしゃみや鼻水などの花粉症の症状に有効。バナナはヨーグルトとの相性がいいので、混ぜて一緒に食べるとより効果的です。

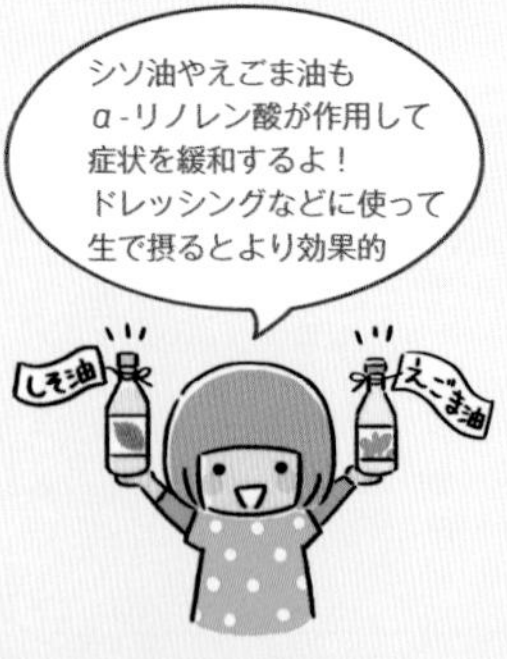
シソ油やえごま油も
α-リノレン酸が作用して
症状を緩和するよ！
ドレッシングなどに使って
生で摂るとより効果的
しそ油
えごま油

7~11カ月

粘膜を健やかに保つ

鮭のおじや

材　料　生鮭…10g
温かいご飯…大さじ２
だし汁…100mℓ

作り方　１ 鮭は皮と骨を取ります。材料をすべて鍋に入れ、中火で７分ほど煮ます。

２ 鮭を取り出し、細かくほぐして**１**に戻します。

5・6カ月

皮膚や粘膜を健康にする

バナナミルク

材　料　バナナ…2cm
ミルク（乳児用粉ミルクを表示通り作ったもの）…小さじ４

作り方　１ バナナはすり鉢ですりつぶします。

２ **１**にミルクを加えてのばします。

1~6歳

免疫力を高め症状をやわらげる

鮭の水切りヨーグルトソースがけ

材　料　鮭…１切れ
プレーンヨーグルト※2…大さじ５
バジル…お好みで
塩・こしょう…少々
油…少量

作り方　１ ざるに布巾を敷き、その上にヨーグルトを入れ、受け皿を敷き冷蔵庫で５時間ほど置いて、約半量になるまで水切りします。

２ **１**に刻んだバジルと塩・こしょうを加え、混ぜ合わせます。

３ 鮭は塩・こしょうをして、油を熱したフライパンで両面をよく焼き、お皿に盛って**２**をかけます。

※ヨーグルトの水切りで出た水分には、栄養がたくさん含まれているので、砂糖などを少量加え、ジュースにして飲みましょう。

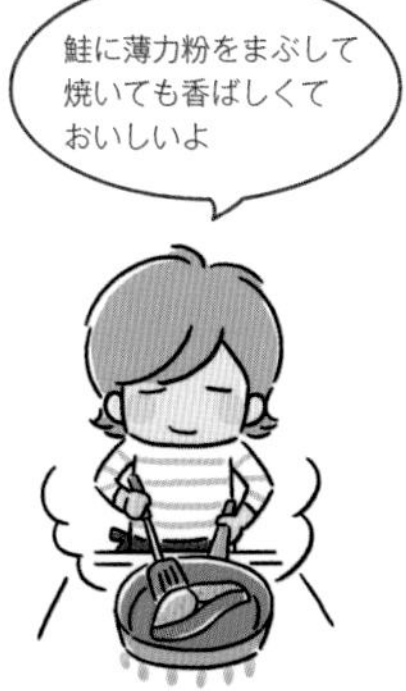
鮭に薄力粉をまぶして焼いても香ばしくておいしいよ

第3章

メンタルの話とレシピ

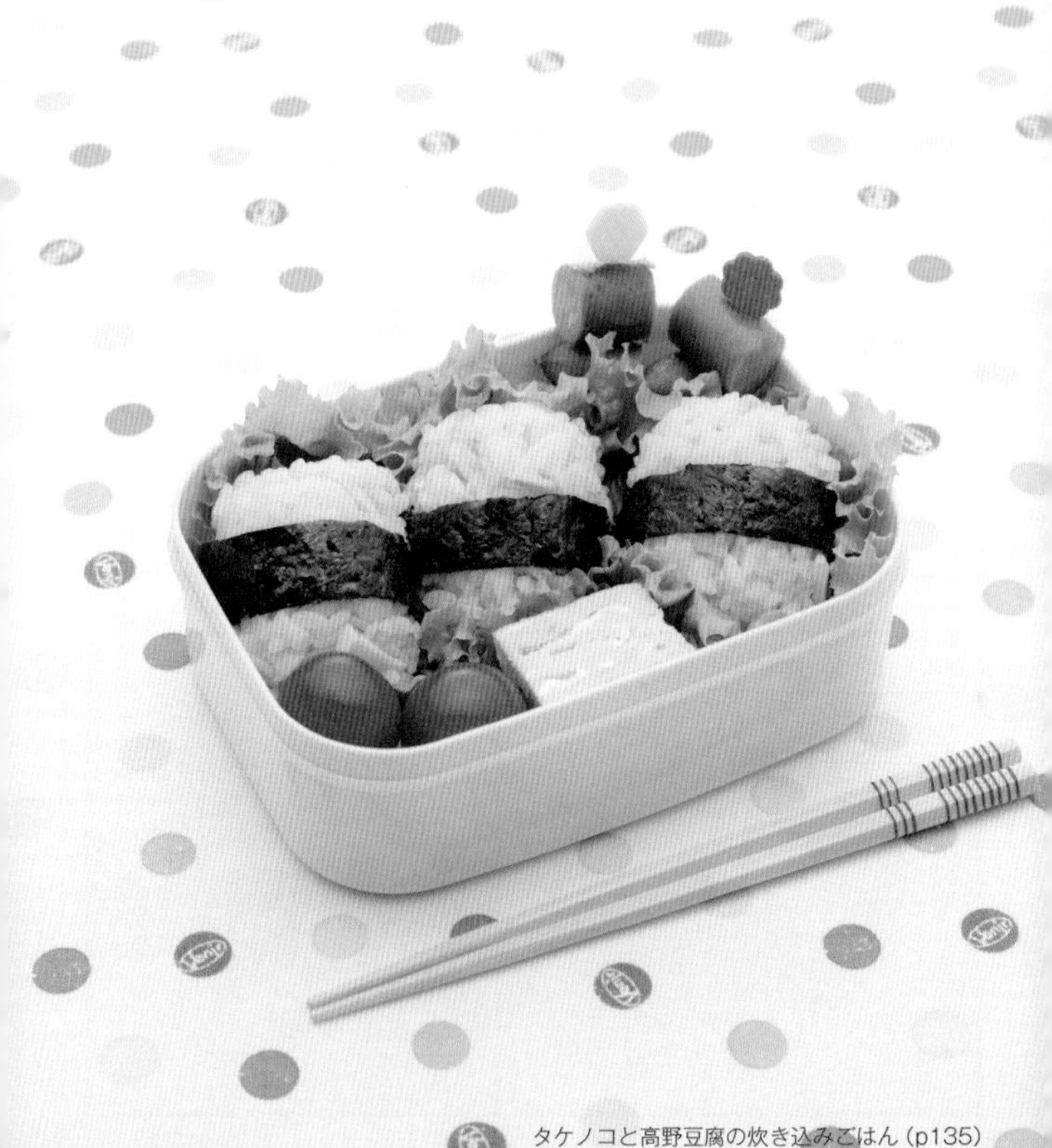

タケノコと高野豆腐の炊き込みごはん（p135）

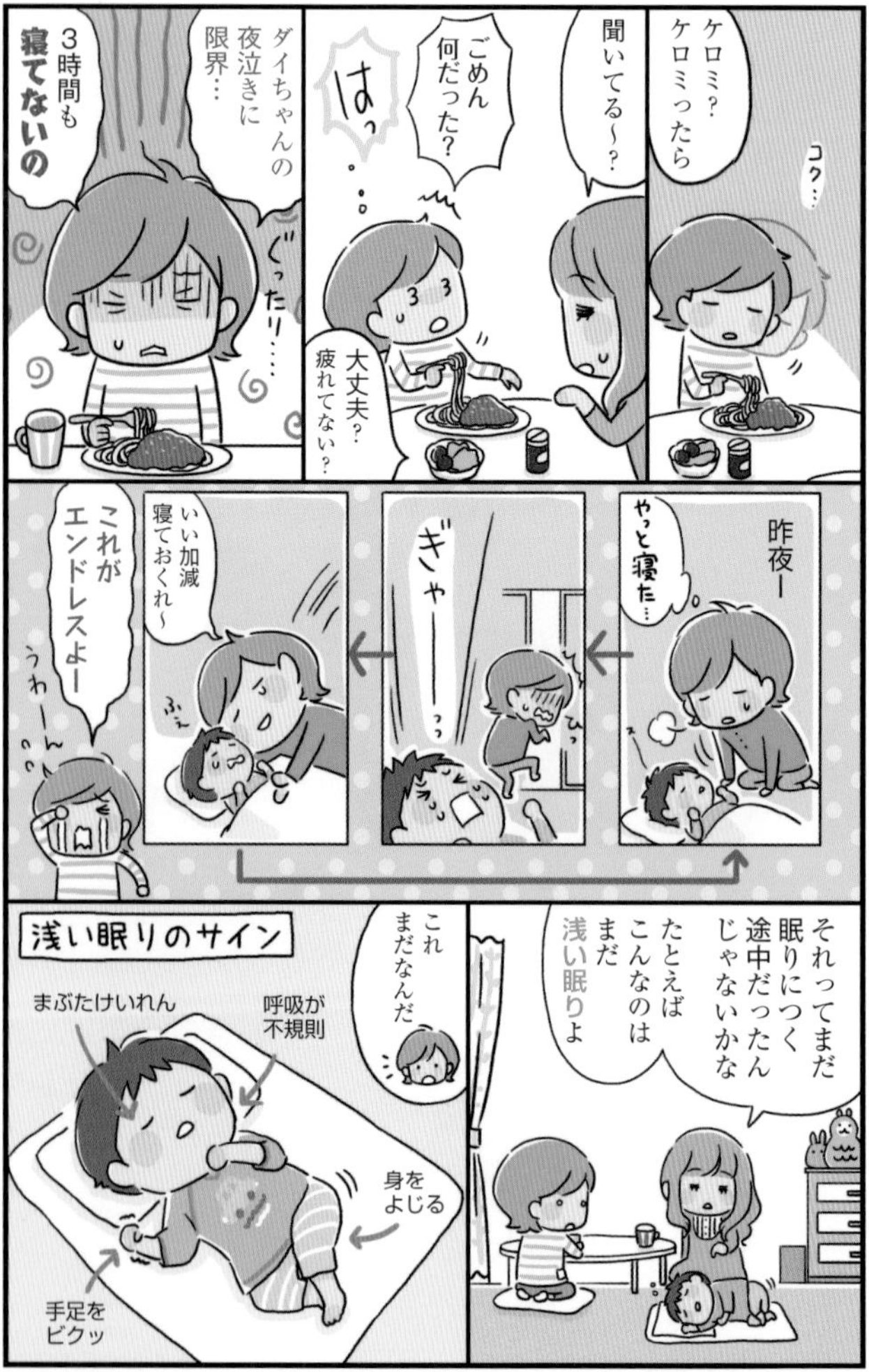
コク…
ケロミ？
ケロミったら
聞いてる〜？
ごめん
何だった？
はっ
大丈夫？
疲れてない？
ダイちゃんの
夜泣きに
限界…
3時間も
寝てないの
ぐったり…
昨夜ー
やっと寝た…
ぎゃーーーっっ
ひっ
いい加減
寝ておくれ〜
これが
エンドレスよー
うわーん
それってまだ
眠りにつく
途中だったん
じゃないかな
たとえば
こんなのは
まだ
浅い眠りよ
これ
まだなんだ
浅い眠りのサイン
まぶたけいれん
呼吸が
不規則
身を
よじる
手足を
ビクッ

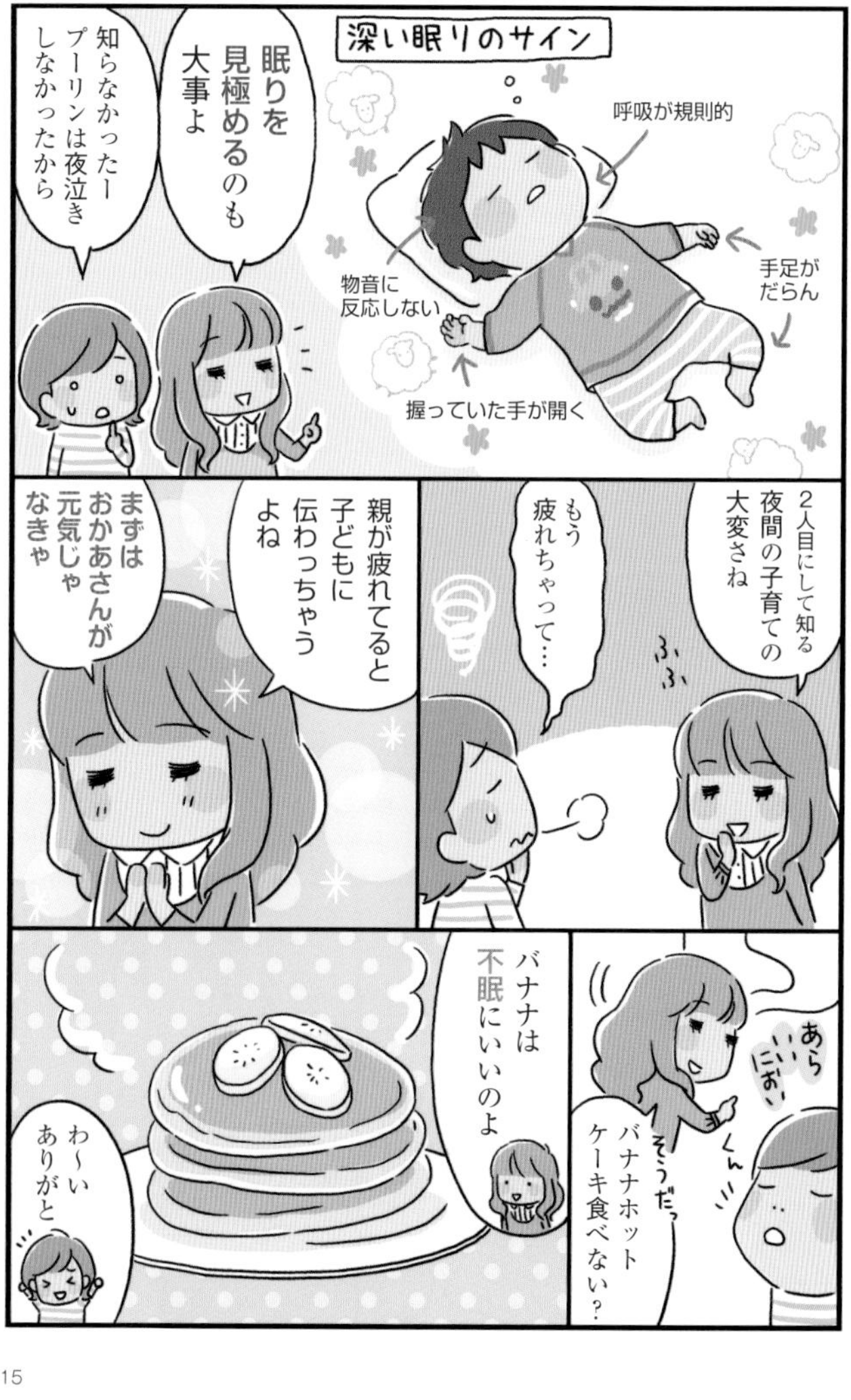
深い眠りのサイン
呼吸が規則的
手足がだらん
物音に反応しない
握っていた手が開く
眠りを見極めるのも大事よ
知らなかったー プーリンは夜泣きしなかったから
2人目にして知る夜間の子育ての大変さね
ふふ
もう疲れちゃって…
親が疲れてると子どもに伝わっちゃうよね
まずはおかあさんが元気じゃなきゃ
あら いいにおい
くん!!
そうだっ
バナナホットケーキ食べない?
バナナは不眠にいいのよ
わ〜い ありがと

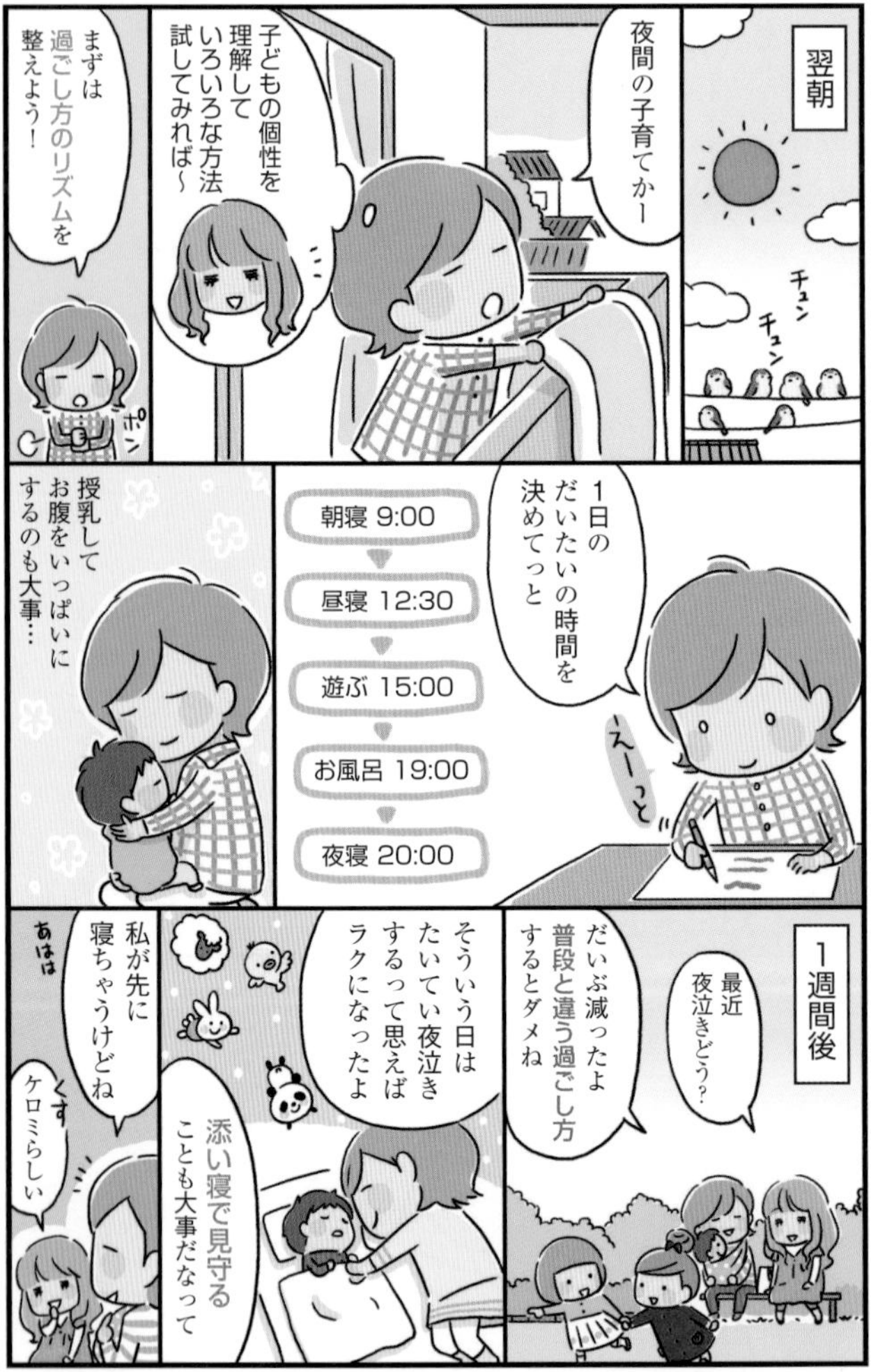
翌朝
チュン
チュン
夜間の子育てかー
子どもの個性を理解していろいろな方法試してみれば〜
まずは過ごし方のリズムを整えよう！
ポン
1日のだいたいの時間を決めてっと
えーっと
朝寝 9:00
昼寝 12:30
遊ぶ 15:00
お風呂 19:00
夜寝 20:00
授乳してお腹をいっぱいにするのも大事…
1週間後
最近夜泣きどう？
だいぶ減ったよ普段と違う過ごし方するとダメね
そういう日はたいてい夜泣きするって思えばラクになったよ
添い寝で見守ることも大事だなって
私が先に寝ちゃうけどね
あはは
くす
ケロミらしい

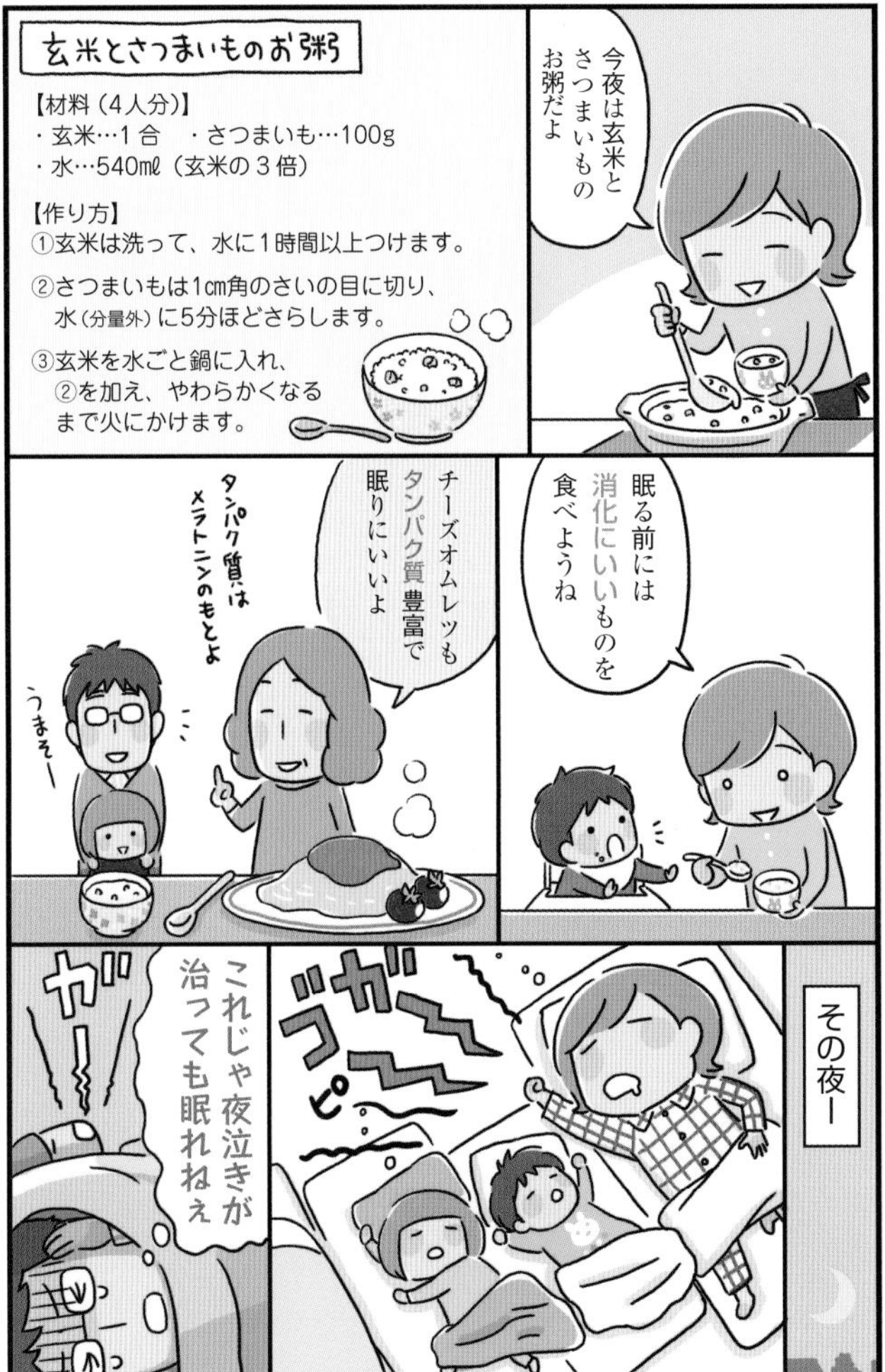
今夜は玄米とさつまいものお粥だよ
玄米とさつまいものお粥
【材料（4人分）】
・玄米…1合　・さつまいも…100g
・水…540㎖（玄米の3倍）
【作り方】
①玄米は洗って、水に1時間以上つけます。
②さつまいもは1㎝角のさいの目に切り、水（分量外）に5分ほどさらします。
③玄米を水ごと鍋に入れ、②を加え、やわらかくなるまで火にかけます。
眠る前には消化にいいものを食べようね
チーズオムレツもタンパク質豊富で眠りにいいよ
タンパク質はメラトニンのもとよ
うまそー
その夜ー
ゴガ〜〜
ピ〜
ガー
これじゃ夜泣きが治っても眠れねぇ

夜泣き

気持ちを落ち着かせ睡眠を促す工夫を

夜泣きが多く見られるのは生後3ヵ月～2歳未満。不安定だった昼夜のサイクルから、正しい生活リズムがつくられていく時期です。それ以上の年齢でも、環境の変化や怖い夢を見るなどして、夜泣きすることもあります。泣いたら、気持ちを落ち着かせ、安心させることが大切です。また、昼間によく遊んで、適度に疲れさせるのも対策の一つです。

お腹を満たしてあげる

泣き出したら、落ち着かせてから、おっぱいやミルクを与えましょう。温かい湯やお茶もおすすめです。お腹がいっぱいになると寝付く場合も多いので、夜泣き対策に飲み物の準備をしておきましょう。

一度起こしてみる

夜泣きは寝ぼけて泣いていることも多いので、泣きやませるために一度部屋を明るくして子どもを起こします。落ち着いて泣きやんだら、また部屋を暗くして寝かしつけると、すっと眠ります。

夜泣き対策ポイント

- 昼間よく遊ばせる
- （外を散歩するのも効果的）
- 昼寝は時間を決めて眠らせる
- 入浴でリラックスさせる
- 就寝時は厚着させ過ぎない
- 就寝前に興奮させない
- 添い寝をする
- 体をさすったり、背中や胸を軽くたたいて安心させる

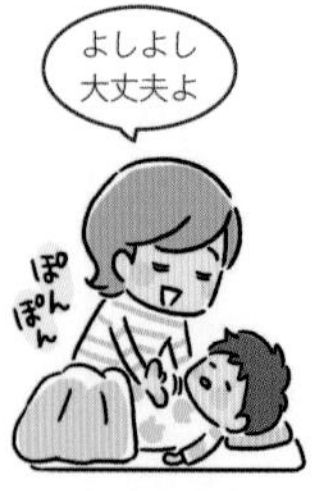

やさしい声で言葉をかけ安心させましょう。

かんの虫

かんの虫は自己主張
安心させ心を鎮めて

わめいたり、泣き出してしまうといったかんの虫は、子どもの自己主張と関わりがあるといわれています。欲求があっても、まだ言葉で話せないもどかしさが原因です。かんの虫は精神が不安定な時に起こりやすいので、日頃から安心させる声かけをしたり、抱きしめるなどスキンシップを大切にして、不安感を取り除いてあげましょう。

おおらかな心で対応する

かんの虫を起こす子は感受性の強い子ともいえます。親の感情を敏感に感じ取る子どもの前では、おおらかな気持ちで対応することが大切。泣きわめいても、イライラしないことが子どもを落ち着かせます。

気分転換させる

子どもが泣きわめいたら、外に連れ出し、環境を変えることも有効です。外の空気を吸うことも気分転換になります。家の中でも別の部屋に行くなど、少し歩いて気分を変えてみましょう。

抱きしめて安心させる

かんの虫を起こしたら、泣きやむまでやさしく抱きしめて、落ち着かせましょう。頭や体をなでたり、背中をトントンとたたくなどして、安心させてあげることが大切です。

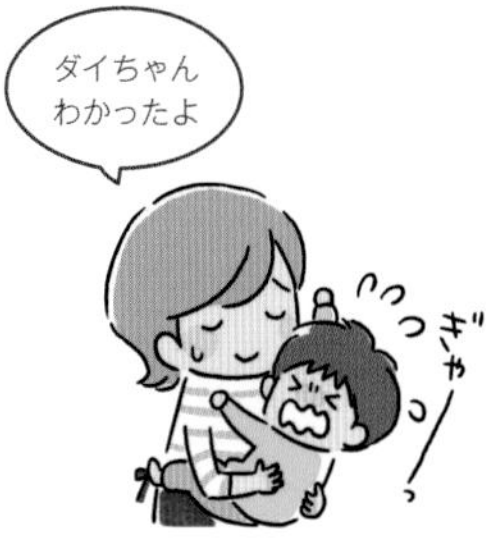

おねしょ

いずれは治るもの あせらず見守って

尿の量を調整するホルモンが機能するのは4歳頃からといわれています。おねしょをしていても5歳くらいまでには自然としなくなります。おねしょしても、怒ったり心配し過ぎてはいけません。子どもが気にしたり、自信をなくすことはかえってマイナスになります。小学校になってもする子はいますが、いずれしなくなるので問題ありません。

自信喪失させない心配り

おねしょで心配なのは、子どもが気にして神経質になったり、自信をなくしたりしてその後の性格に悪影響が出ることです。引っ越しや入学など、環境が変わった時は子どもがリラックスできる雰囲気づくりを。

冷えない環境づくりを

寒い時期は膀胱の蓄尿量が小さくなり、機能も不安定になりがち。子どもの発汗が少なくなるので、寝る前の入浴や布団を温かくすることで発汗を促すとおねしょを減らすことができます。

子どもの自覚が大切

おねしょを治すためには、子どもがおねしょで布団が濡れて気持ち悪いと自覚することが大切です。おねしょの回数を重ねることで、徐々に学習して治ります。親は焦らないで見守りましょう。

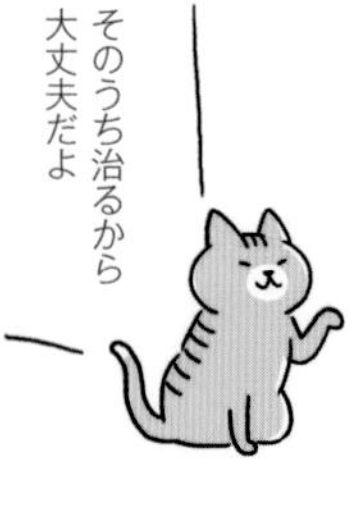

情緒不安定

温かい語りかけと家庭環境の見直しを

イライラしたり、逆にふさぎ込んでしまったりといった子どもの情緒不安定。それにはストレスをはじめ、さまざまな要因が考えられます。その原因の一つに家庭環境や親子関係もあげられます。過干渉、過関心、家庭不和、威圧的な家庭環境になっていないか、身近なところから、もう一度見直してみましょう。

リラックスできる環境を

子どもの情緒が不安定になったら、スキンシップをより濃厚にし、温かい語りかけを大切にしましょう。叱ったり、冷たく突き放すのは、逆効果。子どもがくつろげる時間や場所など環境づくりにも心がけて。

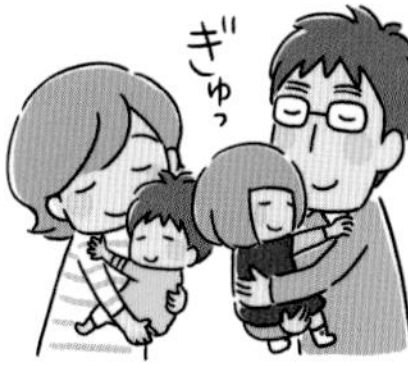

日頃の触れ合いで子どもに安心感を与え、気持ちを落ち着かせてあげることも必要です。

子どもの上手な叱り方

子どもを叱る前に、まず自分の気持ちを落ち着かせ、左の項目に注意して愛情を持って叱りましょう。また、叱る理由を説明するのも大切。

- 自分の都合や気分で叱らない
- 言い分を聞かずに叱らない
- 誰かと比べて叱らない
- 昨日と今日で言うことを変えない
- 昔のことを引っ張り出して叱らない
- 全人格を否定する言葉や子どもを突き放す言葉は、使わない
- 両親が一緒になって叱らない
- くどくどと叱り続けない

ママの心をリフレッシュ

子育て中で大変な時こそ、リフレッシュする機会を意識的につくることが大切です。新たな気持ちで育児に向えば、子どもにもプラスに働きます。

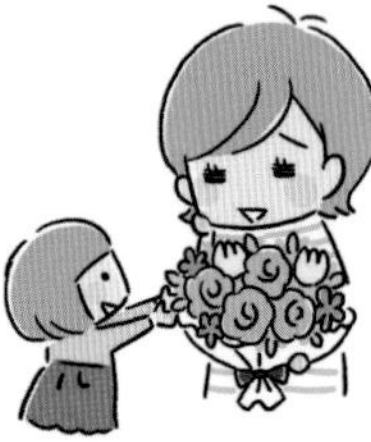

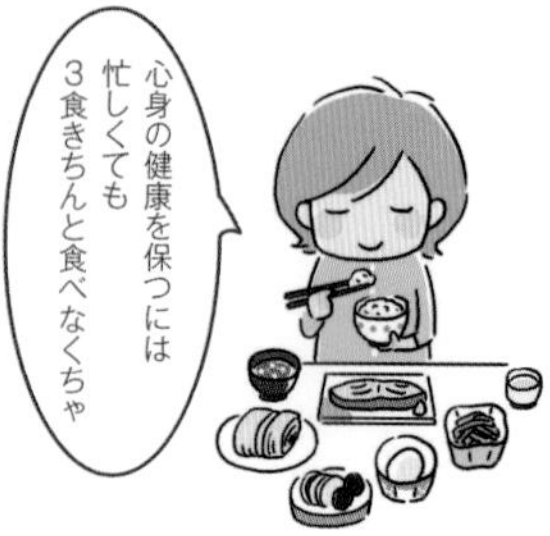
心身の健康を保つには
忙しくても
3食きちんと食べなくちゃ

食べものでリフレッシュ

穏やかな気持ちで子どもに向き合えるよう、疲れに有効に働く栄養を補いましょう。偏った食事がイライラの原因になることも。

疲労回復に

ビタミンB群（豚肉・ウナギ・麦）、ビタミンC(イチゴ・赤ピーマン)、カリウム（ひじき・アボカド・イモ類）

話してリフレッシュ

悩んだら人に相談しましょう。話すことで気持ちも楽になります。身近な人のほかに、自治体の子育て相談の窓口を利用する方法もあります。

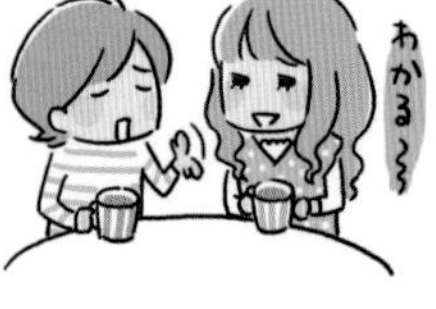
わかる〜〜

カップのお湯に
アロマオイルをたらすだけで
簡単に香りが楽しめるよ

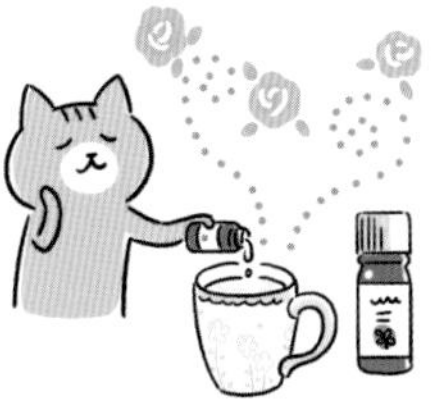

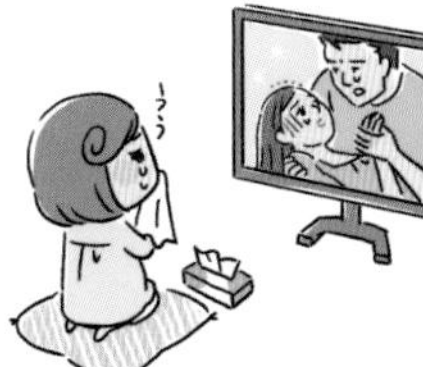

アロマでリフレッシュ

部屋に好きな香りを漂わせてアロマを楽しみましょう。香りは自律神経やホルモンに作用し、リフレッシュや癒し効果が得られます。

泣いてリフレッシュ

泣くという行為は、心をリフレッシュさせます。特に感動して流す涙は、副交感神経を刺激し、ストレスをやわらげます。

子どもを預けてリフレッシュ

子育て中は、子どもを預けて自分の時間をつくることが何よりのリフレッシュ。罪悪感を持たず、心に栄養を与える時間と割り切り、気分転換を。

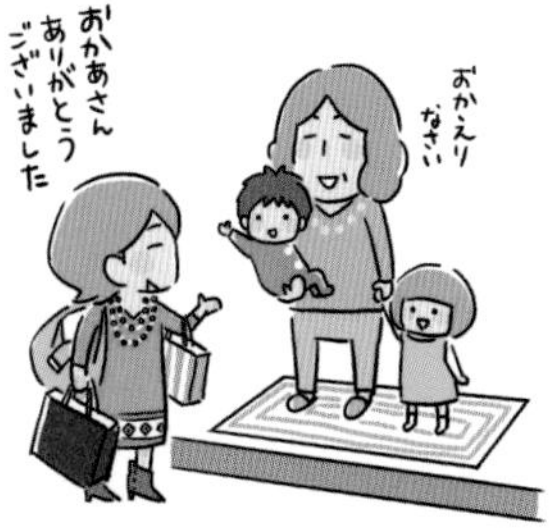
おかあさん ありがとう ございました
おかえりなさい

※身近に預けられる人がいない場合…
保育園の「一時保育」（数時間～１日単位で預ける）を利用する方法があります。「リフレッシュ保育」も認められているので、詳細は各自治体に問い合わせを。ママ友と協力してお互いの子どもを持ち回りで預かるのも一つの方法です。

ホッとするレシピ（1）

やまいもとクルミは良質なタンパク質に富み、消化吸収されやすく、滋養強壮に効果があります。成長期の子どもの食事におすすめです。

やまいもバター焼き 1~6歳

材　料　やまいも…100g　　しょうゆ…大さじ 1/2
　　　　バター…10g　　　砂糖…大さじ 1/2

作り方
1 やまいもは皮をむき、1㎝幅にスライスします。
2 熱したフライパンにバターをひき、やまいもの両面をこんがり焼きます。
3 しょうゆ・砂糖を入れ、炒めます。

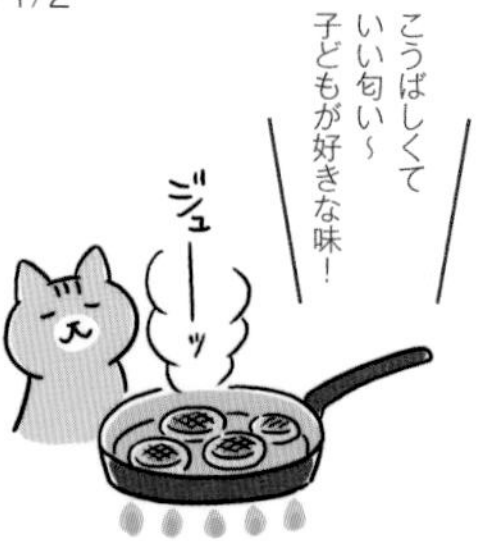

こうばしくて
いい匂い～
子どもが好きな味！
ジュ――ッ

クルミ入りホットミルク 1~6歳

材　料　クルミ…大さじ 1
　　　　牛乳…150㎖
　　　　黒砂糖…少量

作り方
1 クルミはミキサーかすり鉢ですりつぶし、粉状にします。
2 **1** に温めた牛乳と黒砂糖を加えてよく混ぜます。

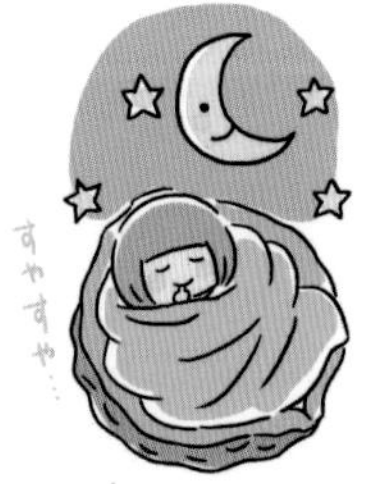

すやすや…

ホッとするレシピ（2）

タマネギの硫黄化合物は疲労回復に貢献し、チーズは高カロリー食品なので、量が食べられない幼児のエネルギー源としても最適。

タマネギ丸ごと味わいスープ 1〜6歳

材　料　タマネギ…1個　　　　　水…300mℓ
　　　　粉末コンソメ…小さじ1　　塩・こしょう…少々

作り方
1 タマネギは皮をむいて、上下を切り落とし、下に十字の切り込みを入れます。
2 **1** にラップをして、電子レンジで5分間加熱します。
3 鍋に水とコンソメを入れ、沸騰させます。**2** を加え、弱火で10分ほど煮て、塩・こしょうで味を調えます。

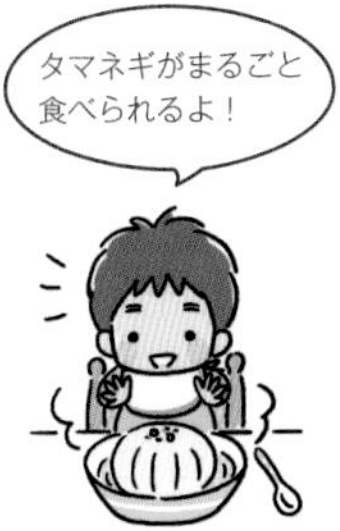
タマネギがまるごと
食べられるよ！

ブロッコリーのチーズ焼き 1〜6歳

材　料　ブロッコリー…1株　　　塩・こしょう…少々
　　　　とろけるチーズ…2枚

作り方
1 ブロッコリーは小分けにし、かための塩ゆでにしてザルに上げます。
2 耐熱皿に **1** を並べ、塩・こしょうの後、上にとろけるチーズをのせます。
3 オーブントースターで **2** を焼きます。チーズが溶けて、うっすら焦げ目がついたらできあがり。

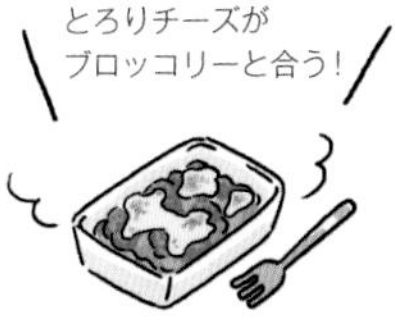
とろりチーズが
ブロッコリーと合う！

ホッとするレシピ（3）

牛乳は昔から子どもの成長に欠かせない栄養食品として知られています。また、豆乳も牛乳に匹敵するほどの栄養価値の高い食品です。

さつまいもの豆乳煮 7~11ヵ月

材　料　さつまいも…大さじ2
豆乳…40mℓ
水…40mℓ

作り方
1 さつまいもは皮をむき、みじん切りにして水に5分さらし、水気を切ります。
2 鍋に材料をすべて入れ、やわらかくなるまで煮ます。

※さつまいものビタミンB6は眠る時に必要なホルモンの生成に役立ちます。

豆乳パン粥 5·6ヵ月

材　料　食パン（サンドイッチ用みみなし）…1/4枚
豆乳…30mℓ
水…30mℓ

作り方
1 鍋に細かくちぎった食パン、豆乳、水を入れ、やわらかくなるまで煮ます。
2 すり鉢に**1**を入れ、すりつぶします。

玄米ミルク粥 1~6歳

材　料　玄米（炊飯したもの）…50g
牛乳…100mℓ
水…150mℓ
黒砂糖…お好みで

作り方
1 鍋に玄米と水を入れ、お粥の状態になるまで煮ます。
2 **1**に牛乳を加えて、火にかけ温めます。お好みで黒砂糖を少量加え、混ぜ合わせます。

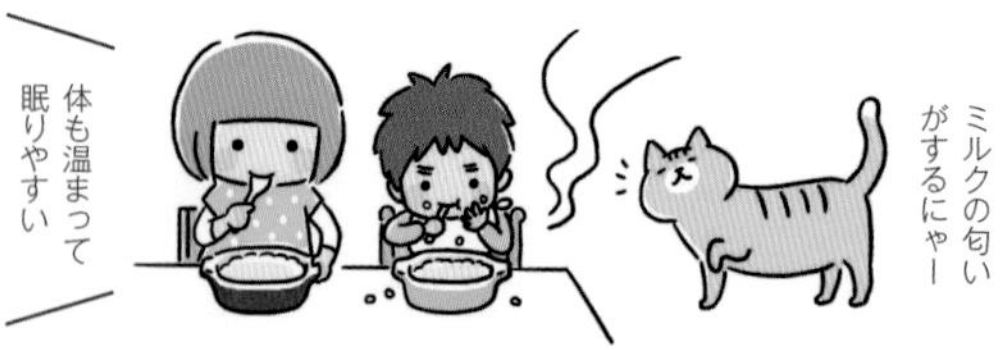
体も温まって
眠りやすい
ミルクの匂い
がするにゃー

ホッとするレシピ（4）

意外に知られていませんが、シソの葉は非常に栄養が高い食品。豆乳や豆腐に含まれる大豆ペプチドは疲労回復に役立つと知られています。

豆腐とキャベツの豆乳スープ 7〜11ヵ月

材　料　絹ごし豆腐…3cm角
キャベツ（みじん切り）…大さじ1
豆乳…大さじ1
だし汁…大さじ3

作り方
1 鍋にキャベツとだし汁を入れ、やわらかくなるまで煮ます。
2 1に5mm角に切った豆腐と豆乳を加え、さっと煮ます。

豆腐のとろみ煮 5・6ヵ月

材　料　絹ごし豆腐…3cm角
湯…適量

作り方
1 鍋に豆腐とひたひたの水を入れ、中火で2分ほどゆでます。
2 水気を切った1をすり鉢に入れてすりつぶします。
3 湯を加えて食べやすい濃さにのばします。

シソの葉茶 1〜6歳

材　料　シソ（赤ジソでも青ジソでもOK）…適量

作り方
1 水洗いしたシソをざるなどに広げ、天日干しします。
2 ハサミなどで、葉を細かく刻みます。
3 2をお茶パックに入れて煮出したり、急須でいれて飲みます。

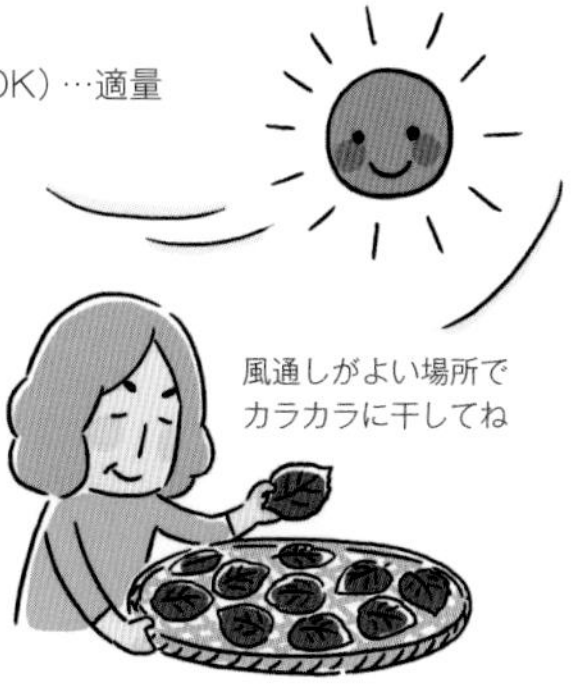

心と体にドレナージュ

マッサージよりも弱い力でゆっくりやさしく子どもに触れ、心と体を整えるドレナージュ。それはママと子どものスキンシップの時間ともいえます。症状ごとに試してみましょう。

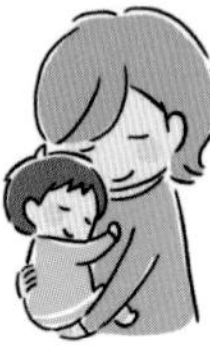

ドレナージュは肌に直接するのがいいけど服の上からでもOK

胃腸を整えるドレナージュ

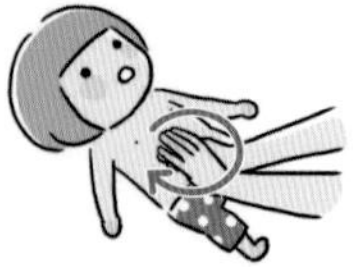

みぞおちから、時計回りにゆっくり5回くり返す

食欲不振に

胃の緊張を穏やかにほぐすドレナージュ。食事の30分前くらいに行いましょう。

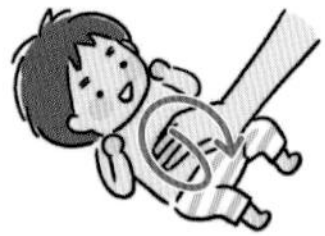

おへその下から「の」の字をゆっくり5回描く

便秘に

何日も排便がなかったり、コロコロうんちしか出ない時に。食後1時間はおいて。

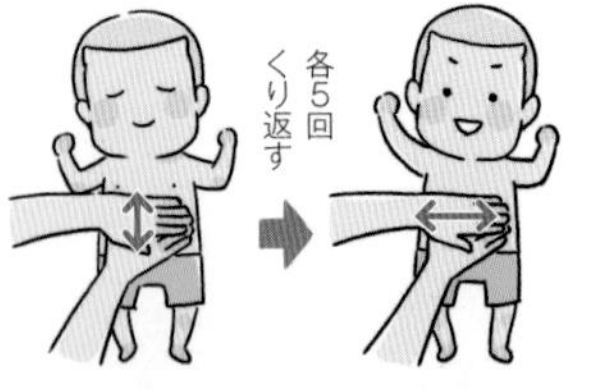

おへそに手をおき左右に動かす

おへそを軽く押してそのまま上に

消化不良に

食べたものの消化が十分に行われていない時に。食後1時間以降に行いましょう。

メンタルを整えるドレナージュ

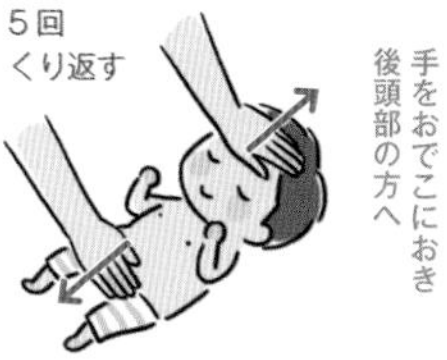
5回
くり返す
手をおでこにおき
後頭部の方へ

おへその皮膚を
下に動かすように

夜泣きに

夜泣きが続く時のドレナージュ。子どもの気持ちを落ち着かせるように行います。

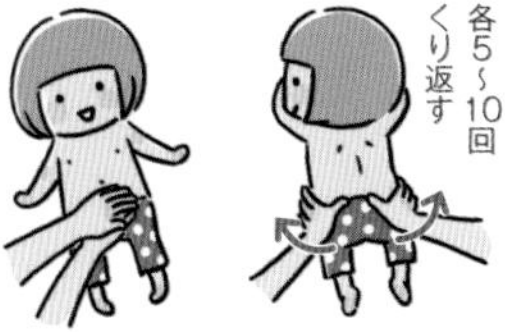
各5～10回
くり返す

おへその下を
やさしくなでる

腰からおしり
までなでる

おねしょに

メンタル面の影響も大きいおねしょ。スキンシップで安心させてあげましょう。

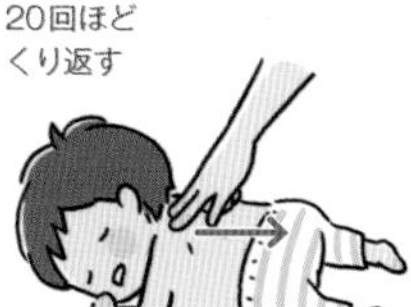
20回ほど
くり返す

人差し指と中指で、首の
つけ根からおしりまでさする

かんの虫に

子どもの緊張を解きほぐし、心を落ち着かせる、かんの虫に効果的なドレナージュ。

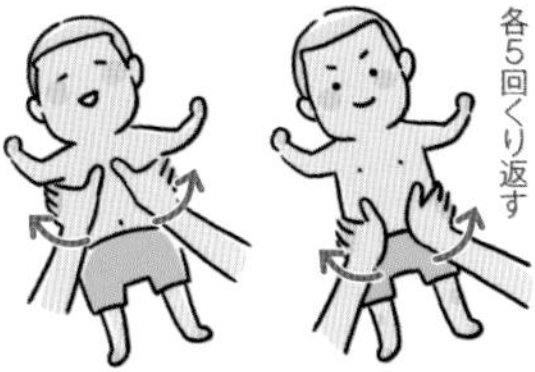
各5回くり返す

胸の真ん中から、わきに向かってなでる

お腹からわきに向かってなでる

情緒不安定に

胸やお腹にやさしくゆっくり触れることで、精神を安定させます。

※ドレナージュは、お子さんの体調にあわせて無理せずに行ってください。

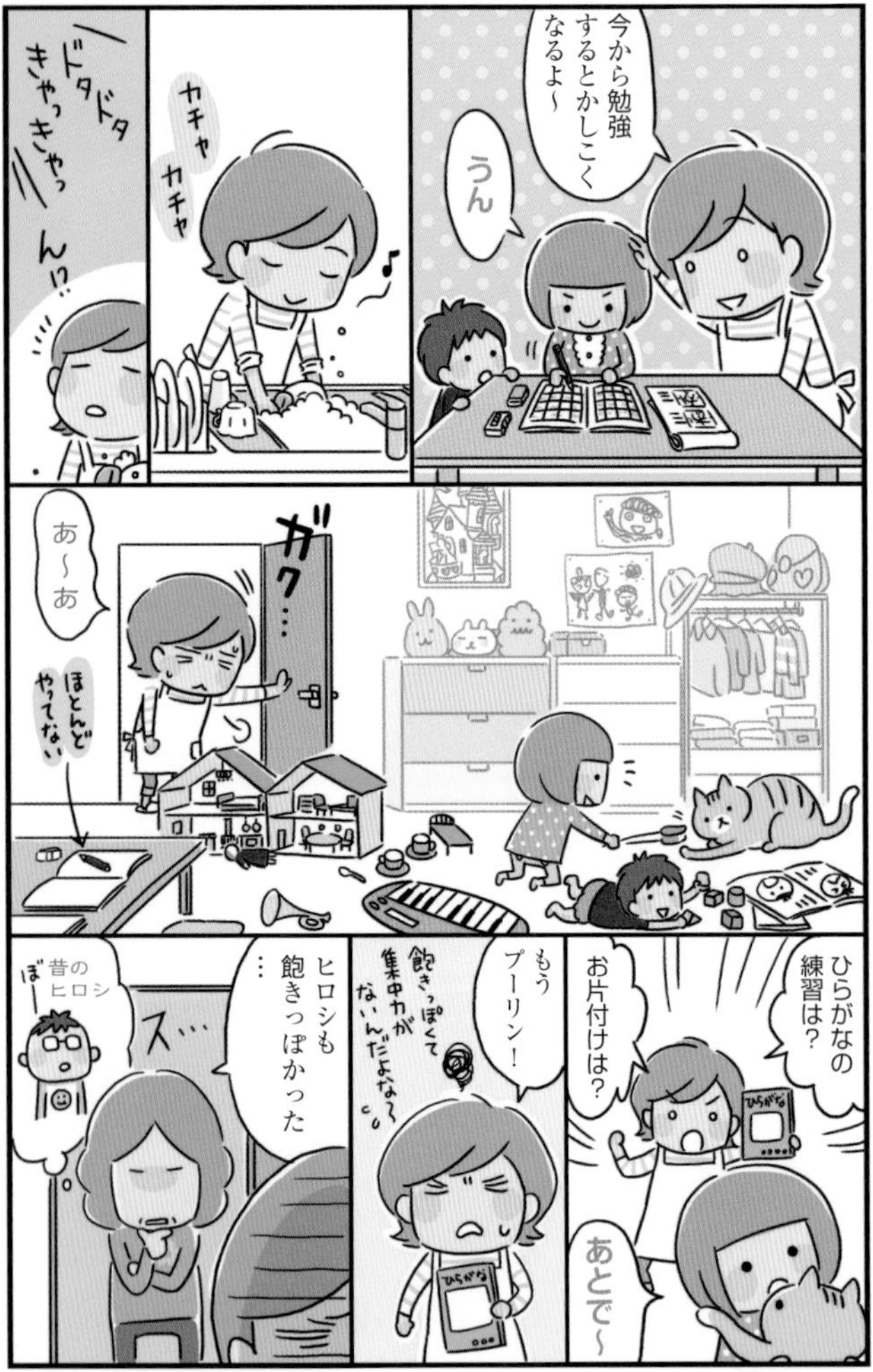
今から勉強するとかしこくなるよ～
うん
カチャカチャ
ドタドタ
きゃっきゃっ
ん!?
ガク…
あ～あ
ほとんどやってない
ひらがなの練習は?
お片付けは?
ひらがな
あとで～
もうプーリン!
飽きっぽくて集中力がないんだよな～
ひらがな
ヒロシも飽きっぽかった…
ス…
昔のヒロシ
ぼー

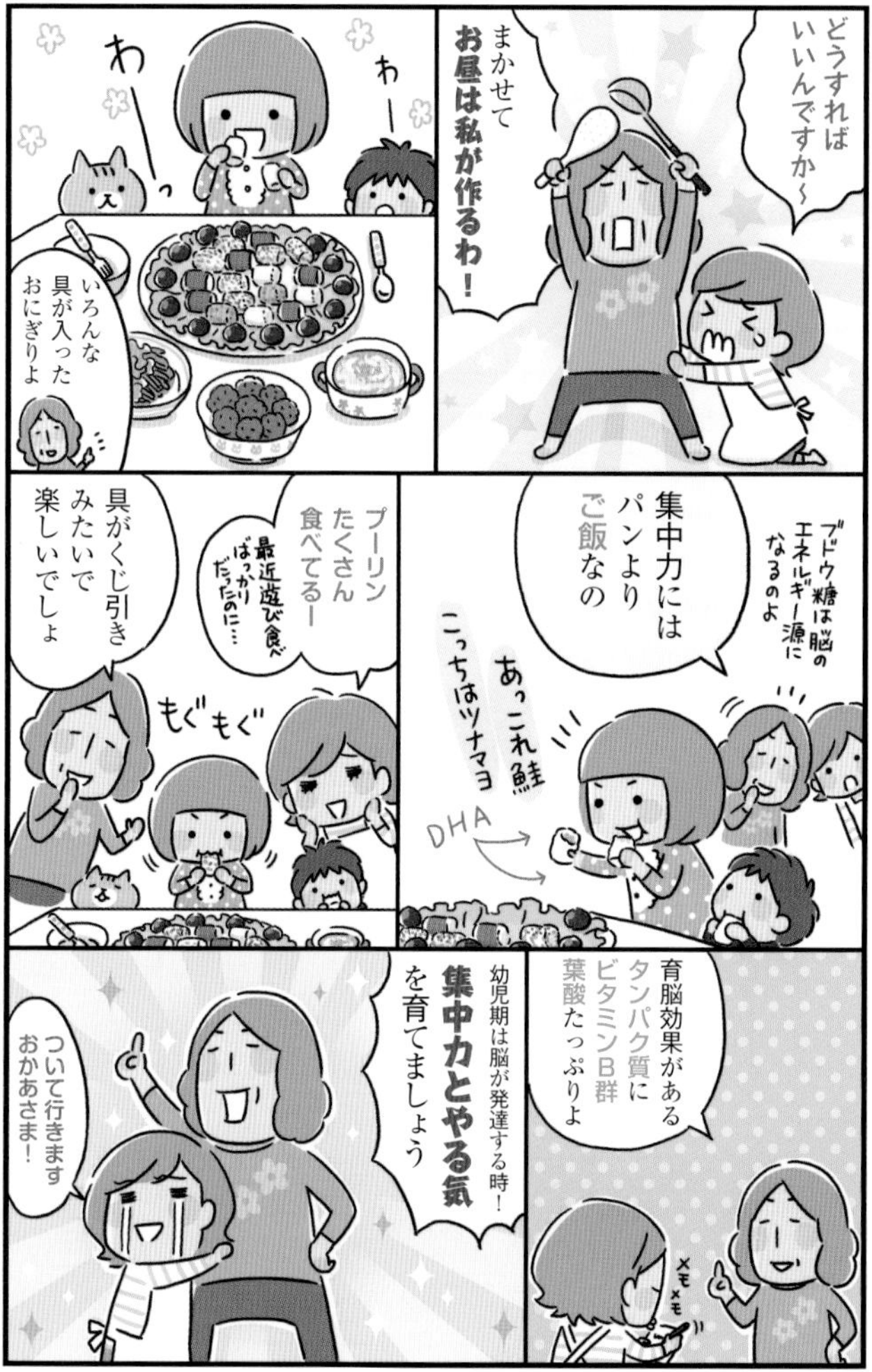

どうすればいいんですか～
まかせて お昼は私が作るわ！
わーっ
わー
いろんな具が入ったおにぎりよ
ブドウ糖は脳のエネルギー源になるのよ
集中力にはパンよりご飯なの
あっこれ鮭
こっちはツナマヨ
DHA
具がくじ引きみたいで楽しいでしょ
プーリンたくさん食べてるー
最近遊び食べばっかりだったのに…
もぐもぐ
育脳効果があるタンパク質にビタミンB群葉酸たっぷりよ
メモメモ
幼児期は脳が発達する時！
集中力とやる気を育てましょう
ついて行きますおかあさま！

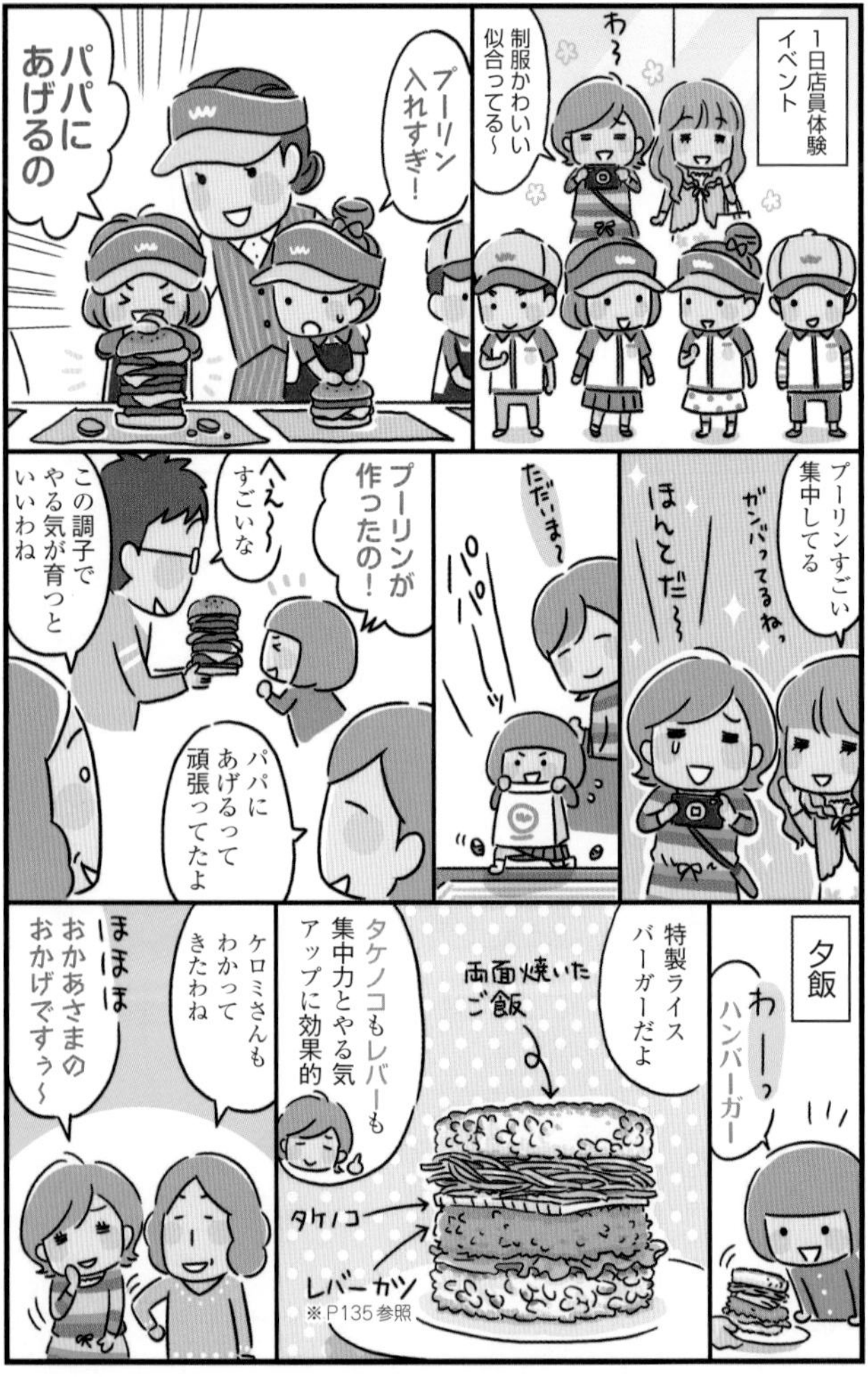
1日店員体験イベント
わ～
制服かわいい似合ってる～
プーリン入れすぎ!
パパにあげるの
プーリンすごい集中してる
ガンバってるねっ
ほんとだ～
ただいま～
パパーーーッ
プーリンが作ったの!
へぇ～すごいな
この調子でやる気が育つといいわね
パパにあげるって頑張ってたよ
夕飯
わーっ
ハンバーガー
特製ライスバーガーだよ
両面焼いたご飯
タケノコもレバーも集中力とやる気アップに効果的
タケノコ
レバーカツ
※P135参照
ケロミさんもわかってきたわね
ほほほ
おかあさまのおかげですぅ～

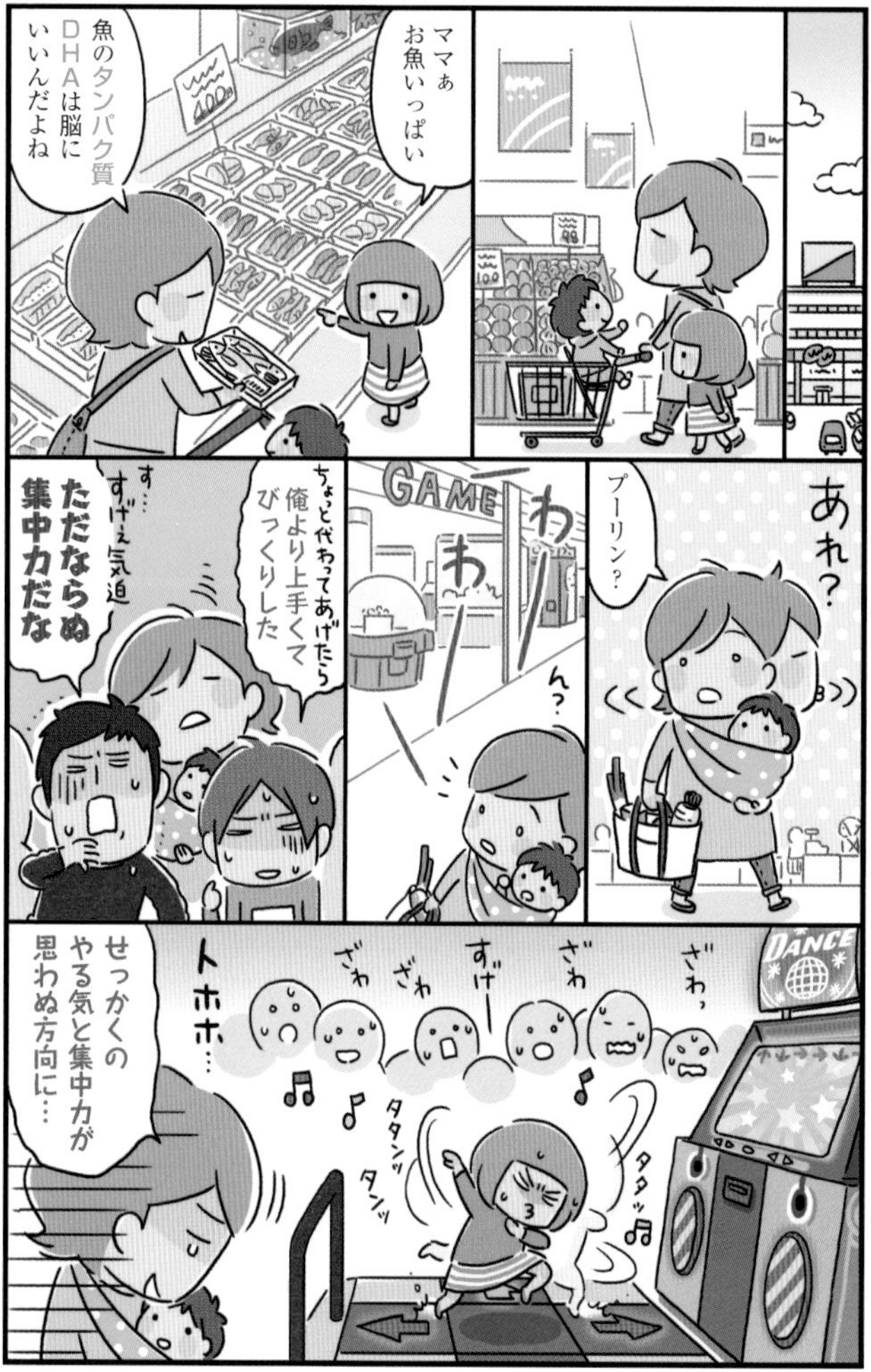
ママぁ
お魚いっぱい
魚のタンパク質
DHAは脳に
いいんだよね
あれ?
プーリン?
わ
わ
ん?
GAME
ちょっと代わってあげたら
俺より上手くて
びっくりした
す…
すげぇ気迫
ただならぬ
集中力だな
DANCE
ざわっ
ざわ
すげー
ざわ
ざわ
タタンッ
タンッ
タタッ
トホホ…
せっかくの
やる気と集中力が
思わぬ方向に…

やる気・集中力UP

達成感を感じさせ やる気を引き出す

子どもに何かさせようと思っても、やる気がなかったり、すぐに飽きて続かないなど、親の思うようには取り組んでくれないもの。そんな時、必要なのは達成感が得られるような声かけや、取り組む時間を区切って習慣化させるなどの工夫をすること。できることから徐々に取り組ませ、自信をつけて、やる気にさせることが大切です。

習慣化させる

お手伝いや勉強は時間を決めて習慣化させましょう。何をいつ行うかは子どもと一緒に決めます。作業が遅くてもむやみに手を出さず、子どもが自分でやり遂げられるようにし、達成感を感じさせましょう。

楽しく取り組める工夫を

最初は親がやり方を教えたり、手伝って、楽しみながら取り組むことを覚えさせます。また、決めたことができた日はカレンダーにシールを貼るなど、楽しみをつくってあげることも持続させるコツです。

やる気にさせる声かけ

子どもが達成感を得られる親の声かけがやる気と集中力を高めます。笑顔でやさしく励まし、認めてあげることが重要。毎回同じ言葉ではなく、その時に応じて変えるのも大切です。

●声かけポイント

・具体的にほめる
・親の気持ちを伝える
（嬉しかったよ、助かったよなど）
・肯定的な言葉を使う
（否定ばかりせず、その子のいいところやできたことに注目する）

元気が出るレシピ

タケノコに多く含まれるビタミンB_1は食欲増進の効果があります。また、レバーに含まれるビタミンB_{12}は細胞のエネルギー獲得を助けます。

タケノコと高野豆腐の炊き込みごはん 1~6歳

材　料（4人分）
タケノコ（水煮）…1/2本
高野豆腐…2枚（約30g）
米…2合
めんつゆ…大さじ4

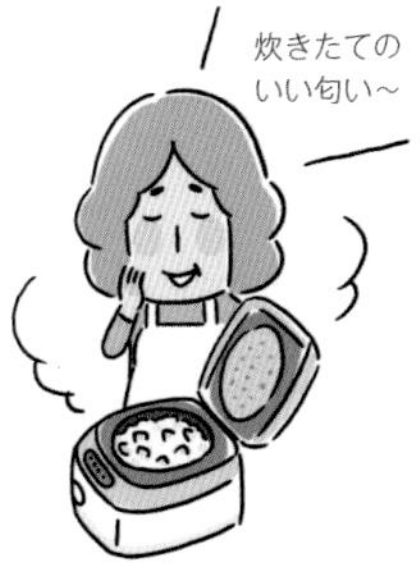
炊きたての
いい匂い~

作り方
1 タケノコは薄切りに、水で戻した高野豆腐は食べやすい大きさに刻みます。
2 炊飯器にといだ米と **1** とめんつゆを入れ、2合の目盛りまで水（分量外）を加えて炊飯します。

レバーカツレツ 1~6歳

材　料
レバー（スライス）…200g
ウスターソース…大さじ2
パン粉…適量
油…適量

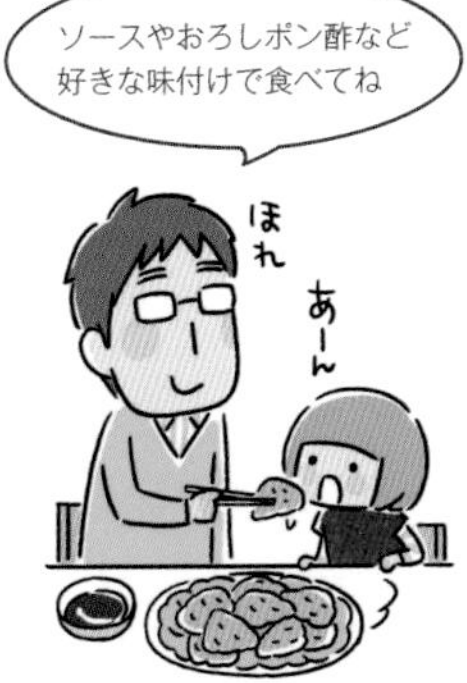
ソースやおろしポン酢など
好きな味付けで食べてね
ほれ
あーん

作り方
1 レバーは水か牛乳（分量外）に5分ほどつけて臭みを取ります。
2 バットに **1** を入れ、ウスターソースをかけて、揉み込みます。
3 **2** にパン粉をつけて両面を油で揚げます。

第4章

成長を促す食べものとレシピ

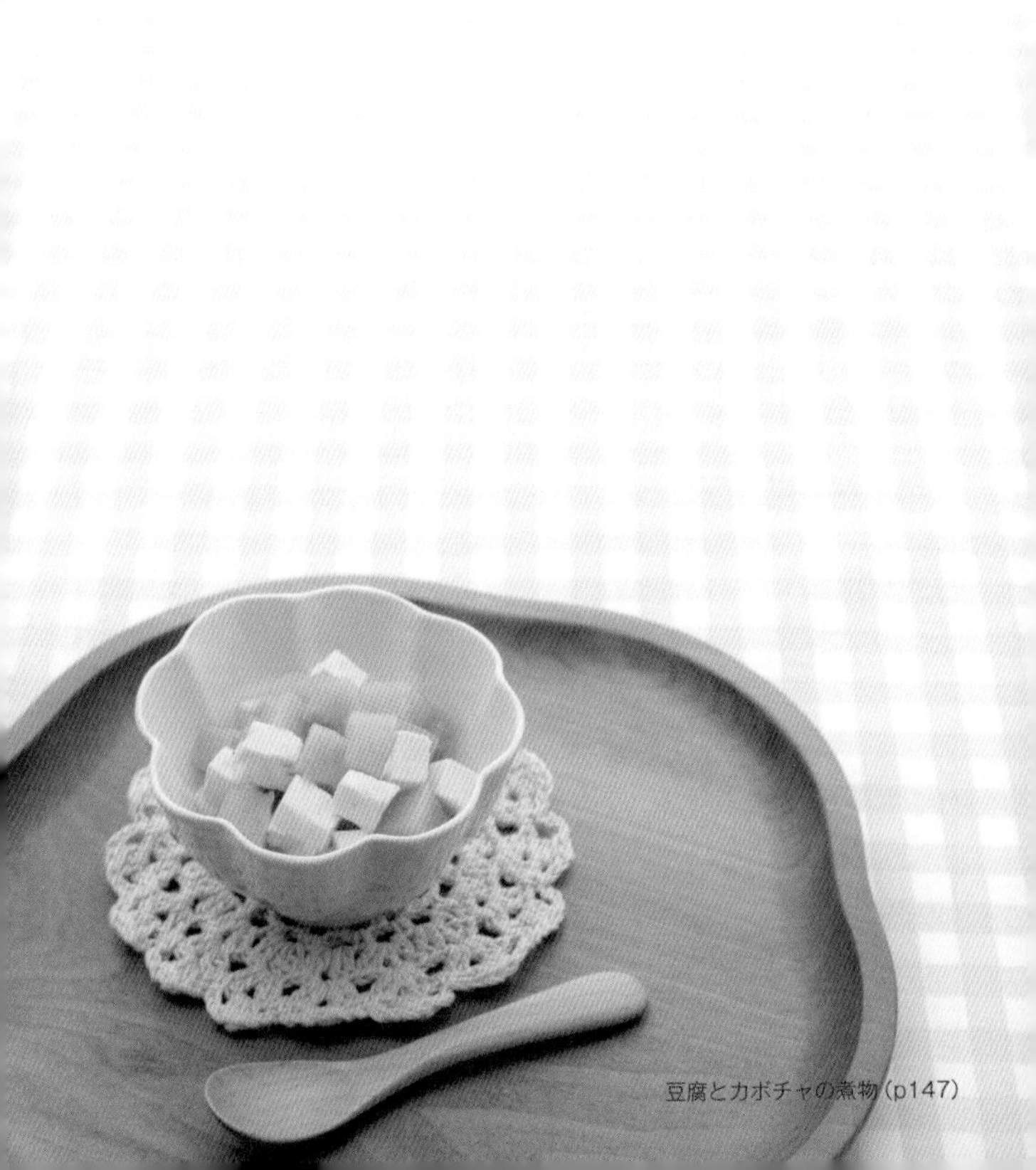

豆腐とカボチャの煮物（p147）

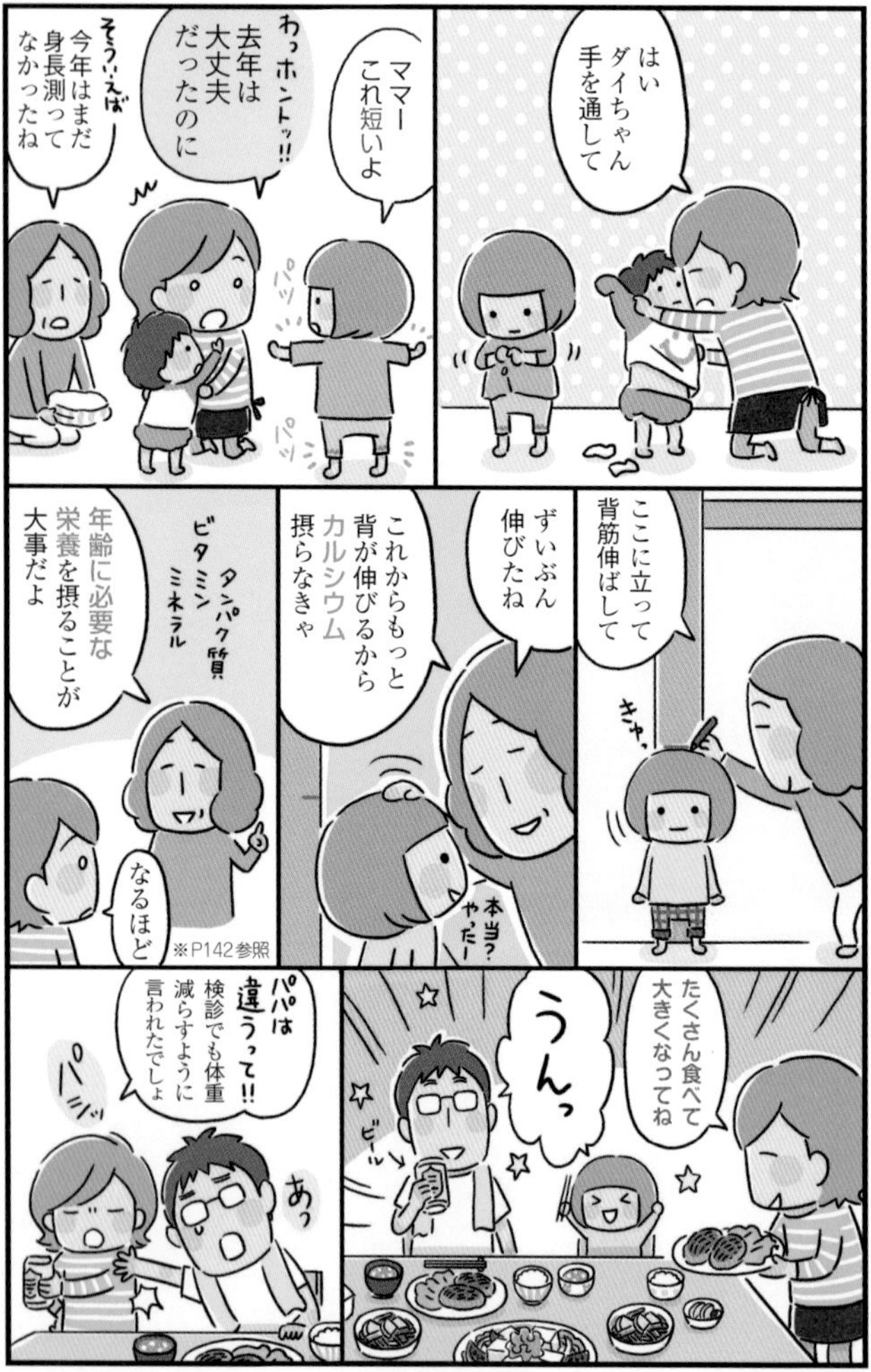
はい
ダイちゃん
手を通して
ママー
これ短いよ
パッ
パッ
わっホントッ!!
去年は
大丈夫
だったのに
そういえば
今年はまだ
身長測って
なかったね
ここに立って
背筋伸ばして
きゃっ
ずいぶん
伸びたね
これからもっと
背が伸びるから
カルシウム
摂らなきゃ
本当?
やったー
タンパク質
ビタミン
ミネラル
年齢に必要な
栄養を摂ることが
大事だよ
なるほど
※P142参照
たくさん食べて
大きくなってね
うんっ
ビール
パパは
違うって!!
検診でも体重
減らすように
言われたでしょ
パシッ
あっ

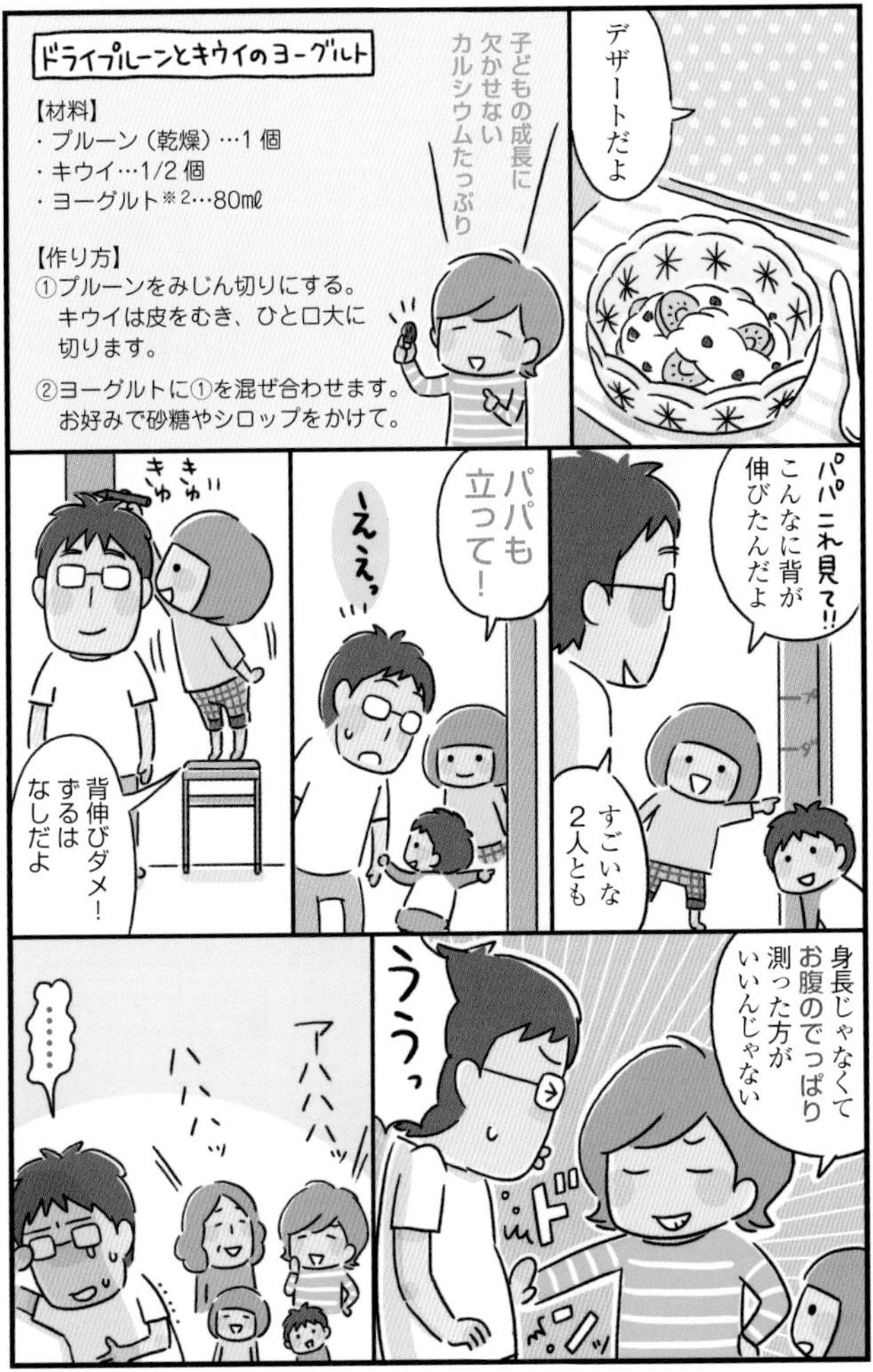
デザートだよ
子どもの成長に欠かせないカルシウムたっぷり
ドライプルーンとキウイのヨーグルト
【材料】
・プルーン（乾燥）…1 個
・キウイ…1/2 個
・ヨーグルト※2…80mℓ
【作り方】
①プルーンをみじん切りにする。キウイは皮をむき、ひと口大に切ります。
②ヨーグルトに①を混ぜ合わせます。お好みで砂糖やシロップをかけて。
パパこれ見て!! こんなに背が伸びたんだよ
すごいな 2人とも
パパも立って！
えぇっ
きゅ きゅ
背伸びダメ！ずるはなしだよ
身長じゃなくてお腹のでっぱり測った方がいいんじゃない
ううっ
ド
……
アハハハッ
ハハハッ

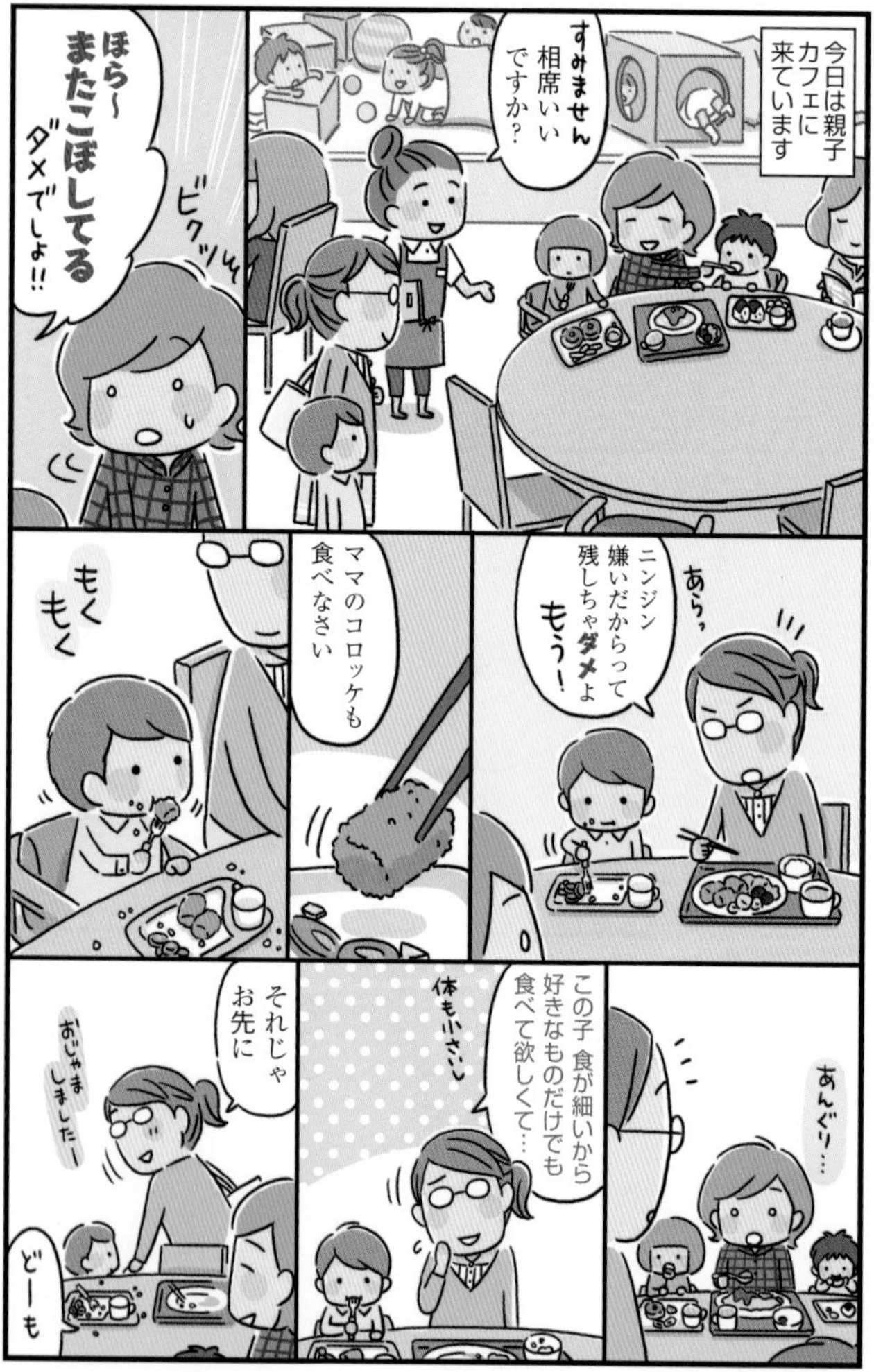
今日は親子カフェに来ています
すみません 相席いいですか？
ビクッ
ほら〜 またこぼしてる ダメでしょ!!
あらっ
ニンジン嫌いだからって残しちゃダメよ もう！
ママのコロッケも食べなさい
もくもく
あんぐり…
この子 食が細いから好きなものだけでも食べて欲しくて…
体も小さいし
それじゃお先に
おじゃましましたー
どーも

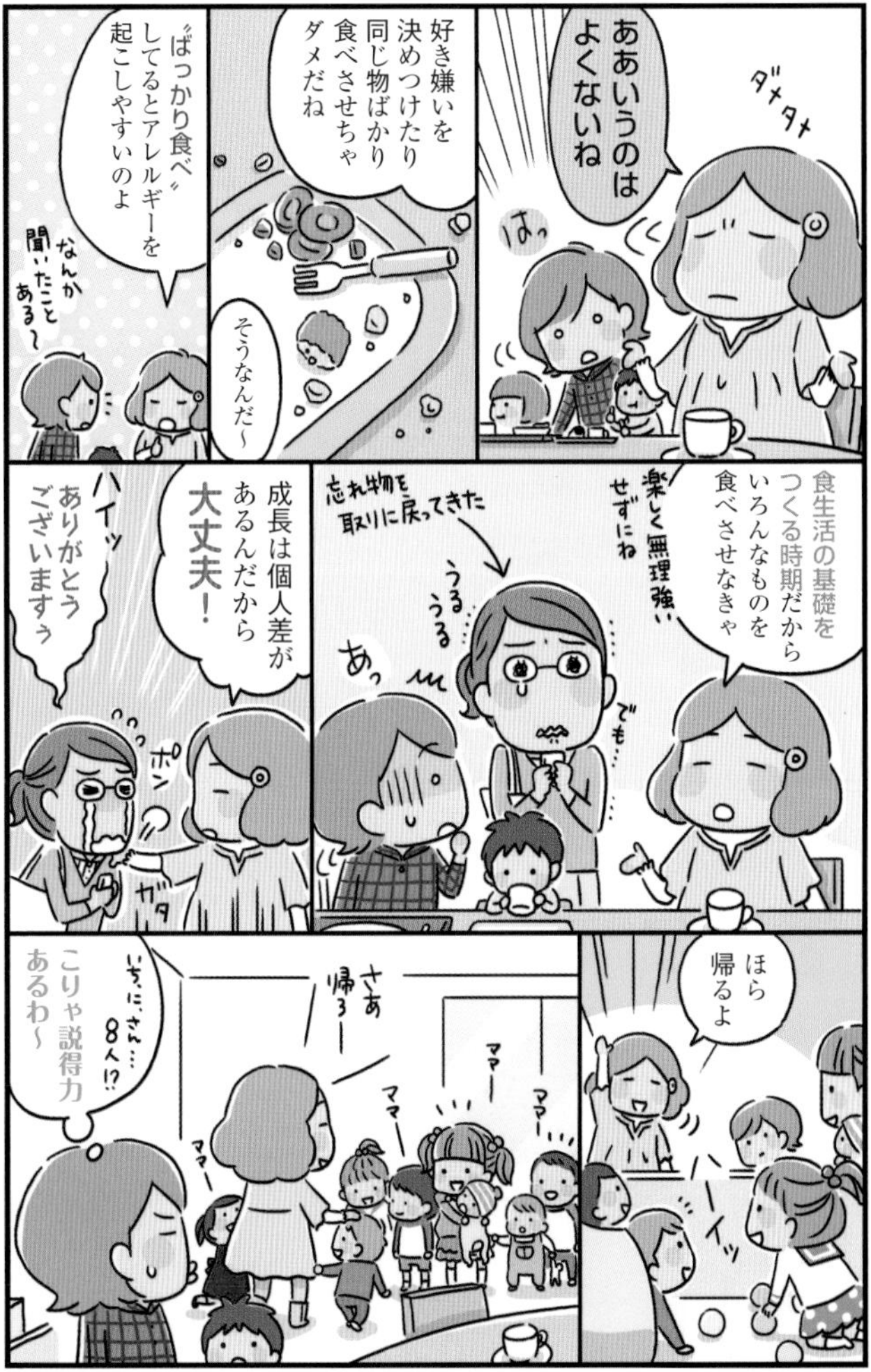
ダナタナ
ああいうのはよくないね
はっ
好き嫌いを決めつけたり同じ物ばかり食べさせちゃダメだね
そうなんだ〜
〝ばっかり食べ〟してるとアレルギーを起こしやすいのよ
なんか聞いたことある〜
食生活の基礎をつくる時期だからいろんなものを食べさせなきゃ
楽しく無理強いせずにね
忘れ物を取りに戻ってきた
うるうる
でも…
あっ
成長は個人差があるんだから大丈夫!
ハイッありがとうございますぅ
ポン
ガタ
ほら帰るよ
ハイッ
さあ帰ろー
ママー
ママー
ママー
ママー
いち、に、さん… 8人!?
こりゃ説得力あるわ〜

年齢別早見表

成長過程とともに食事もステップアップ

子どもの食事は、母乳やミルクから始まり、次に離乳食、やがて大人と変わらない食事へと移行していきます。年齢とともに活動量も増え、体も大きくなってくる8～9歳では、大人と変わらないくらいのエネルギーが必要になります。成長過程に合わせて、栄養バランスに気を配ることが大切です。楽しい食事の時間を育んでいきましょう。

月 齢	食事の特徴・必要な栄養	与えてはいけない食べもの
5～6ヵ月 (体重7kg) 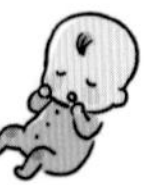	離乳食開始の時期。ポタージュ状の食べものから与え始めます。ほとんどの栄養は母乳やミルクからなので、栄養バランスはまだ気にせず、お粥などが上手に飲み込めるよう慣らしていきましょう。	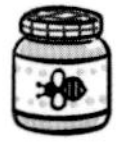 **ハチミツ** ボツリヌス菌が含まれているので、抵抗力のない1歳未満には与えないように。
7～8ヵ月 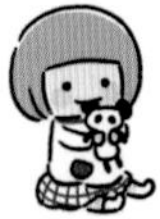	離乳食にも慣れ、みじん切りで豆腐くらいのやわらかさのものが食べられます。徐々に野菜やタンパク質などの栄養をお粥と一緒に摂っていきましょう。特に、鉄分が不足しないようにレバーや小松菜を与えるなどして注意しましょう。	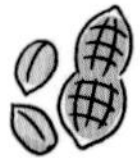 **ナッツ類** 気管に入り窒息する危険があるので、2歳未満には食べさせないようにしましょう。 推定エネルギー必要量(日)
9～11ヵ月 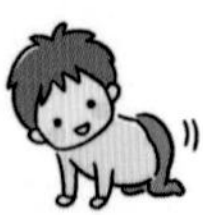	バナナくらいのやわらかさのものが食べられるようになります。栄養は離乳食で得るので、バランスを考えて偏りがない食事を。特に、鉄分が不足しないようにレバーや小松菜を与えるなどして注意しましょう。	●0～5ヵ月 男児＝550kcal 女児＝500kcal ●6～8ヵ月 男児＝650kcal 女児＝600kcal ●9～11ヵ月 男児＝700kcal 女児＝650kcal

年齢	食事の特徴・必要な栄養	運動量	推定エネルギー必要量（日）
1～2歳 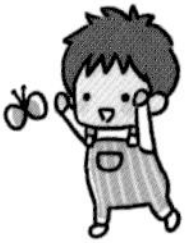	歩き始め、活動量が増えます。歯も生え始め、おにぎりなどは前歯でかじって食べるように。断乳も始まるので、栄養バランスを考えた食事を与えましょう。量だけでなく品数を増やすことも大切です。 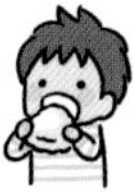	適度	男児＝950kcal 女児＝900kcal
3～5歳 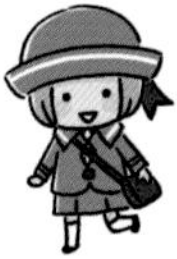	成長著しい時期ですが、個人差もあります。食べものの好き嫌いも出てきますが、決めつけずに続けて与えましょう。1回で食べられる量はまだ少ないので、おやつで栄養を補いましょう。 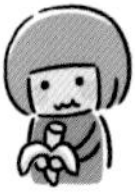	適度	男児＝1300kcal 女児＝1250kcal
6～7歳 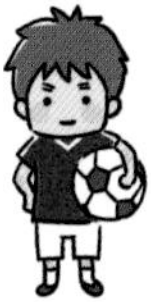	歯が乳歯から永久歯に生えかわる時期です。歯や骨を強くするカルシウムを含んだ食事を摂りましょう。よく噛んで食べる習慣をつけることで、消化吸収もよくなり、丈夫な歯や歯茎がつくられます。 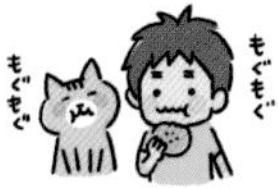	やや低い	男児＝1350kcal 女児＝1250kcal
		適度	男児＝1550kcal 女児＝1450kcal
8～9歳 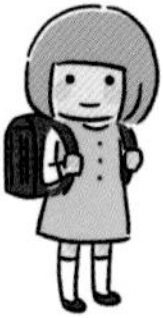	1日の食事から摂るエネルギー摂取量が大人とそう変わらなくなります。主食量の増加に従って、ビタミンやミネラルも副菜で補充しましょう。不足しがちなカルシウムや鉄もしっかり摂取しましょう。 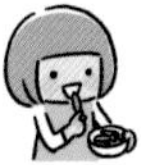	やや低い	男児＝1600kcal 女児＝1500kcal
		適度	男児＝1850kcal 女児＝1700kcal

※厚生労働省『日本人の食事摂取基準 2020年版』

骨・歯を強くする

カルシウムを摂取し丈夫な骨格を形成する

子どもは骨の成長に伴って身長が伸び、体も大きくなっていきます。そのため、運動と骨の成長に必要なカルシウムや吸収率を高めるビタミンなどの栄養をしっかり摂ることが大切。子どものうちに、丈夫な骨をつくっておくことが大人になってからの骨の強さにつながります。歯も同様です。強い歯をつくる十分な栄養摂取を心がけましょう。

牛乳

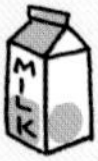

丈夫な骨や歯をつくる栄養素は何といってもカルシウム。牛乳はカルシウムを含むほかの食品に比べ、体内への吸収率が高いのが特徴です。離乳食期には、調理に少量使う程度ですが、断乳後は常飲が理想。

しらす

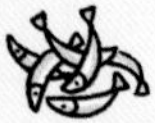

カルシウムが豊富な食品といえば、骨ごと食べられる小魚。その中でもしらすは離乳食にも使える食材で、乳幼児にも安心して与えられます。歯が生え揃ってきたら、煮干しを丸ごと食べさせるのも効果的。

ひじき

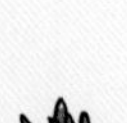

ひじきは栄養価の高い海藻。カルシウムだけでなく、骨を形成するのに役立つマグネシウムを含む食材です。骨は新陳代謝をくり返すので、マグネシウムを摂って活発な代謝を促しましょう。

噛みごたえのある食材で歯を強くする

歯が生え揃ってきたら、噛みごたえのある食材も食べさせましょう。歯が強くなり、歯茎の血行もよくなります。脳も刺激され、脳の発達にも役立ちます。

7~11カ月

カルシウムで丈夫な骨と歯に

ミルクあんかけ白菜

材　料　白菜（みじん切り）
…大さじ3
牛乳…大さじ1
水…大さじ1
水溶き片栗粉…少々

作り方
1 鍋に白菜とひたひたの水（分量外）を入れ、やわらかくなるまで煮て、水気を切り、器に盛ります。
2 鍋に牛乳と水を入れ、煮立ったら水溶き片栗粉を加えて、1にかけます。

5・6カ月

カルシウムが強い骨をつくる

しらすとかぶのおろし煮

材　料　しらす…小さじ1
かぶ（みじん切り）…大さじ1

作り方
1 しらすは湯を回しかけて、塩抜きします。
2 鍋に1とかぶ、ひたひたの水を入れ、やわらかくなるまで煮ます。
3 すり鉢に2を入れ、すりつぶします。

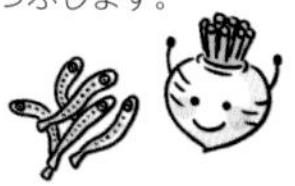

1~6歳

カルシウム＆マグネシウムが骨と歯を丈夫に

ひじきの炊き込みご飯

材　料（4人分）
ひじき（乾燥）…大さじ1
白米…2合
ニンジン（千切り）…1/2本
ショウガ（すりおろし）
…小さじ2

A
しょうゆ…大さじ2
酒…大さじ1
みりん…大さじ1
顆粒だし…小さじ1

作り方
1 炊飯器にといだ白米と洗って水で戻したひじき、ニンジン、ショウガ、Aを入れて混ぜ合わせます。
2 1に2合分の目盛りまで水を加え、炊飯します。炊き上がり、蒸らした後、混ぜ合わせます。

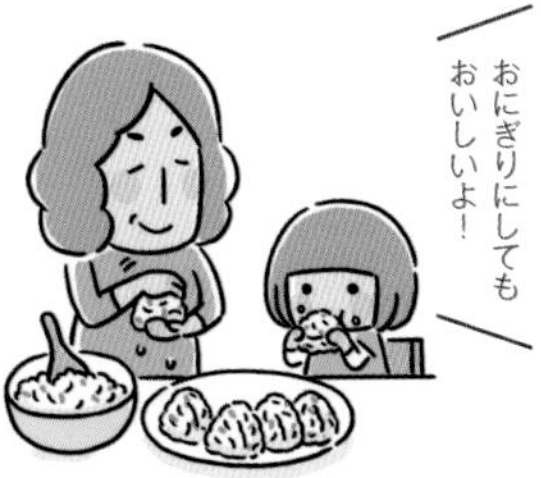

身長を伸ばす

成長促進にはタンパク質を摂取

身長を伸ばすために必要な栄養素は、第一にタンパク質。骨や血液など体のありとあらゆる部分の構成物質となります。新陳代謝が活発な成長期の子どもは特にタンパク質が必要。またカルシウムや亜鉛、鉄分も成長促進には欠かせない栄養素。これらの成分をビタミンなど、ほかの栄養も合わせて普段の食事からバランスよく摂りましょう。

大豆

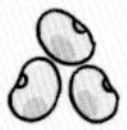

良質なタンパク質をはじめ、カルシウムや鉄分、ビタミンなどさまざまな栄養素を含んでいます。身長を伸ばすためにはもちろん、子どもの成長には欠かせない成分。乳児には消化にいい加工食品の豆腐を与えましょう。

チーズ

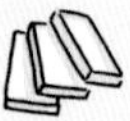

骨や筋肉の成長促進に必要なタンパク質、カルシウムが豊富。牛乳の栄養素が凝縮されており、プロセスチーズの場合、カルシウムは牛乳の約6倍。手軽に食べられて、おやつにも適した食材です。

成長痛とは

就寝時に突然足などが痛くなる「成長痛」。幼児期から小学校低学年に多く起こります。骨が急激に成長する際の痛みだと思われていますが、直接は関係ないようです。実際には体が未発達の子どもが活発に動き回った疲れで痛くなるのではといわれています。また「もっとかまって欲しい」といった精神面が影響しているとも考えられています。痛みを訴えたら、湿布やマッサージをしてあげましょう。ただし、痛みがひどくて続く場合は病院へ。

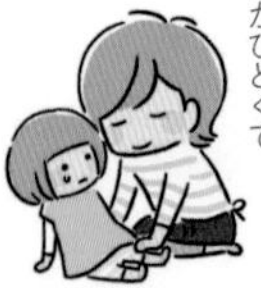

7~11ヵ月

成長促進ホクホクおかず

豆腐とカボチャの煮物

材　料　豆腐…2cm角
カボチャ（皮と種除く）…2cm角
だし汁…100mℓ

作り方
1 豆腐とカボチャは5mm角に切ります。
2 鍋に**1**とだし汁を入れ、やわらかくなるまで煮ます。

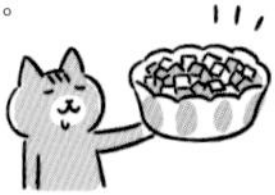
豆腐と
カボチャの
食感がいいね！

5・6ヵ月

身長を伸ばす栄養が摂れる

ニンジンの白和え

材　料　豆腐…2cm角
ニンジン（すりおろし）…大さじ1
だし汁…50mℓ

作り方
1 鍋にニンジンとだし汁を入れ、やわらかく煮て、器に盛ります。
2 鍋に豆腐を入れてゆでます。水気を切り、すり鉢ですりつぶして**1**と混ぜ合わせます。

1~6歳

身長を伸ばすタンパク質とカルシウムたっぷり

ココアチーズケーキ

材　料　ココア（茶こしでふるう）…大さじ2
クリームチーズ（室温）…80g
卵…1個
砂糖…大さじ2
プレーンヨーグルト※2…25g
薄力粉…大さじ1
バター…適量

作り方
1 ボウルにクリームチーズを入れてなめらかに練り、卵黄、ヨーグルト、ココア、砂糖大さじ1、薄力粉を加えて混ぜます。
2 卵白を泡立て、残りの砂糖大さじ1を加えメレンゲを作ります。
3 **1**に**2**を加えて混ぜ、バターを薄く塗った器に流し入れて、180℃のオーブンで20～30分焼きます。

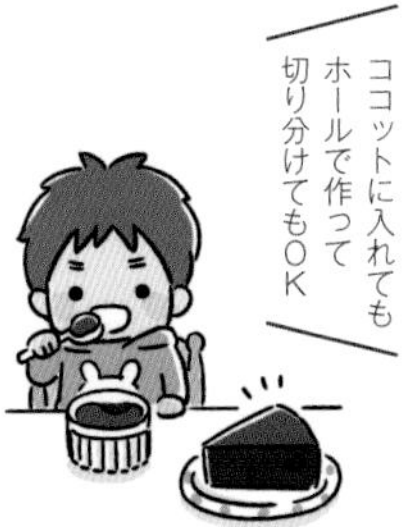
ココットに入れても
ホールで作って
切り分けてもOK

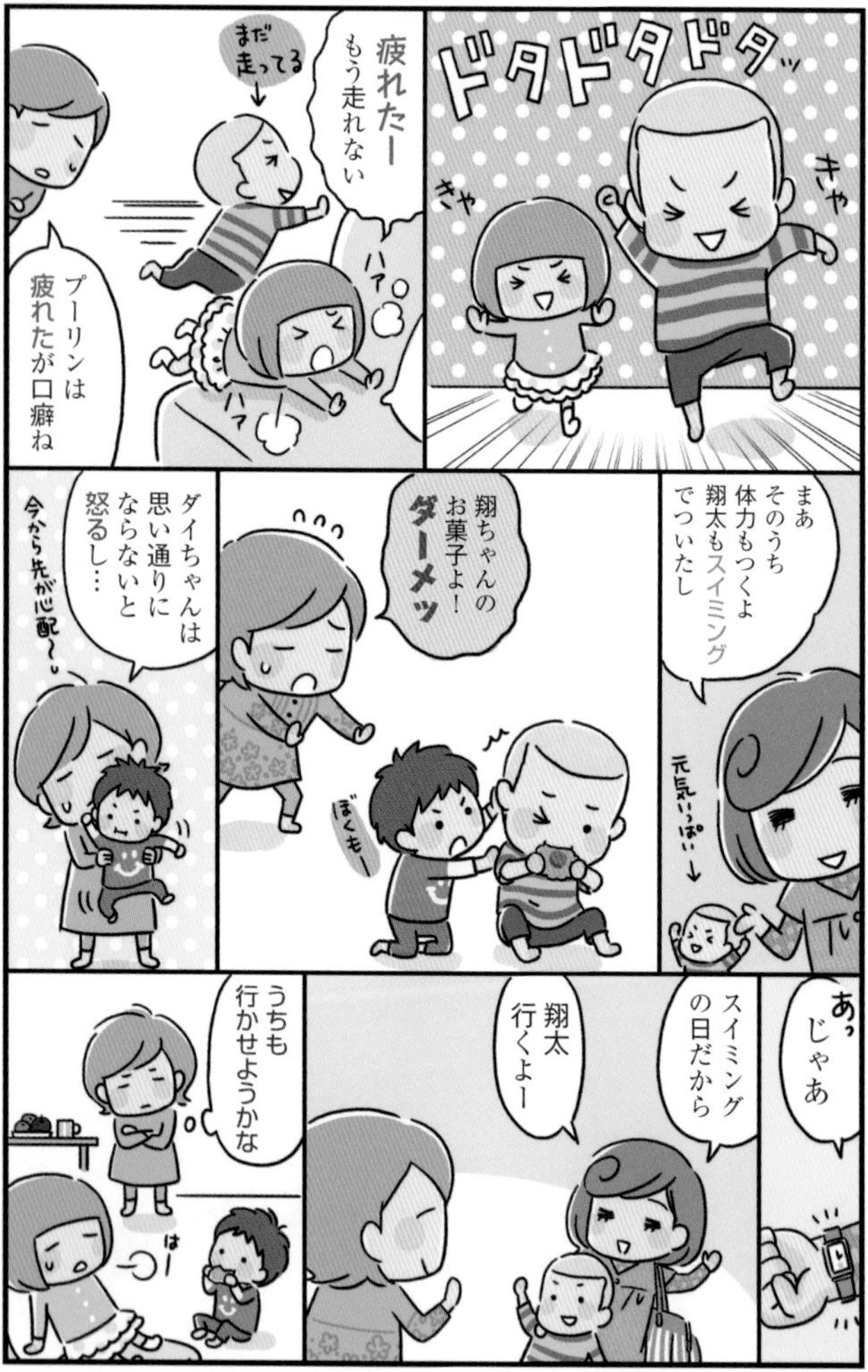

ドタドタドタッ
きゃ
きゃ
疲れたー
もう走れない
まだ走ってる
ハァ
ハァ
プーリンは疲れたが口癖ね
まあ
そのうち体力もつくよ
翔太もスイミングでついたし
元気いっぱい
翔ちゃんのお菓子よ！
ダーメッ
ぼくもー
ダイちゃんは思い通りにならないと怒るし…
今から先が心配〜
あっ
じゃあ
スイミングの日だから
翔太
行くよー
うちも
行かせようかな
はー

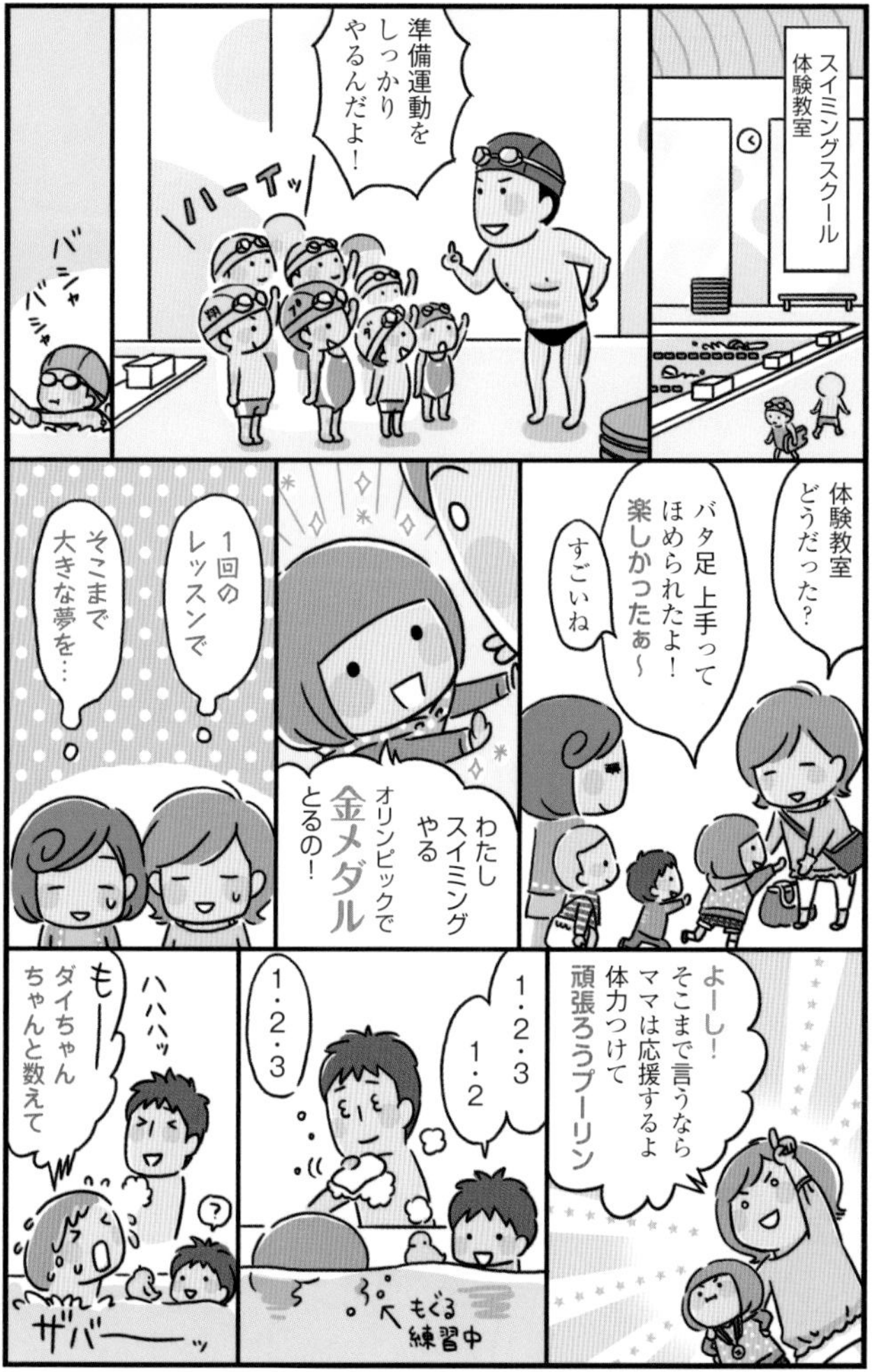
スイミングスクール
体験教室
準備運動を
しっかり
やるんだよ！
ハーイッ
バシャ
バシャ
体験教室
どうだった？
バタ足 上手って
ほめられたよ！
楽しかったぁ～
すごいね
わたし
スイミング
やる
オリンピックで
金メダル
とるの！
1回の
レッスンで
そこまで
大きな夢を…
よーし！
そこまで言うなら
ママは応援するよ
体力つけて
頑張ろうプーリン
1・2・3
1・2
1・2・3
もぐる
練習中
ハハハッ
もー
ダイちゃん
ちゃんと数えて
ザバーーッ

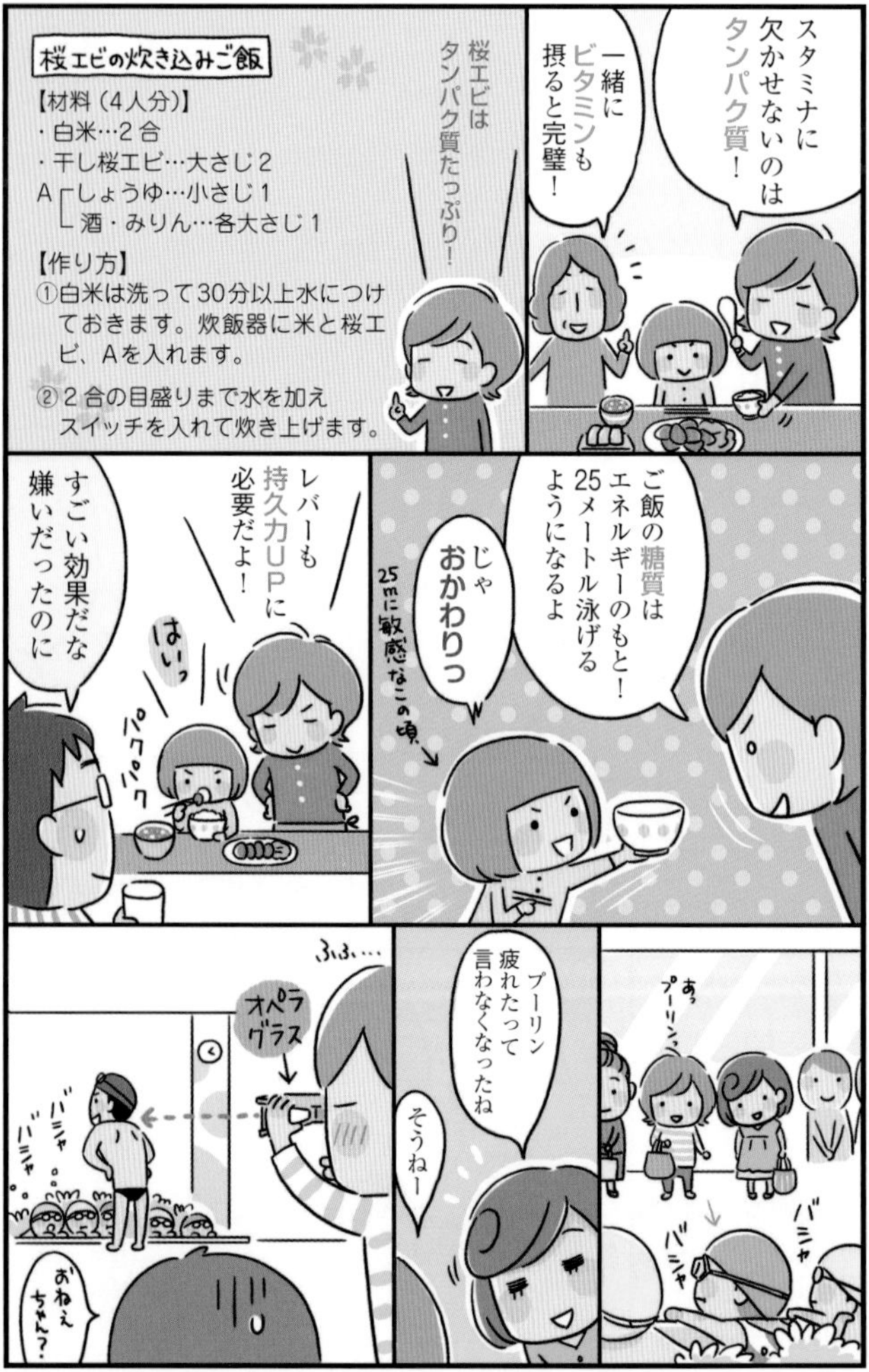

スタミナに欠かせないのはタンパク質！
一緒にビタミンも摂ると完璧！
桜エビはタンパク質たっぷり！
桜エビの炊き込みご飯
【材料（4人分）】
・白米…2合
・干し桜エビ…大さじ2
A しょうゆ…小さじ1
酒・みりん…各大さじ1
【作り方】
①白米は洗って30分以上水につけておきます。炊飯器に米と桜エビ、Aを入れます。
②2合の目盛りまで水を加えスイッチを入れて炊き上げます。
ご飯の糖質はエネルギーのもと！25メートル泳げるようになるよ
じゃおかわりっ
25mに敏感なこの頃
レバーも持久力UPに必要だよ！
はいっ
パクパク
すごい効果だな嫌いだったのに
あっプーリンっ
バシャ
バシャ
プーリン疲れたって言わなくなったね
そうねー
ふふ…
オペラグラス
バシャ
バシャ
おねえちゃん？

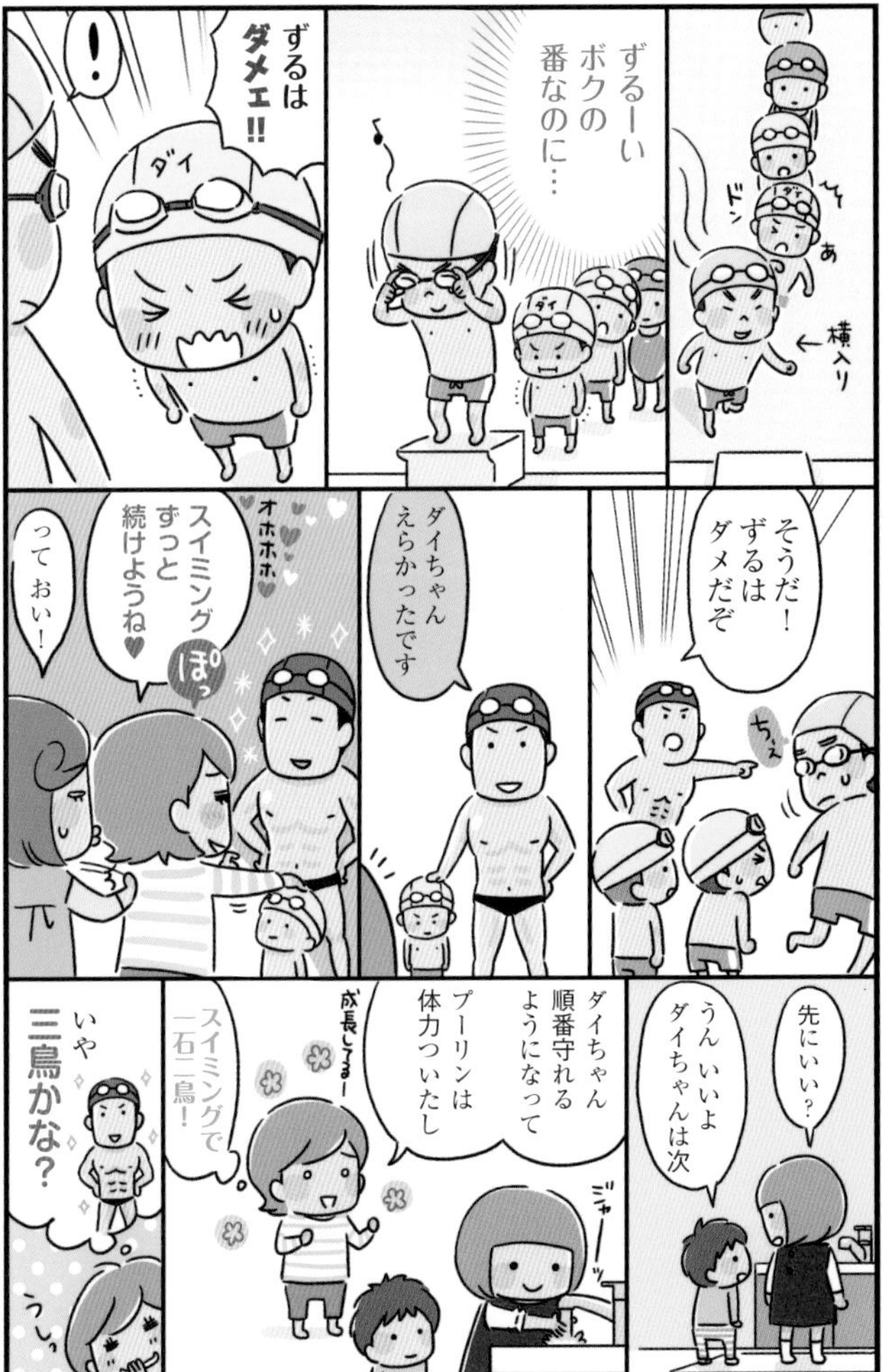
ドン
あ
横入り
ずるーい
ボクの
番なのに…
!
ずるは
ダメェ!!
そうだ!
ずるは
ダメだぞ
ちぇ
ダイちゃん
えらかったです
オホホホ
スイミング
ずっと
続けようね♥
ぽっ
っておい!
先にいい?
うん いいよ
ダイちゃんは次
ジャーッ
ダイちゃん
順番守れる
ようになって
プーリンは
体力ついたし
成長してるー
スイミングで
一石二鳥!
いや
三鳥かな?
うしっ

体力・運動能力を高める

力を発揮するために エネルギー源を摂取

体の基礎がつくられる成長期には、体力や運動能力を高めるために、エネルギー源となる栄養をきちんと摂ることが大切です。栄養が不足していると、遊びや運動の中でも力を十分に発揮することができません。特に持久力をつける糖質、脂質、鉄分、骨格をつくるカルシウム、筋肉をつくるタンパク質をバランスよく摂取しましょう。

ほうれん草

鉄分補給におすすめ。鉄分が不足すると、筋肉に酸素が行き渡らなくなり、疲れなどの原因に。ほうれん草は鉄分の吸収率を高めるビタミンＣやカロテン、カルシウムも豊富。常食したい野菜の一つです。

干しエビ

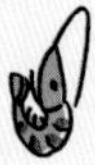

桜エビなどの干しエビは、子どもの体力や運動能力を伸ばす栄養が豊富。殻ごと食べられて、カルシウムたっぷり。タンパク質や鉄分も多く含んでいます。いいだしが出るので、料理に加えると深みのある味に。

白米

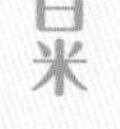

エネルギー源となる糖質、脂質などの栄養を効率よく摂るには、何といっても白米。主食として食べておくと、筋肉にグリコーゲンが蓄えられ、持久力がつきます。お粥にしてすりつぶせば、離乳食でもＯＫ。

運動後の栄養補給

活発に運動した後は、水分補給はもちろん、体力を回復するための栄養を補給することも重要です。糖質とタンパク質が同時に摂取できる乳飲料などが有効です。

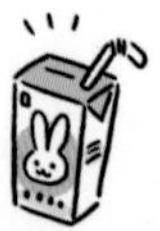

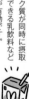

7~11ヵ月

エネルギー源のご飯を摂取

ワカメのお粥

材　料　温かいご飯…大さじ2
ワカメ（乾燥）
…小さじ1/2
水…100㎖

作り方
1 ワカメは戻して、水気を切ります。
2 鍋に**1**とご飯、水を入れ、やわらかく煮た後、すり鉢で軽くすりつぶします。

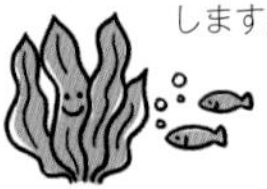

5·6ヵ月

栄養豊富なとろとろあんかけ

ほうれん草あんそうめん

材　料　ほうれん草（葉）…3枚
そうめん…40本

作り方
1 ほうれん草とそうめんは別々にやわらかくゆでてみじん切りに。
2 **1**を別々にすり鉢ですりつぶします。
3 そうめんを器に盛り、上にほうれん草をかけます。

1~6歳

体力がつくカルシウム、鉄分たっぷり

干しエビの香ばしふりかけ

材　料　干しエビ（桜エビなど）…20g
しょうゆ…大さじ1
ごま油…大さじ1
炒りごま…適量（お好みで）

作り方
1 フライパンにごま油を熱し、干しエビを入れて炒めます。
2 香ばしい匂いがしてきたら、しょうゆを加えて炒め、最後に炒りごまを加えて混ぜ合わせます。

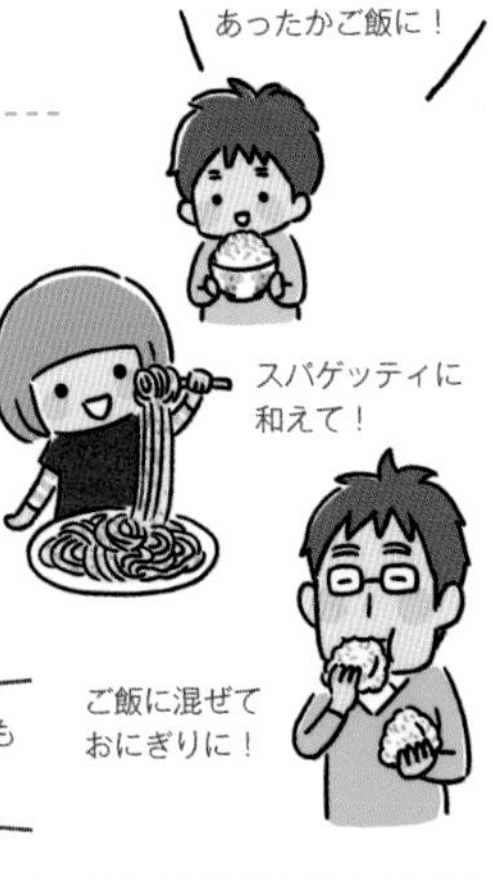
あったかご飯に！
スパゲッティに
和えて！
ご飯に混ぜて
おにぎりに！

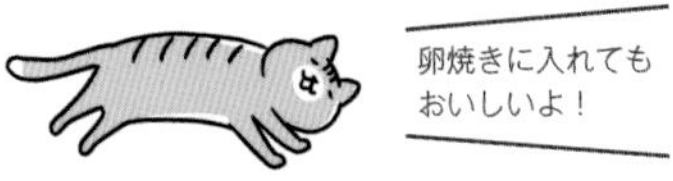
卵焼きに入れても
おいしいよ！

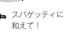

脳を育てる

脳が活性化する栄養で乳幼児期から脳を育む

子どもの脳は毎日成長しています。それだけに、食生活が脳に及ぼす影響は大きく、栄養不足だと脳の働きも低下してしまいます。乳幼児期から脳が活性化する栄養を十分に摂り、脳を育むことが大切です。特に脳を発達させるＤＨＡ、記憶力を高めるレシチン、亜鉛の摂取が大切。また、脳を働かせるエネルギー源には、ご飯が最適です。

豆腐

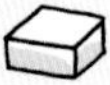

豆腐にはレシチンが含まれており、記憶力をＵＰさせます。また、カルシウムといった成分が精神を安定させ、集中力を高めます。消化吸収のいい食材で乳児でもＯＫ。

マグロ

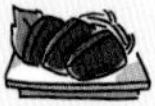

魚の脂に含まれるＤＨＡは、脳の神経組織の発育や維持に働き、子どもの脳の発達を促します。記憶力や学習能力のＵＰに効果的です。乳児は加熱し、量を調整すれば７、８ヵ月から食べられるようになります。

カレイ

細胞の新陳代謝に関わる亜鉛と、生食の場合は有害物質から脳を守るセレンという成分が思考力や記憶力を高めます。また、良質なタンパク質が豊富な上に低脂肪で消化がよく、子どもにぴったりな食材です。

脳のエネルギー源

頭を使うと、脳細胞のエネルギー源であるブドウ糖が消費されます。ブドウ糖は主食のご飯やパン、麺類などに含まれます。不足すると脳の働きが落ちるので、１日３回の食事でブドウ糖をしっかり摂ることが大切です。

7~11カ月

DHAが脳の発達を促進

マグロとブロッコリーの温サラダ

材　料　マグロ（刺身）…1 切れ
ブロッコリー（穂先）…30g

作り方
1 マグロはゆでてから細かくほぐします。
2 ブロッコリーは別にゆで、みじん切りにして、**1** と混ぜ合わせます。

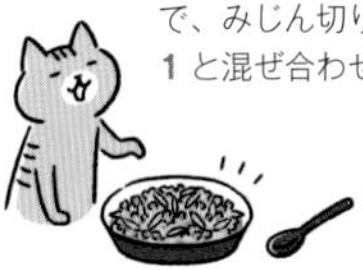

5·6カ月

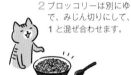

脳を健やかに育む

豆腐とニンジンのとろ煮

材　料　絹ごし豆腐…3cm角
ニンジン…15g

作り方
1 鍋に豆腐とニンジン、ひたひたの水を入れ、やわらかくなるまで煮ます。
2 すり鉢に水切りした **1** を入れ、すりつぶします。

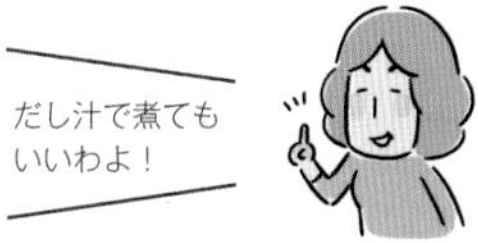
だし汁で煮ても
いいわよ！

1~6歳

脳の働きUP

カレイのムニエル バターしょうゆ味

材　料　カレイ…1 切れ
薄力粉…適量
しょうゆ…小さじ 1
バター…大さじ 1
塩・こしょう…少々

作り方
1 カレイに塩・こしょうをふりかけてなじませ、両面に薄力粉を薄くまぶします。
2 フライパンにバターを熱し、**1** を入れて両面に焼き目がつくまで焼いたら、しょうゆを回しかけます。

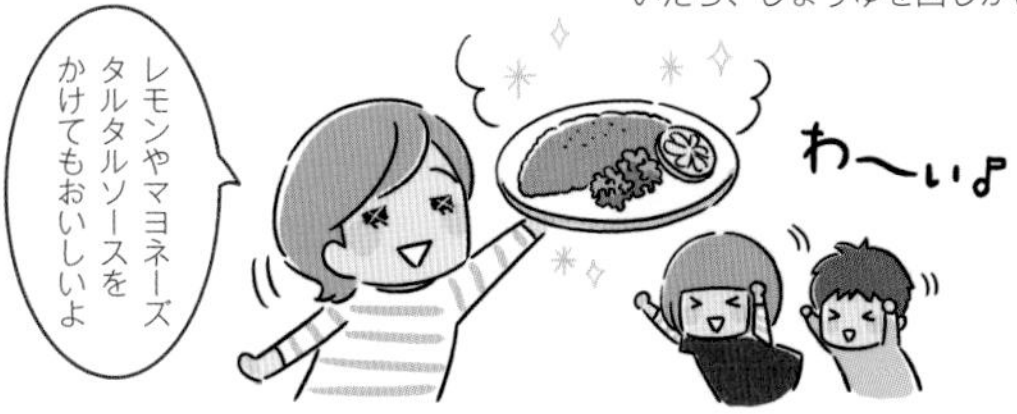
レモンやマヨネーズ
タルタルソースを
かけてもおいしいよ
わ〜い♪

いいおやつって何？

子どもは一度の食事でたくさん食べられないので、おやつは大切なエネルギー源。子どもの成長に必要なおいしいおやつを作ってあげましょう。

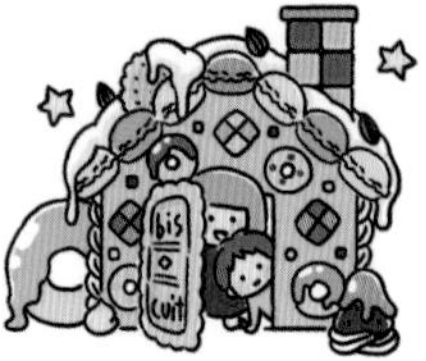

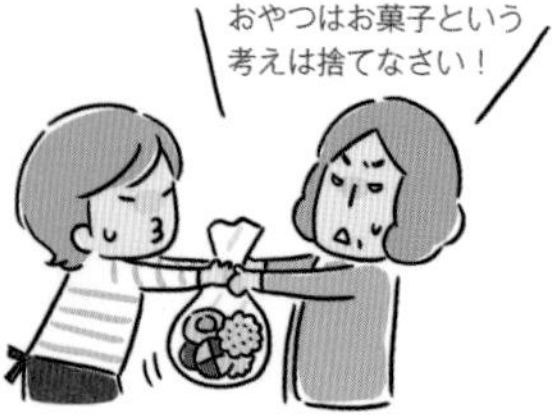
おやつはお菓子という
考えは捨てなさい！

おやつは甘いもの？

おやつ＝甘いお菓子のイメージがありますが、栄養補給と考えれば第４の食事でもあります。おにぎりや蒸かしたイモも立派なおやつです。

お手軽スナックにご用心

スナック菓子やカップ麺は添加物が多く、油脂分や糖分が高いもの。食べ続けると免疫力が落ちて、栄養が偏り、アレルギーや肥満につながります。

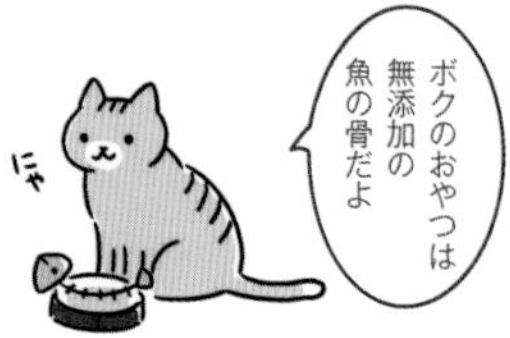
ボクのおやつは
無添加の
魚の骨だよ
にゃ

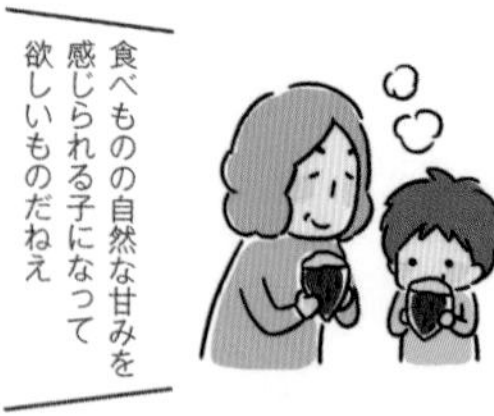
食べものの自然な甘みを
感じられる子になって
欲しいものだねえ

おやつの摂取カロリー

おやつのカロリー摂取の目安は、１日あたり幼児期前期で150kcal、幼児期後期で200kcalです。果物、いも類、乳製品などに水分を加えるのが理想的。

豆腐入りみたらしだんご（1～6歳）

材　料（3人分）
白玉粉…100g
豆腐…130g

A
- しょうゆ…大さじ2
- みりん…大さじ1
- 砂糖…お好みで
- 水…大さじ4

水溶き片栗粉…適量

作り方
1 白玉粉と水切りした豆腐をよく混ぜ合わせて、だんご状に丸めます。

2 沸騰したお湯に **1** を入れ、浮かんでから約2分ゆでて取り出し、熱したフライパンで焦げ目がつくまで焼きます。

3 鍋にAを入れて煮詰め、水溶き片栗粉を混ぜ合わせ、タレを作ります。**2** をお好みで串に刺してタレをかけます。

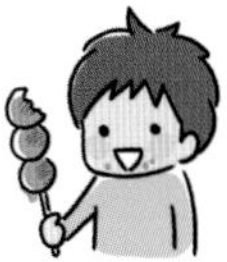

さつまいものお焼き（1～6歳）

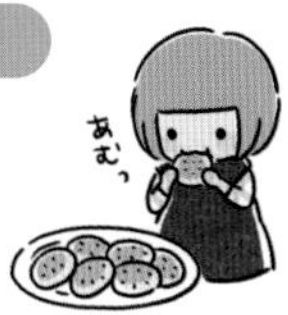

材　料
さつまいも…100g
ごま…適量
片栗粉…大さじ1
油…少量

作り方
1 さつまいもは蒸かして皮をむき、つぶして片栗粉とごまを加え、混ぜ合わせます。

2 **1** を少量手に取って平らにつぶし、油をひいたフライパンで両面を焼きます。

第5章

妊娠中・授乳中に効く食べものとレシピ

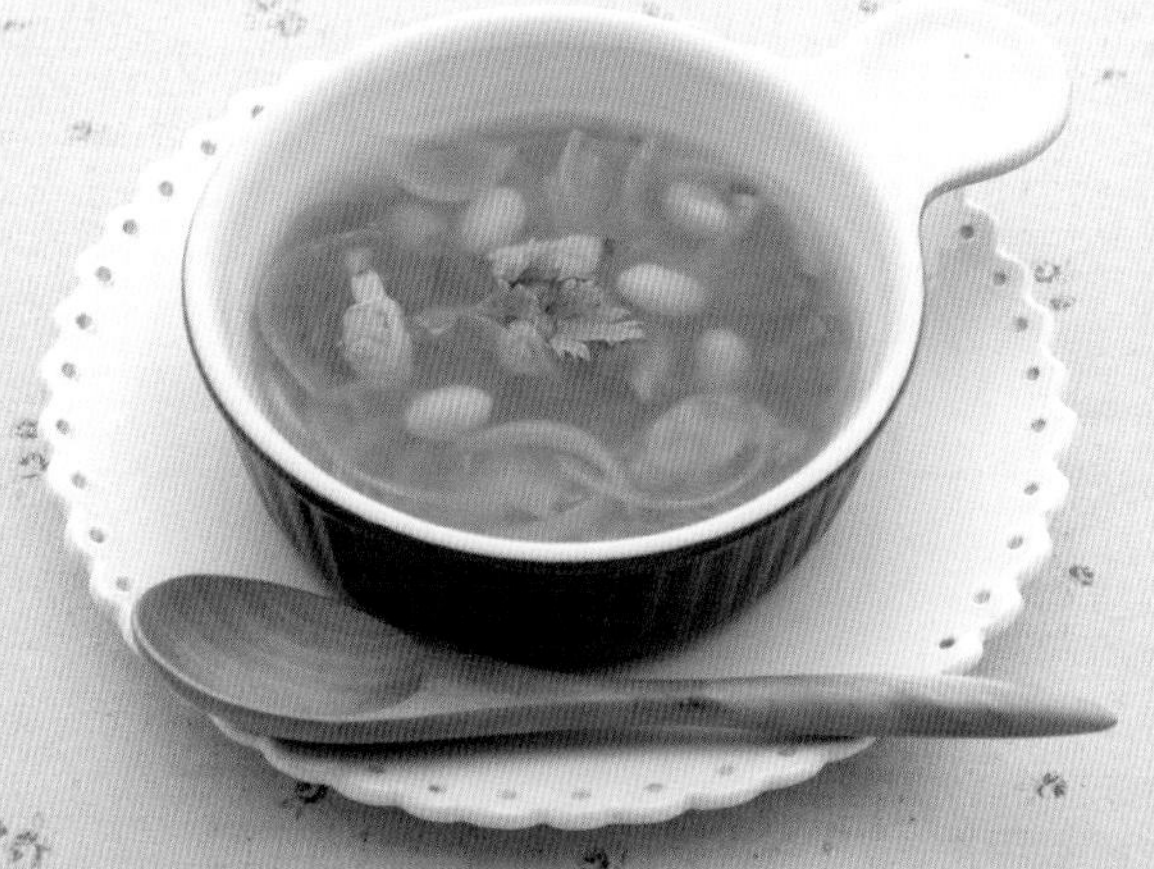

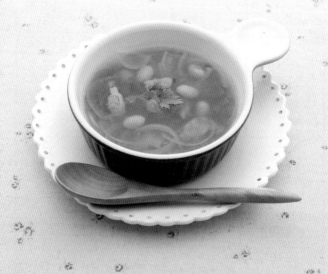

大豆とアサリのトマトスープ（p173）

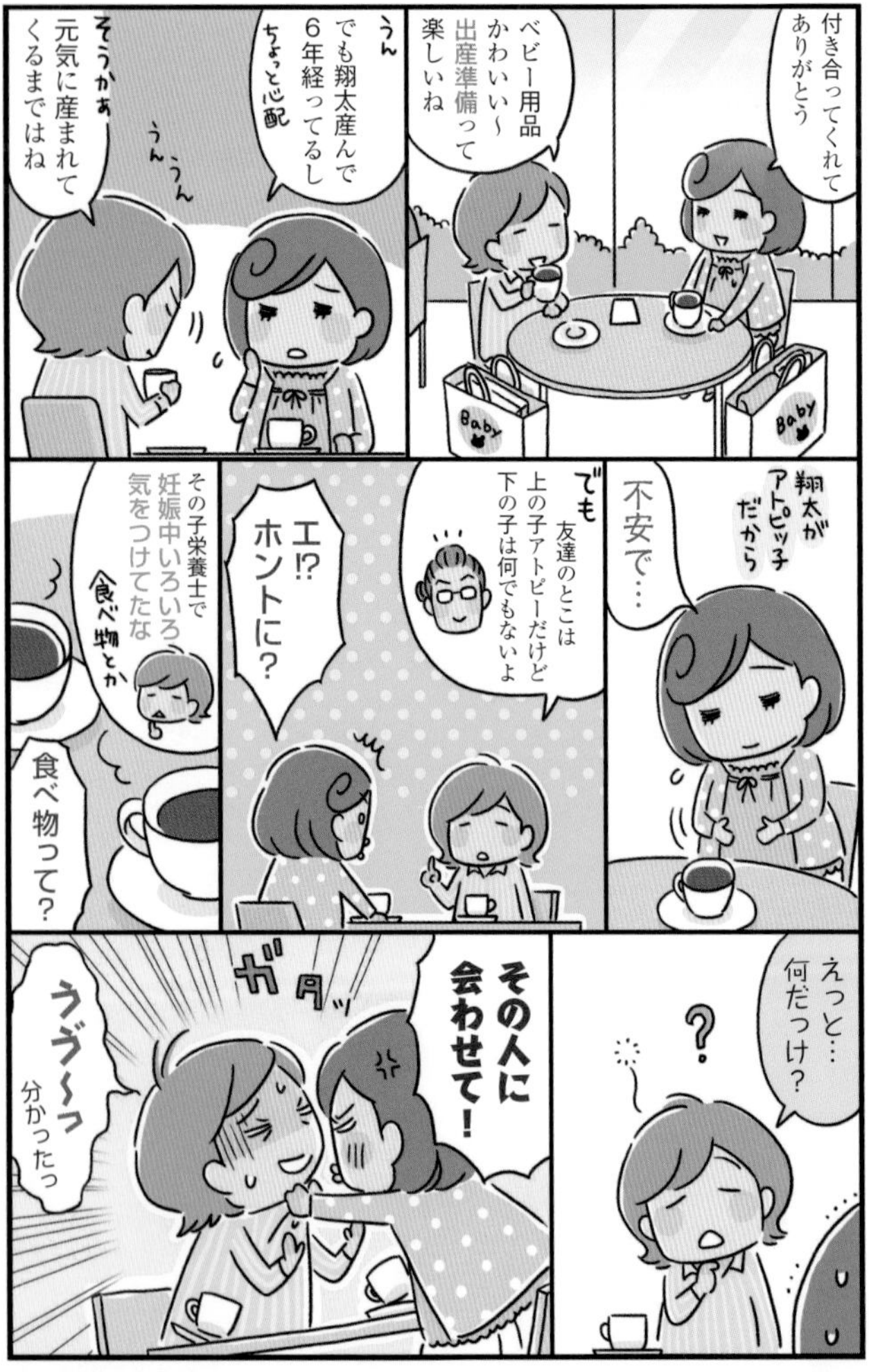
付き合ってくれてありがとう
ベビー用品かわいい～
出産準備って楽しいね
うん
でも翔太産んで6年経ってるし
ちょっと心配
うん うん
そうかぁ
元気に産まれてくるまではね
翔太がアトピッ子だから
不安で…
でも
友達のとこは上の子アトピーだけど下の子は何でもないよ
エ⁉
ホントに?
その子栄養士で妊娠中いろいろ気をつけてたな
食べ物とか
食べ物って?
えっと…何だっけ?
?
その人に会わせて!
ガタッ
うブ～っ
分かったっ

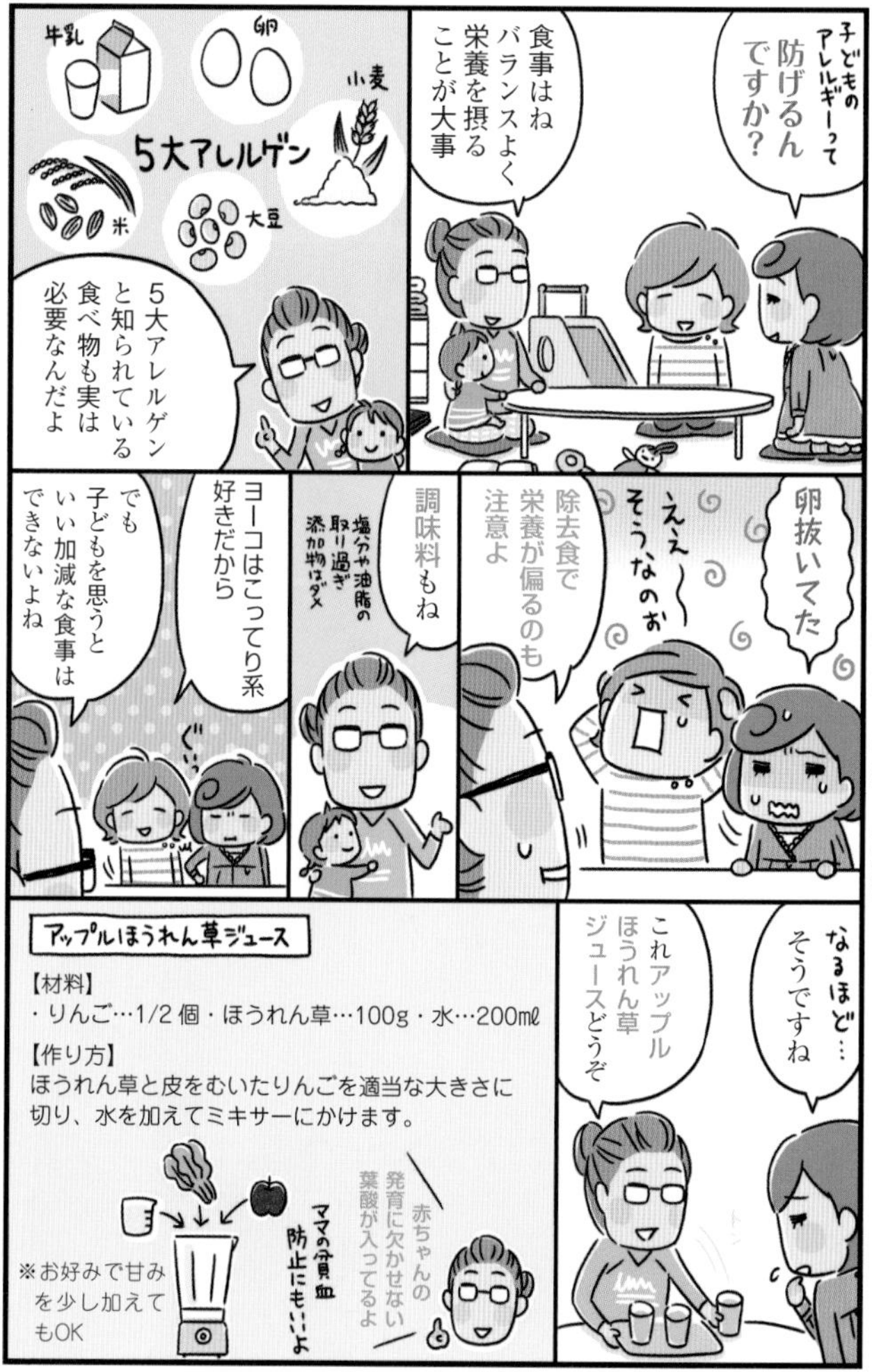
子どものアレルギーって
防げるんですか？
食事はねバランスよく栄養を摂ることが大事
牛乳
卵
小麦
5大アレルゲン
米
大豆
5大アレルゲンと知られている食べ物も実は必要なんだよ
卵抜いてた
ええ～
そうなのぉ
除去食で栄養が偏るのも注意よ
調味料もね
塩分や油脂の取り過ぎ添加物はダメ
ヨーコはこってり系好きだから
でも子どもを思うといい加減な食事はできないよね
ぐいっ
なるほど…
そうですね
これアップルほうれん草ジュースどうぞ
アップルほうれん草ジュース
【材料】
・りんご…1/2 個・ほうれん草…100g・水…200㎖
【作り方】
ほうれん草と皮をむいたりんごを適当な大きさに切り、水を加えてミキサーにかけます。
赤ちゃんの発育に欠かせない葉酸が入ってるよ
ママの貧血防止にもいいよ
※お好みで甘みを少し加えてもOK

※妊婦が一つの食品に特化して食べ過ぎるのも注意

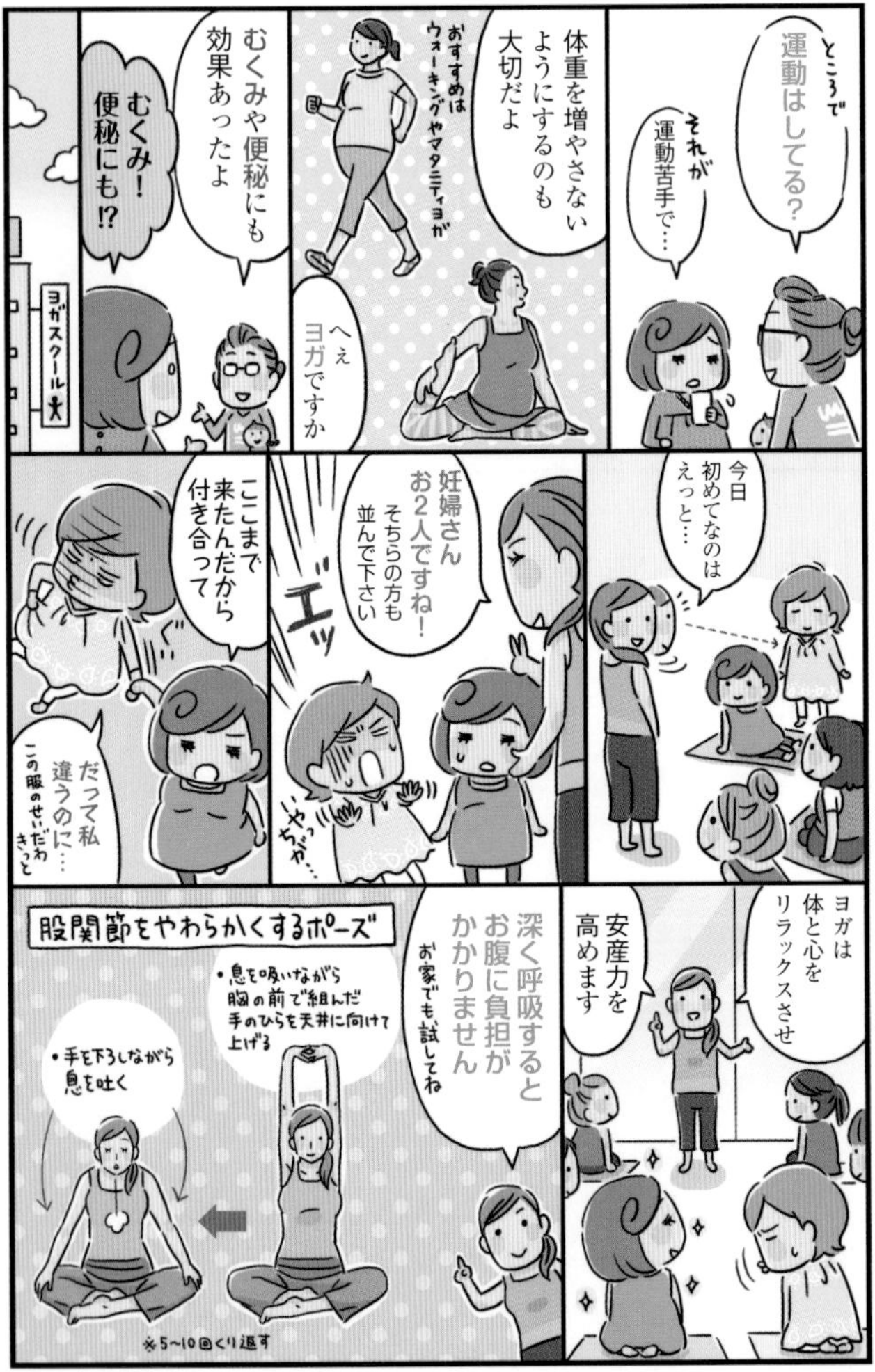
ところで運動はしてる?
それが運動苦手で…
体重を増やさないようにするのも大切だよ
おすすめはウォーキングやマタニティヨガ
へぇヨガですか
むくみや便秘にも効果あったよ
むくみ! 便秘にも!?
ヨガスクール
今日初めてなのはえっと…
妊婦さんお2人ですね!
そちらの方も並んで下さい
エッ
いやっちがっ…
ここまで来たんだから付き合って
だって私違うのに…
この服のせいだわきっと
ヨガは体と心をリラックスさせ
安産力を高めます
深く呼吸するとお腹に負担がかかりません
お家でも試してね
股関節をやわらかくするポーズ
・息を吸いながら胸の前で組んだ手のひらを天井に向けて上げる
・手を下ろしながら息を吐く
※5〜10回くり返す

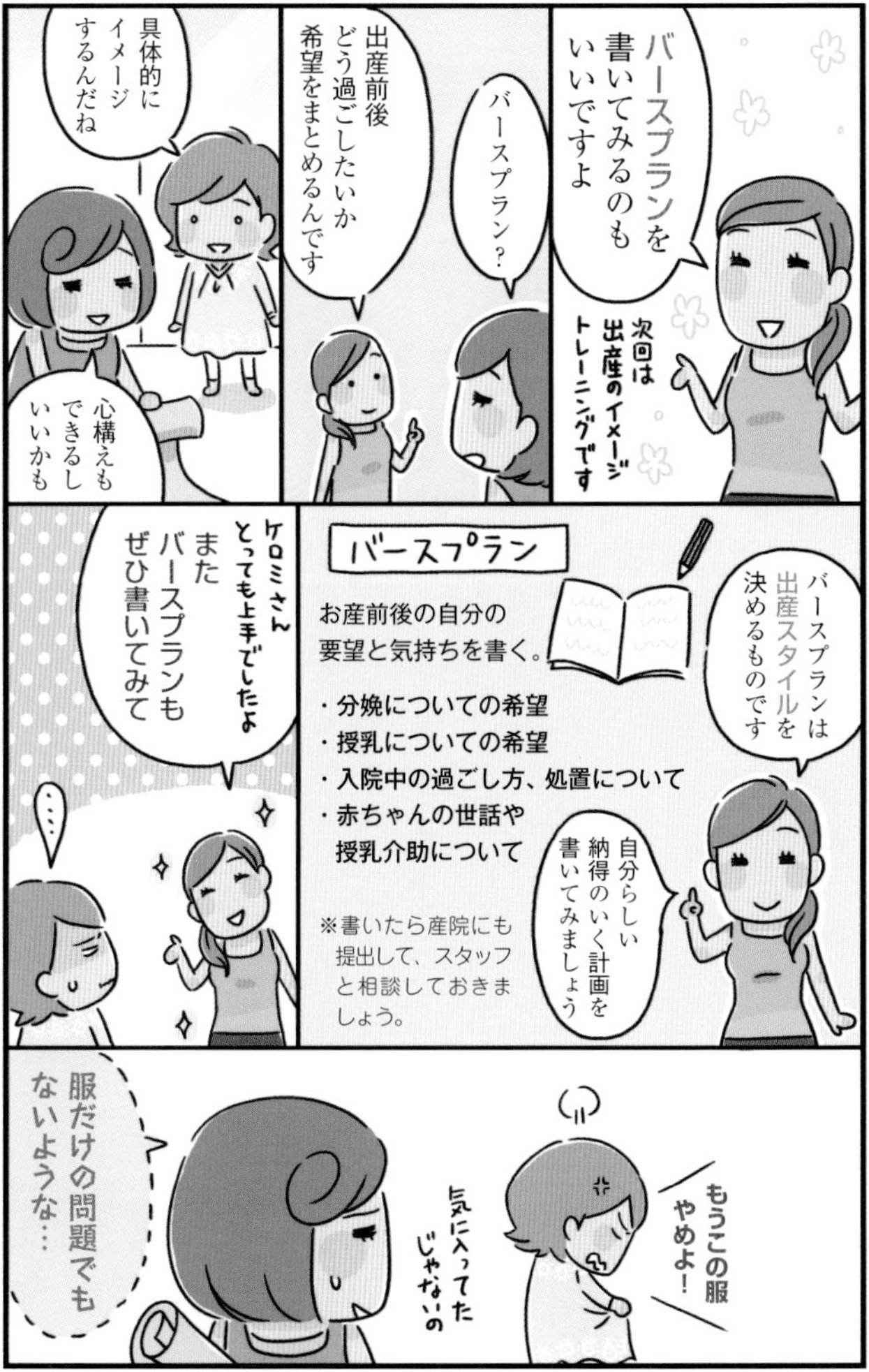

バースプランを書いてみるのもいいですよ
次回は出産のイメージトレーニングです
バースプラン？
出産前後どう過ごしたいか希望をまとめるんです
具体的にイメージするんだね
心構えもできるしいいかも
バースプランは出産スタイルを決めるものです
バースプラン
お産前後の自分の要望と気持ちを書く。
・分娩についての希望
・授乳についての希望
・入院中の過ごし方、処置について
・赤ちゃんの世話や授乳介助について
※書いたら産院にも提出して、スタッフと相談しておきましょう。
自分らしい納得のいく計画を書いてみましょう
ケロミさんとっても上手でしたよ
またバースプランもぜひ書いてみて
……
もうこの服やめよ！
気に入ってたじゃないの
服だけの問題でもないような…

妊娠中に必要な栄養

赤ちゃんとママに欠かせない栄養素

妊娠中はおなかの赤ちゃんとママのために、必要な栄養素をバランスよく摂取することが大切。特定の食品を食べ過ぎたりしないように、1日3回の献立を計画的に考え、以下に挙げた栄養をさまざまな食品から摂りましょう。

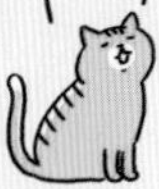
妊婦さんだからって
食べ過ぎはダメだよ

タンパク質｜大豆

赤ちゃんの筋肉や血液をつくる栄養素。大豆などの豆類から得られる植物性だけでなく、動物性のタンパク質もバランスよく摂りましょう。

その他の食材　大豆製品（豆乳・豆腐）、卵、乳製品、肉（豚肉など）、魚（タラなど）

カルシウム｜牛乳

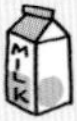
MILK

赤ちゃんの骨や歯をつくるために欠かせない栄養。ママのイライラ予防にも役立ちます。ビタミンDを一緒に摂ると吸収率が高まります。

その他の食材　煮干し、干しエビ、乳製品、イワシ、ごま、切り干し大根、モロヘイヤ

鉄分｜ひじき

妊娠中は血液量が増えるため、普段よりも多くの鉄分が必要。含有量の高いひじきなどを食事に取り入れ、意識的に摂取しましょう。

その他の食材　レバー、アサリ、ピュアココア、高野豆腐、きな粉、緑黄色野菜

食物繊維｜さつまいも

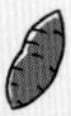

妊娠中の便秘の予防、改善に効果を発揮する栄養素。穀類や野菜が含む不溶性食物繊維と、果物などが含む水溶性の両方を摂りましょう。

その他の食材　こんにゃく、おから、干しシイタケ、そば、ゴボウ、バナナ、キウイ

葉酸｜枝豆

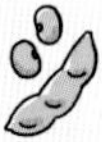

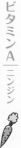

枝豆などの緑黄色野菜に多く含まれる葉酸は、ビタミンB群の一種。赤ちゃんの細胞分裂や正常な発育に必要となる、大切な成分です。

その他の食材　ブロッコリー、芽キャベツ、レバー、アスパラ、のり、ワカメ

ビタミンA｜ニンジン

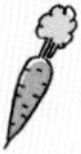

ママの免疫機能を高めて感染症を予防します。カロテンは体内でビタミンAに変わるので、カロテンが豊富な緑黄色野菜を摂りましょう。

その他の食材　レバー、シソ、モロヘイヤ、カボチャ、ほうれん草、春菊

ビタミンB群｜豚肉

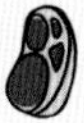

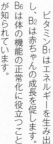

ビタミンB_1はエネルギーを生み出し、B_2は赤ちゃんの成長を促します。B_6は体の機能の正常化に役立つことが知られています。

その他の食材　B_1＝大豆・ウナギ・玄米　B_2＝納豆・レバー　B_6＝ニンニク・ピスタチオ

ビタミンC｜イチゴ

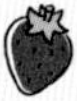

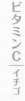

ウイルスの侵入を防ぎ、かぜを予防し、鉄分の吸収率を高める働きがあります。またコラーゲンの生成に役立ち、妊娠中の肌荒れを防ぎます。

その他の食材　赤ピーマン、アセロラ、キウイ、レモン、ゴーヤ、柿

ビタミンD｜しらす

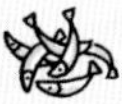

血中のカルシウム濃度を調整する作用があり、赤ちゃんの骨や歯の形成に関わるカルシウムの吸収率を高めます。ただし過剰摂取は禁物です。

その他の食材　干しシイタケ、キクラゲ、イワシ、鮭、サンマ、しめじ

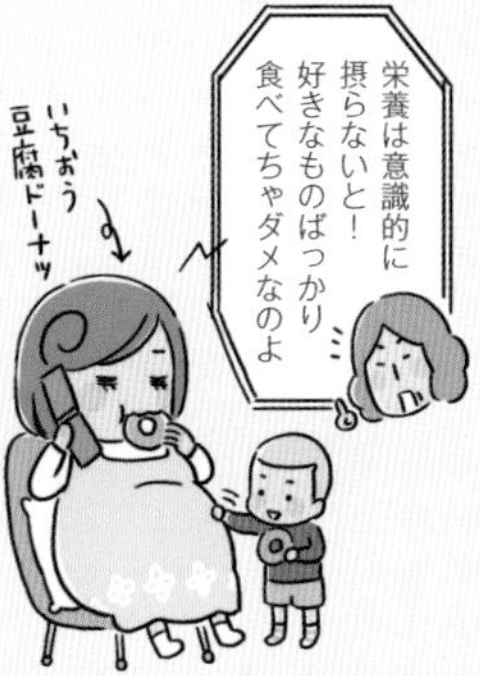
栄養は意識的に摂らないと！好きなものばっかり食べてちゃダメなのよ
いちおう豆腐ドーナツ

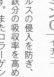

妊娠中に控えたい 食べもの・嗜好品

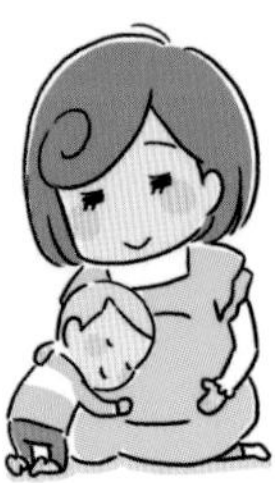

妊娠したら、おなかで育つ赤ちゃんのために控えたい食品や嗜好品がいくつかあります。いずれも赤ちゃんにとって悪影響を及ぼすもの。妊娠中はもちろん、授乳中も控えましょう。

カフェイン

妊娠中にカフェインを摂取すると、母体を通じて赤ちゃんにも伝わり、小さな体の負担になってしまいます。

リラックスのために飲みたい時は、コーヒー1日1～3杯までを目安に留めておきましょう。

カフェイン入りの飲み物

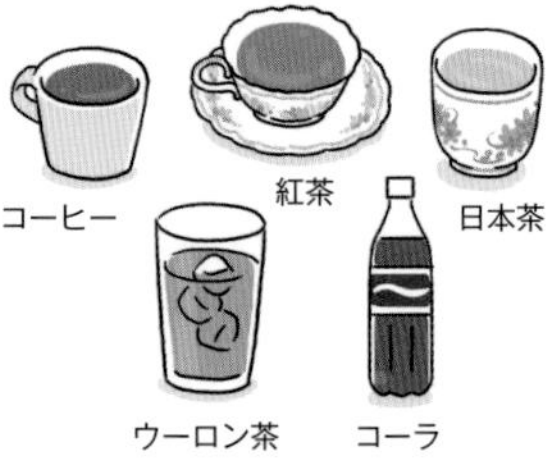
コーヒー
紅茶
日本茶
ウーロン茶
コーラ

ノンカフェイン＆
カフェインの少ない飲み物

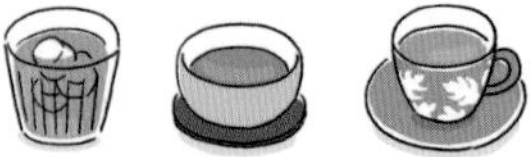

麦茶　番茶（三年番茶がおすすめ）　ルイボスティー

甜茶、玄米茶、杜仲茶、黒豆茶、タンポポ茶などもノンカフェイン＆カフェインの少ない飲み物です。

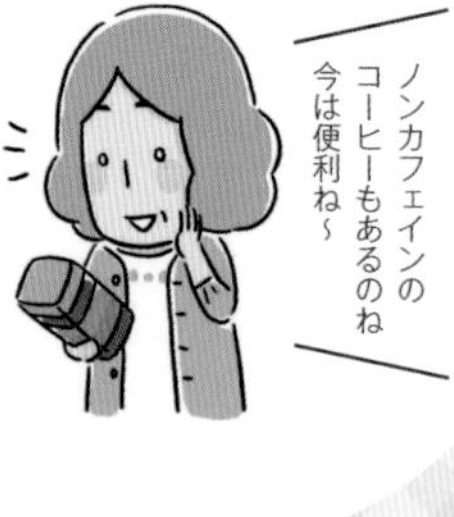
ノンカフェインのコーヒーもあるのね今は便利ね～

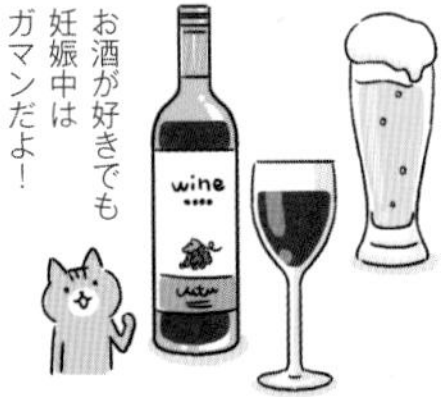
お酒が好きでも
妊娠中は
ガマンだよ！
wine

アルコール

アルコールの大量摂取は、胎児に障がいが起こる可能性もあります。妊娠中の飲酒は控えましょう。

ワインやビール1日1～２杯までなら胎児への影響は少ないといわれています。

塩分の過剰摂取

塩分の摂り過ぎは、妊娠高血圧症候群になる可能性が高くなります。妊娠前から濃い味が好きな人は、特に減塩料理を心がけましょう。

妊婦の塩分摂取量は1日10g 以下、できれば 7.5g 未満が適量といわれています。

調味料	塩分量
薄口しょうゆ	2.9g
濃口しょうゆ	2.6g
みそ	2.3g
とんかつソース	1.0g
トマトケチャップ	0.6g
マヨネーズ	0.3g
酢	0g

（大さじ１あたり）

※文部科学省『日本食品標準成分表 2020』

注意が必要な魚の例

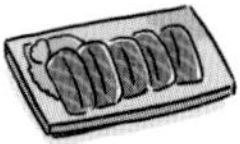

マグロ

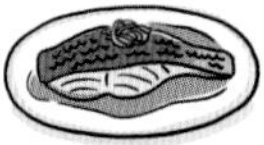

金目鯛

水銀

妊娠中に特定の魚を食べ過ぎると、胎児に水銀が蓄積され、悪影響を及ぼすといわれています。
（特定の魚を除き、魚介類の水銀量は低く健康には影響を及ぼしません）

妊娠中の摂取量の上限は、クロマグロなら刺身で１回 80g（１人前）として週１回まで。金目鯛は１週間に約 80g が目安（煮つけの場合）。

※厚生労働省『妊婦への魚介類の摂食と水銀に関する注意事項』

タバコ

ニコチンにより血管が収縮され、胎児に送られる栄養素が減少するので、赤ちゃんが低体重になってしまう可能性があります。また流産の危険性も高くなります。

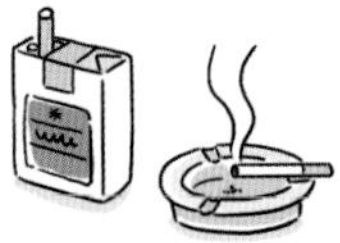

妊娠初期（1～4カ月）

血液をつくるために鉄分摂取を意識して

胎盤が形成される妊娠初期には、血液の材料となる鉄分やビタミンを十分に摂ることが必要。便秘になりやすいので、食物繊維も摂取しましょう。赤ちゃんの正常な発育に役立つ葉酸やタンパク質も忘れずに。体を冷やさぬよう、夏でも冷たいものは控えめにしましょう。つわりで食欲のないこの時期は、食べられる時に食べておくことも大切。

豆腐

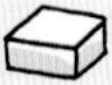

豆腐には大豆の良質なタンパク質が豊富に含まれています。消化吸収もいいので、妊娠中の食事にも取り入れやすい食材です。カルシウムやビタミンも含んでおり、妊娠初期に摂取したい葉酸も含んでいます。

レバー

妊娠中は胎盤の形成や胎児の発育のために、たくさんの血液が必要になります。そのため、レバーに含まれる豊富な鉄分の摂取が大切です。タンパク質やビタミンCと一緒に摂ると、吸収率が上がります。

ほうれん草

ほうれん草に含まれる葉酸は、赤血球をつくり、胎児の神経管閉鎖障害の発症リスクを軽減するといわれている成分です。そのほか、妊娠中に必要なカルシウム、カロテン、ビタミン、鉄分も多く含んでいます。

つわり予防に小分け食

妊娠初期は、つわりの時期でもあります。空腹時の吐き気を防ぐために、1回の食事を小分けにして食べるのも予防法の一つです。

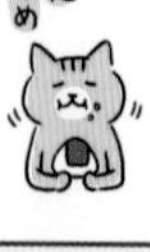

火を使わないヘルシーメニュー

豆腐とワカメのさっぱりサラダ

材　料　豆腐…1丁
ワカメ（乾燥）…大さじ2
カイワレ大根…お好みで
青ジソ…お好みで
ポン酢…大さじ2
ごま油…少々

作り方
1 ワカメは水につけて戻し、豆腐はひと口大に、カイワレ大根と青ジソは食べやすい大きさに切ります。
2 ボウルに **1** を入れ、ポン酢とごま油を加え、混ぜ合わせます。

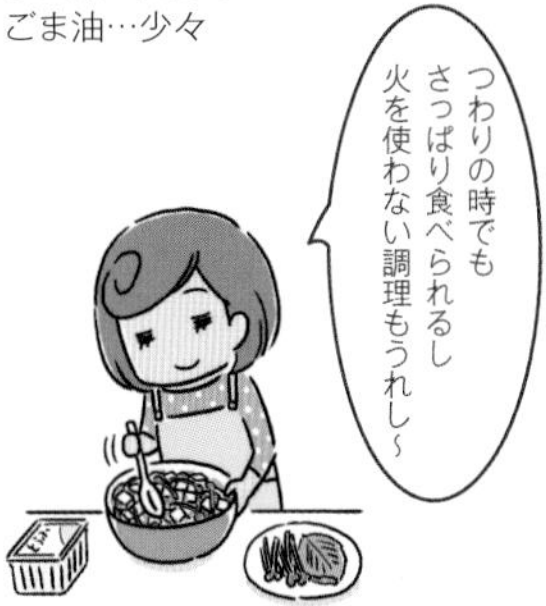
つわりの時でも
さっぱり食べられるし
火を使わない調理もうれし〜

妊娠初期に必要な葉酸、鉄分がたっぷり

ほうれん草のとろタマがけ

材　料　ほうれん草…1/2束
卵…1個
オイスターソース…大さじ1/2
油…適量

作り方
1 ほうれん草はさっとゆでて、水気を切り、食べやすい大きさに切ります。
2 卵にオイスターソースを加えて混ぜ合わせ、油を熱したフライパンで半熟のスクランブルエッグを作り、**1** にのせます。

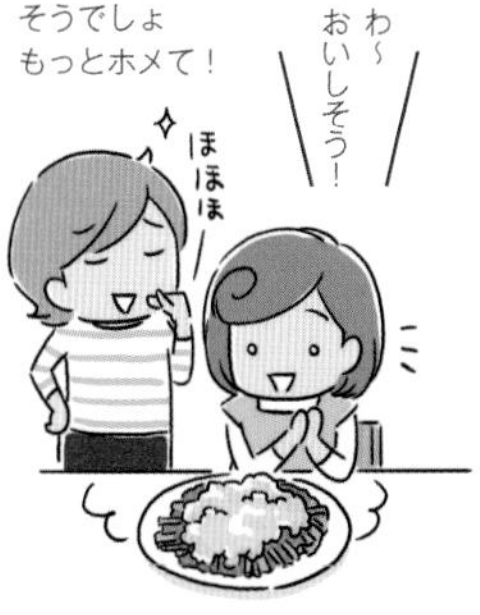
わ〜
おいしそう！
そうでしょ
もっとホメて！
ほほほ

妊娠中期（5～7ヵ月）

骨格形成に必要な栄養をしっかり補う

安定期に入り、つわりも治まって体調も回復してきます。食欲が増す時期ですが、スムーズなお産のためにも体重を増やし過ぎないように注意。栄養面では、赤ちゃんの骨格形成に役立つカルシウムやタンパク質を摂取し、引き続き鉄分も積極的に補給しましょう。高血圧予防のため、塩分の摂り過ぎにも気をつけて、薄味を心がけましょう。

干しエビ

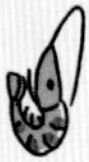

干しエビの豊富なタンパク質やカルシウムは、赤ちゃんの骨格や筋肉の形成には欠かせない栄養素。妊娠5ヵ月を過ぎると、赤ちゃんの骨格が発達してくるので、干しエビを料理に取り入れ、栄養補充しましょう。

タラ

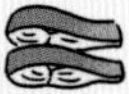

赤ちゃんの体をつくるタンパク質やカルシウムを含んでいるタラは、食欲が戻ってきた妊娠中期の妊婦さんに嬉しい低カロリー食品。淡白な味なので、塩分に気をつけながら、好みの味付けで食べましょう。

高野豆腐

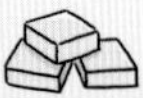

豆腐の栄養が凝縮されている高野豆腐は、豆腐の何倍ものタンパク質やカルシウムを含んでいます。妊娠中の貧血防止や赤ちゃんの成長に効果的な鉄分も多く、産後の早い回復や母乳の分泌にも効果を示します。

甘い果物にはご用心

体にいい果物でも、糖分が多いものには要注意。食べ過ぎると体重が増える原因に。妊娠中期は果物の摂り過ぎや間食に注意しましょう。

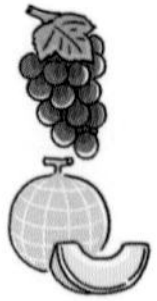

タンパク質たっぷり、カルシウムも！

タラのあったかおみそ汁

材　料　タラ…1 切れ
ネギ…適量
しめじ…適量
ショウガ（すりおろし）…大さじ 1/2
みそ…大さじ 2
だし汁…500mℓ（水に顆粒だしを加えたもので OK）

作り方

1 タラはひと口大に、ネギは斜め切りに、しめじは石づきを落として、小分けにします。

2 鍋にだし汁を沸かし、**1** を入れて煮ます。材料に火が通ったら、みそを溶かし入れ、ショウガも加えます。ひと煮立ちしたらできあがり。

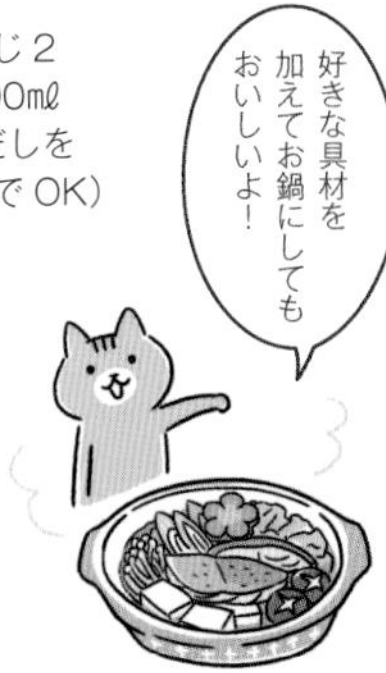
好きな具材を加えてお鍋にしてもおいしいよ！

妊娠中の貧血防止に

高野豆腐のから揚げ風

材　料　高野豆腐…2 個
片栗粉…適量
油…適量
A［しょうゆ…小さじ 2
酒・みりん…各小さじ 1
ショウガ・ニンニク（すりおろし）…各小さじ 1］

作り方

1 水で戻した高野豆腐はしっかり水気を絞って、ひと口大に切ります。

2 ボウルに A を入れ、混ぜてから **1** を加えて味をなじませます。片栗粉をまぶし、余分な粉をたたいて落とします。

3 フライパンに油を熱し、**2** をこんがり焼きます。

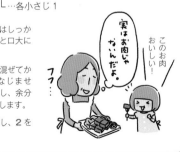

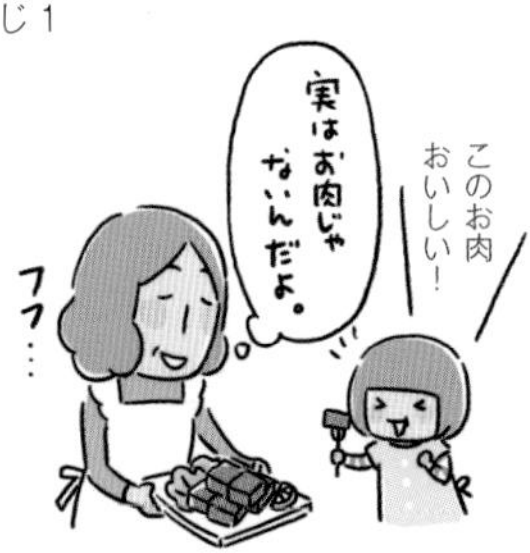
このお肉おいしい！
実はお肉じゃないんだよ。
フフ…

妊娠後期（8〜10ヵ月）

出産準備のために より栄養に気を配って

赤ちゃんがどんどん成長し、子宮が大きくなってくる時期です。それに伴い、胃が押し上げられ圧迫されるので、食欲不振や胸やけが起きることがあります。食べられる時に腹持ちのいいものを食べたり、分割して食べるなどして乗りきりましょう。分娩に向けて、鉄分とカルシウム、良質のタンパク質などの栄養摂取も必要です。

大豆

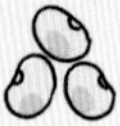

妊娠後期のタンパク質摂取は、成長する赤ちゃんのためだけでなく、産後の母体回復のためにも必要です。大豆は良質のタンパク質をはじめ、カルシウムや鉄分も含んでいるので、妊娠後期にはよい食材です。

アサリ

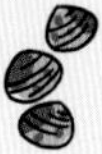

赤ちゃんの発育や胎盤の準備にたくさんの鉄分が使われるため、妊娠後期は鉄分が不足しがち。その鉄分を上手に補えるのがアサリです。水煮缶でも鉄分が摂れますので、食事にうまく取り入れましょう。

切り干し大根

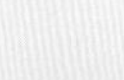

大根を細切りにして、天日干しにした切り干し大根。通常の大根に比べ栄養価値が高く、妊娠後期に摂取を心がけたいカルシウムも豊富です。妊娠高血圧症候群の予防にも効果的です。

妊娠中の食事のコツ

妊娠中は赤ちゃんやママの体づくりのために多くの栄養が必要。主食やおやつを増やすのではなく、主菜や副菜をしっかり食べることでカロリーオーバーを防ぎ、栄養も摂取できます。

タンパク質と鉄分が摂れるあったかメニュー

大豆とアサリのトマトスープ

材　料　大豆（水煮）…大さじ２
アサリ（水煮）
…大さじ２
トマト…１個
タマネギ…1/2 個
固形コンソメ…１個
水…400mℓ
塩・こしょう…少量

作り方　１ トマトは角切りに、タマネギは薄切りにします。

２ 鍋に水とコンソメを入れて火にかけ、**1** と大豆、アサリを入れて煮込みます。最後に塩・こしょうで味を調えます。

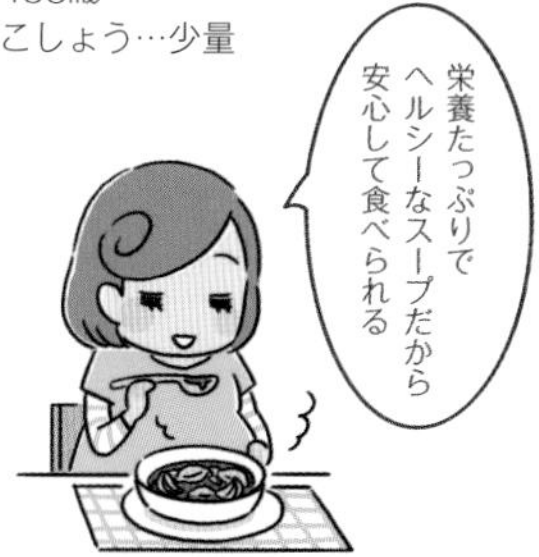
栄養たっぷりでヘルシーなスープだから安心して食べられる

さっぱりサラダでカルシウム補給

切り干し大根のサラダ

材　料　切り干し大根…50g
キュウリ…１本
A ┌ しょうゆ…大さじ１
　│ 酢…大さじ１
　│ みりん…大さじ１
　└ ごま油…大さじ１

作り方　１ 切り干し大根は水か湯につけて戻し、食べやすい大きさに切ります。キュウリは細切りに。

２ ボウルに A を入れ、混ぜ合わせます。**1** を加えてよく和えます。

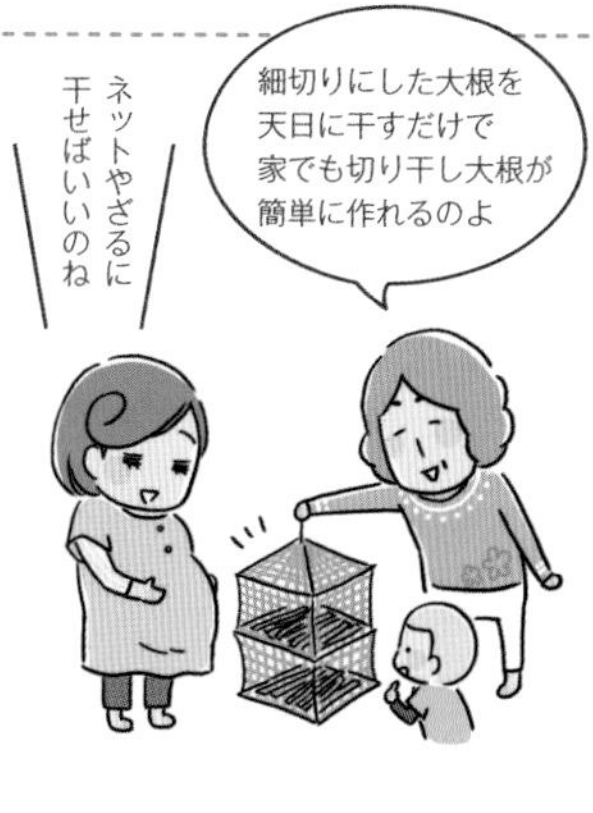
細切りにした大根を
天日に干すだけで
家でも切り干し大根が
簡単に作れるのよ
ネットやざるに干せばいいのね

妊娠中の食生活でアレルギーを防ぎたい

赤ちゃんのアレルギーを完全に予防する方法はいまだ見つかっていません。少しでもリスクを回避したいというママのために、効果的だといわれる食生活のポイントをまとめました。

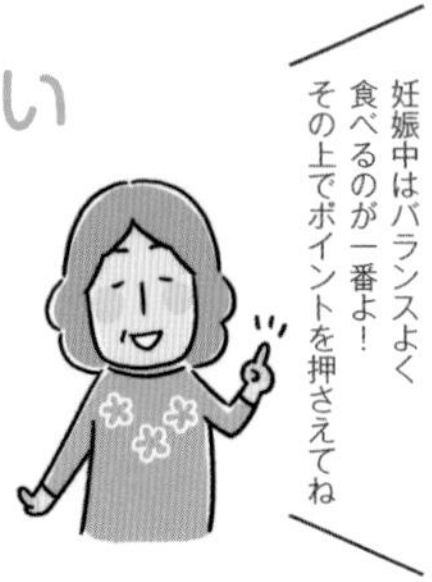
妊娠中はバランスよく
食べるのが一番よ！
その上でポイントを押さえてね

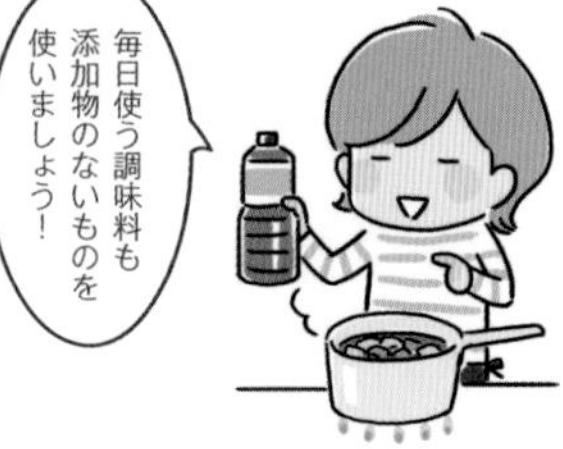
毎日使う調味料も
添加物のないものを
使いましょう！

食品添加物を避ける

加工食品の食品添加物（→ P52）は解明されていない作用が心配。妊娠中は特に、添加物を控えめにして、手作りの安心できるものを口にするようにしましょう。

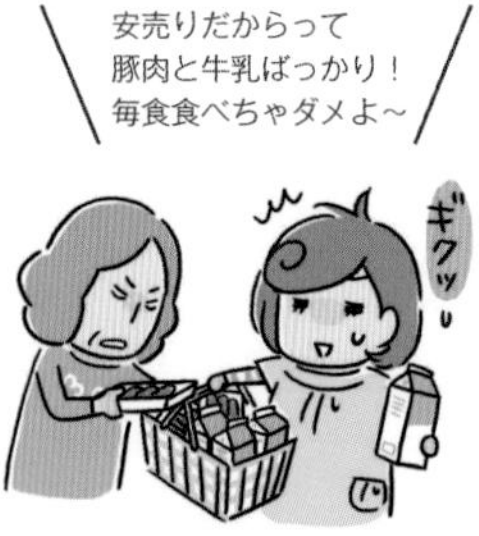
安売りだからって
豚肉と牛乳ばっかり！
毎食食べちゃダメよ～
ギクッ

同じものばかり食べない

妊娠中もバランスよく食べることが大切です。ローテーションでさまざまな食品を食べる回転食を心がけましょう。

ママの腸内環境を整える

腸内環境を整えることもアレルギー予防に効果的だといわれています。妊娠中は食物繊維や乳酸菌、オリゴ糖を積極的に摂り、便秘や下痢を予防しましょう。

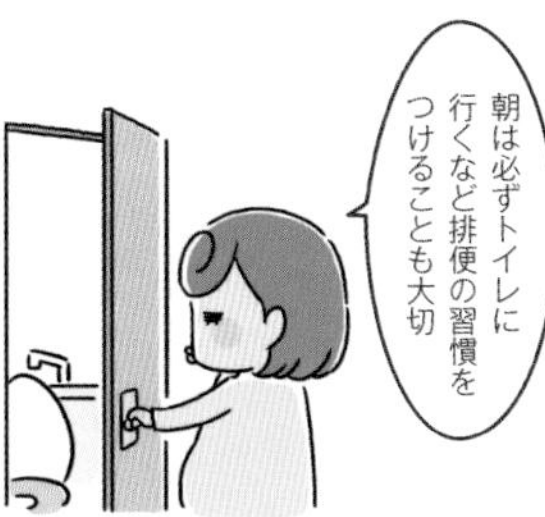
朝は必ずトイレに
行くなど排便の習慣を
つけることも大切

加熱調理を心がける

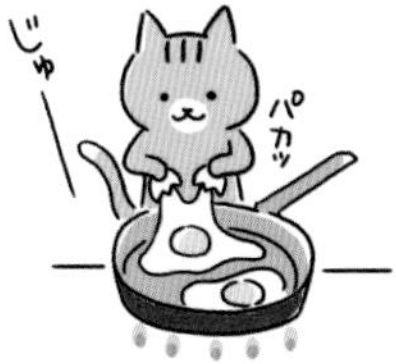
じゅー
パカッ

消化に負担のかかる魚や肉は加熱して食べるのがおすすめです。卵、牛乳、豆などアレルゲンになる可能性のある食品も加熱して食べましょう。

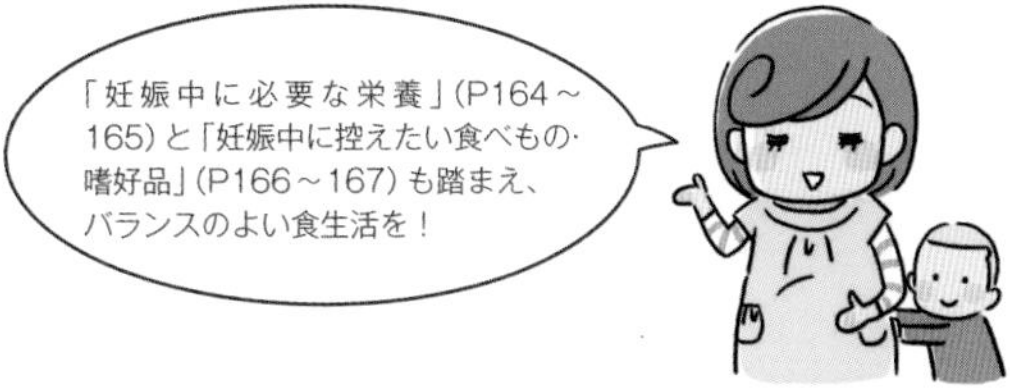
「妊娠中に必要な栄養」(P164～165)と「妊娠中に控えたい食べもの・嗜好品」(P166～167)も踏まえ、バランスのよい食生活を！

※妊娠中に特定の食品を食べないようにする除去食は、現在妊婦さんへの悪影響が指摘されています。ママ自身がアレルギーでない限り、自己判断で偏った食生活を送らないようにしましょう。

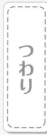

つわり

酸味や薬味を加えて食べられる時に食べる

妊娠初期にあらわれるむかつきや吐き気などのつわりの症状。特に、空腹時に気分が悪くなるので、食べられる時に食べて、空腹を避けることが予防につながります。食欲増進効果のある酸味がきいた食品や薬味を料理に加えると、食欲のない時でも食べやすくなります。また、嘔吐すると水分とミネラルが失われるので、こまめに補給しましょう。

梅

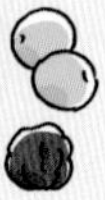

梅には吐き気を緩和する働きがあり、つわりに効果的。気分が悪く、食欲が落ちている時でも酸味が食欲を増進させます。梅干しをおにぎりの具にしたり、梅干しの果肉を料理に使いましょう。

ショウガ

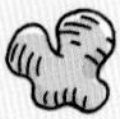

胃腸の働きを整え、消化吸収をよくするショウガはつわりによる食欲不振に有効。体を温める作用もあり、さっぱりした風味で食欲も増します。少量でも効果があるので、食べ過ぎないように注意しましょう。

食欲を促し空腹を防ぐ

ショウガとバナナのスムージー

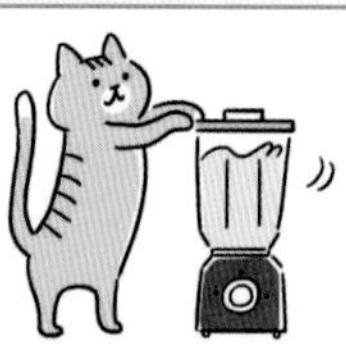

材　料　ショウガ(すりおろし)…小さじ1　バナナ…1本　豆乳…200㎖

作り方　1 材料すべてをなめらかになるまでミキサーにかけます。
※お好みでメープルシロップなどで甘味を加えましょう。

食べ合わせ　ショウガ+バナナ
バナナのビタミンB6にもつわりの症状を軽減する効果あり。

むくみ

食事の塩分量を見直し カリウムを摂取して

妊娠中は赤ちゃんに血液を与えるため、血液量が増加し、むくみやすくなります。むくみが気になったら、まず料理の塩分量を見直しましょう。塩分を減らすことで症状が緩和する場合もあります。体内から塩分を排出するには、カリウムを含む食品も効果的です。また、血液循環を悪くする冷えや運動不足も大敵です。

昆布

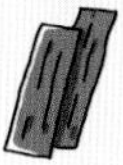

豊富に含まれるカリウムが体内のミネラルバランスを調整し、塩分を排出して、むくみをやわらげます。また、昆布に含まれるヨードは、新陳代謝をよくして、むくみの原因の一つである冷えを防ぎます。

小豆

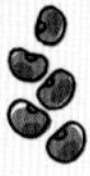

むくみに効果を発揮するカリウムと、同じく利尿作用があり、むくみに有効なサポニンを含んでいます。小豆はあんこなど甘い料理が代表的ですが、妊娠中にはお粥（→P47）に入れるなど甘さを抑えた調理もおすすめ。

カリウムがむくみを解消

昆布とニンジンの煮物

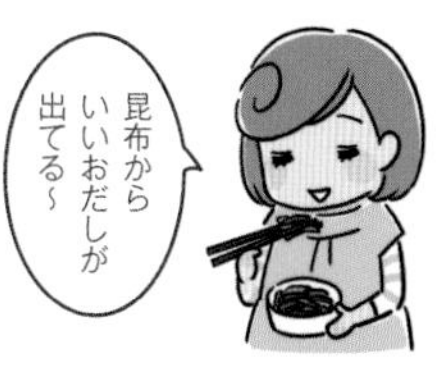

材　料　切り昆布…70g
ニンジン…1/3本
めんつゆ（濃縮）…大さじ1

作り方
1 切り昆布は食べやすい長さに、ニンジンは細切りにします。
2 鍋に1とめんつゆを入れ、材料がかぶるくらいの水を加えて、味が染みるまで煮ます。

便秘

水溶性と不溶性の食物繊維を摂って解消

妊娠中期から後期にかけて、子宮が大きくなり腸が圧迫されることや、ホルモンの影響で便秘がちになります。改善には、整腸作用のある食物繊維と乳酸菌、オリゴ糖が有効。食物繊維は水溶性、不溶性の両方を摂るとより効果的です。

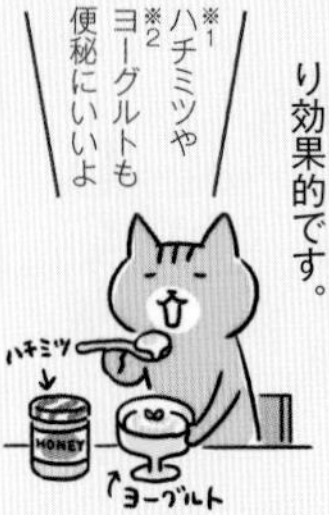
※1ハチミツや
※2ヨーグルトも
便秘にいいよ
ハチミツ
HONEY
ヨーグルト

こんにゃく

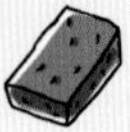

グルコマンナンと呼ばれる食物繊維が豊富。この成分は腸に入ると水分を吸収してふくらみ、便をやわらかくして老廃物を排出する働きがあります。低カロリーなので、体重管理が必要な妊娠時でも安心。

マイタケ

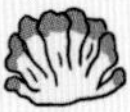

マイタケに含まれる豊富な不溶性食物繊維はβ-グルカンといい、腸内の有用菌を増やして便秘を改善します。ただし、大量に食べ過ぎないように注意しましょう。1日の食物繊維摂取量の目安は17g以上です。

食物繊維が便秘に効く

こんにゃくとマイタケのきんぴら

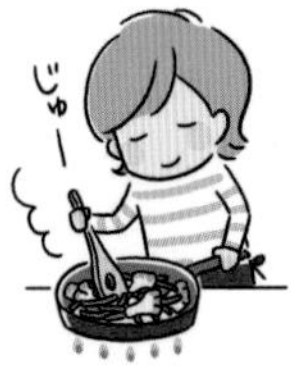
じゅー

材　料　こんにゃく…1パック
マイタケ…1株
ごま油…大さじ1
A　しょうゆ…大さじ2
みりん…大さじ2
酒…大さじ1

作り方
1 こんにゃくは下ゆでして細切りに、マイタケはひと口大にほぐします。
2 フライパンにごま油を熱し、1を入れ、Aを加えて炒めます。

貧血

貧血になりやすい時期 鉄分は十分に補って

多くの血液が必要な妊娠中は、貧血になりやすい状態が続きます。貧血が進行すると倦怠感や動悸や息切れなどの症状があらわれることも。予防・改善には、さまざまな食べものから鉄分を摂取すること。その際にビタミンCを一緒に摂ることで鉄分の吸収率が高まります。

アサリ

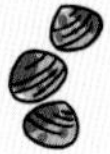

アサリは鉄分が豊富なので、鉄分が不足しやすい妊娠中の貧血対策におすすめの食材です。昔から、むくみを取る効果があるともいわれており、むくみ予防も期待できます。おみそ汁などに入れて摂取しましょう。

ひじき

栄養価の高いひじきは鉄分をはじめ、カルシウム、カリウム、カロテンの含有量が高く、貧血予防に効果的。不足しがちな鉄分を炒め煮などで補給しましょう。食物繊維も豊富なので便秘予防にもなります。

鉄分補給で貧血予防

ふわふわアサリオムレツ

材　料　アサリ（水煮）…30g
卵…1個

作り方　1 卵を溶きほぐし、アサリを混ぜます。
2 フライパンに油を熱し、1を流し入れてオムレツを作ります。

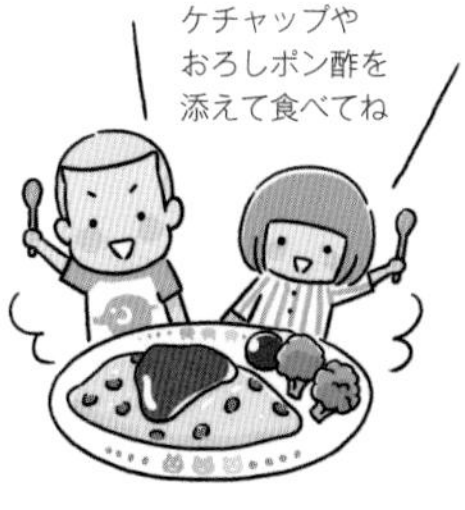
ケチャップや
おろしポン酢を
添えて食べてね

妊娠高血圧症候群の予防

高タンパク低カロリー 塩分を抑えて予防

主に妊娠後期に高血圧やタンパク尿、むくみなどの症状があらわれることを妊娠高血圧症候群といいます。お産や産後の体調にも影響を及ぼすため、医師の指示に基づき、適切な運動・食事を心がけましょう。高ビタミン、カルシウム、カリウム、魚油、マグネシウムを積極的に摂り、高タンパク低カロリー、塩分を抑えた食事が予防に役立ちます。

じゃがいも

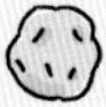

じゃがいもに含まれる豊富なカリウムが体内のナトリウムを排出し、血圧を下げる働きをして、高血圧を予防します。また利尿作用の効果がむくみを防ぎます。カリウムは熱に強く、加熱しても破壊されません。

カレイ

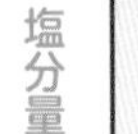

良質なタンパク質が多く低カロリーなので、妊娠高血圧症候群予防として妊婦さんに最適な食品です。煮付けや塩分を控えめにした塩焼きなど、体重を増やし過ぎないヘルシーな調理法を心がけましょう。

しらす

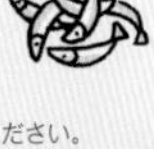

カルシウムが豊富で高血圧を予防・改善する作用があります。カルシウムの吸収率を高めるために、ビタミンDを含むきのこ類と食べるのが有効。塩分が多いので湯ざらし後に摂取を。

塩分量の上限は？

妊娠高血圧症候群予防には、塩分を控えた食事が有効。予防のためには、塩分量を1日10g以下に抑えなくてはいけません。症状の兆候がある場合は、1日7～8gに抑える必要があります（症状により医師に要相談）。

※妊娠高血圧症候群と診断されたら、病院にて医師の指示に従い、栄養指導を受けてください。

カリウム摂取で血圧調整

ほっこり粉ふきいも

材　料　じゃがいも…1 個
塩・こしょう…少量

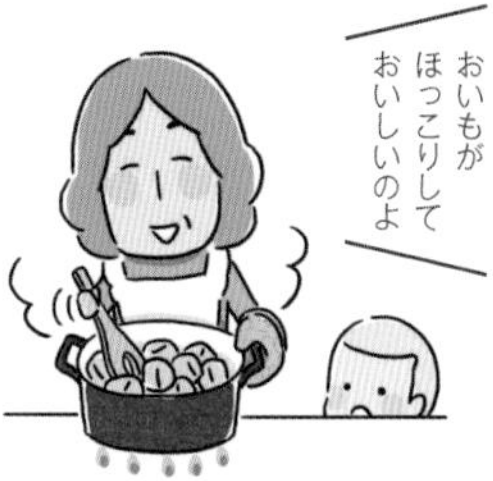
おいもが
ほっこりして
おいしいのよ

作り方
1 じゃがいもは皮をむいて、2～4 等分に切り、さっと水にさらします。
2 鍋に水切りした 1 を入れ、かぶるくらいの水を加えて、やわらかくなるまでゆでます。
3 2 の湯を捨てて水気を切り、再び火にかけます。粉が吹くまで水分をとばし、塩･こしょうをかけます。

カルシウムで高血圧予防

しらすときのこのおろし和え

材　料　しらす（湯ざらし）…大さじ 1
きのこ（シイタケ、マイタケなど）…適量
大根（すりおろし）…1/5 本
ポン酢…お好みで

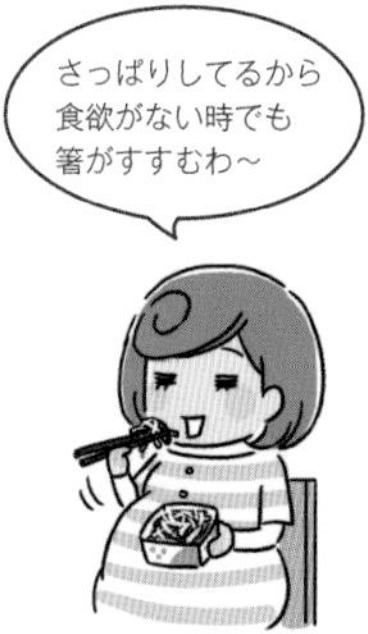
さっぱりしてるから
食欲がない時でも
箸がすすむわ～

作り方
1 きのこは食べやすい大きさにして、油を使わずにフライパンで軽く焼きます（焼き網で焼いても OK）。
2 器に水気を切った大根のすりおろしを入れ、その上に 1 としらすを盛りつけて、ポン酢をかけます。

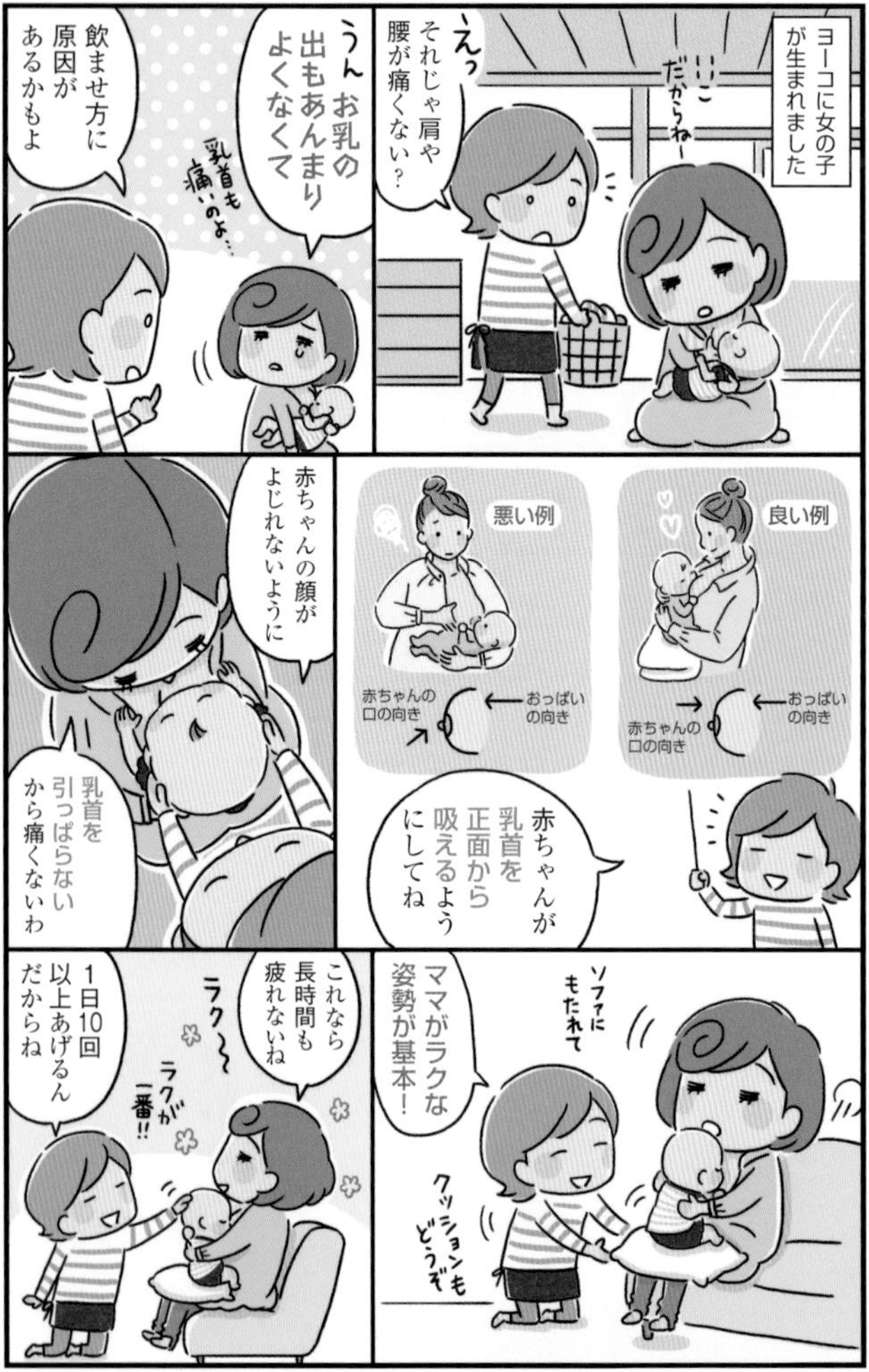
ヨーコに女の子が生まれました
いいこだからね～
えっ それじゃ肩や腰が痛くない？
うん お乳の出もあんまりよくなくて
乳首も痛いのよ…
飲ませ方に原因があるかもよ
良い例
おっぱいの向き
赤ちゃんの口の向き
悪い例
赤ちゃんの口の向き
おっぱいの向き
赤ちゃんが乳首を正面から吸えるようにしてね
赤ちゃんの顔がよじれないように
乳首を引っぱらないから痛くないわ
ソファにもたれて
ママがラクな姿勢が基本！
クッションもどうぞ
これなら長時間も疲れないね
ラク～
ラクが一番!!
1日10回以上あげるんだからね

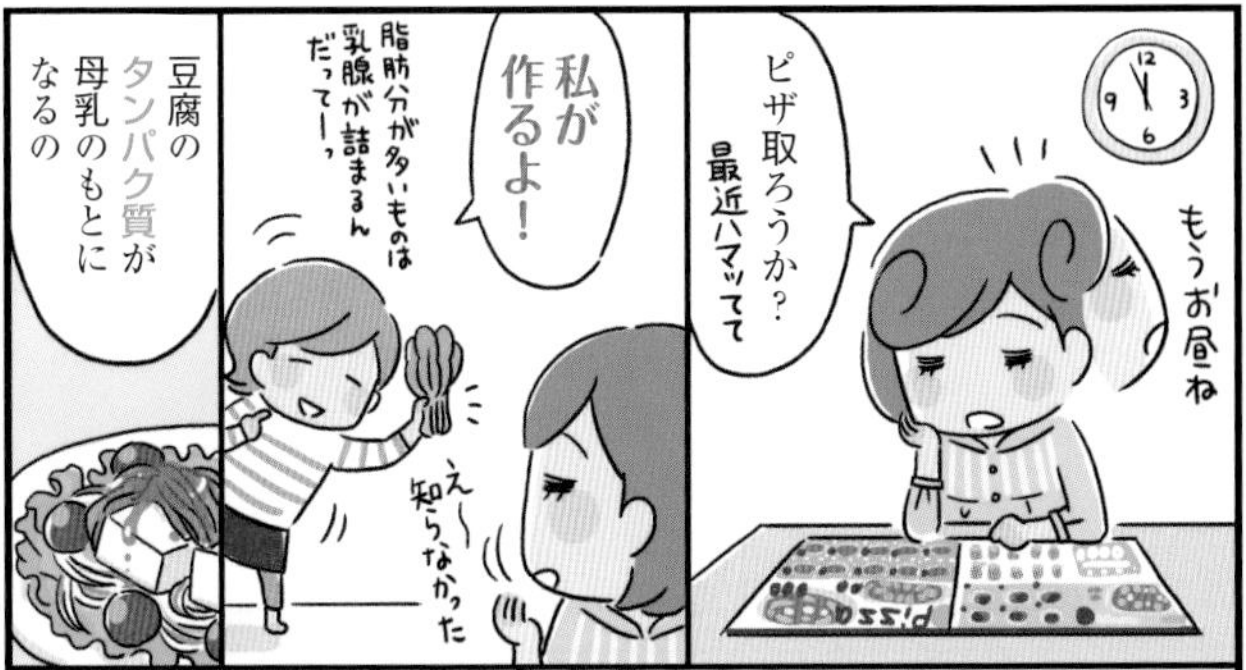
もうお昼ね
ピザ取ろうか？
最近ハマってて
私が作るよ！
脂肪分が多いものは乳腺が詰まるんだってーっ
えー 知らなかった
豆腐のタンパク質が母乳のもとになるの

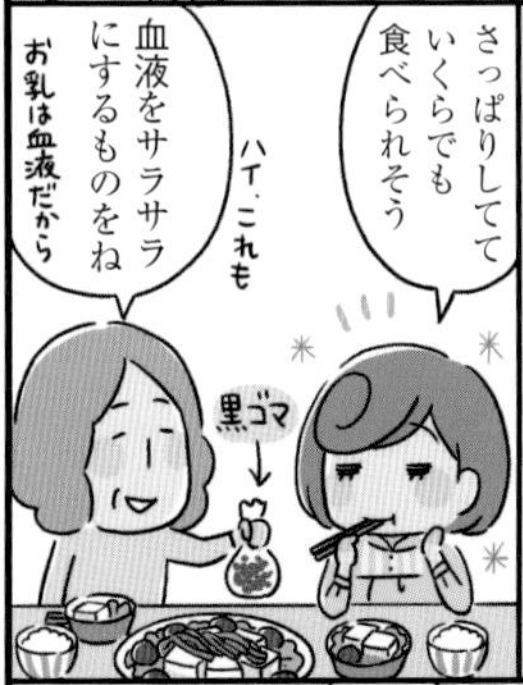
さっぱりしてていくらでも食べられそう
ハイ、これも
黒ゴマ
血液をサラサラにするものをね
お乳は血液だから

豆腐と小松菜の蒸し野菜

【材料】
・豆腐…1/2 丁 ・小松菜…100g ・レタス…適量
・タマネギ…1/4 個 ・ミニトマト…4 個
A ┌しょうゆ…大さじ 2
　 └酢・柑橘果汁（ゆずなど）…各大さじ 1

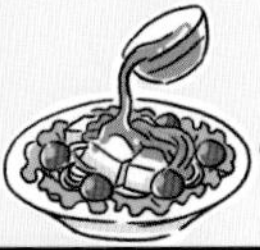

【作り方】①ひと口サイズにした豆腐、小松菜、レタス、薄切りにしたタマネギ、ミニトマトを蒸し器で蒸します。
②器に①を盛りつけ、A をよく混ぜ合わせてかけます。

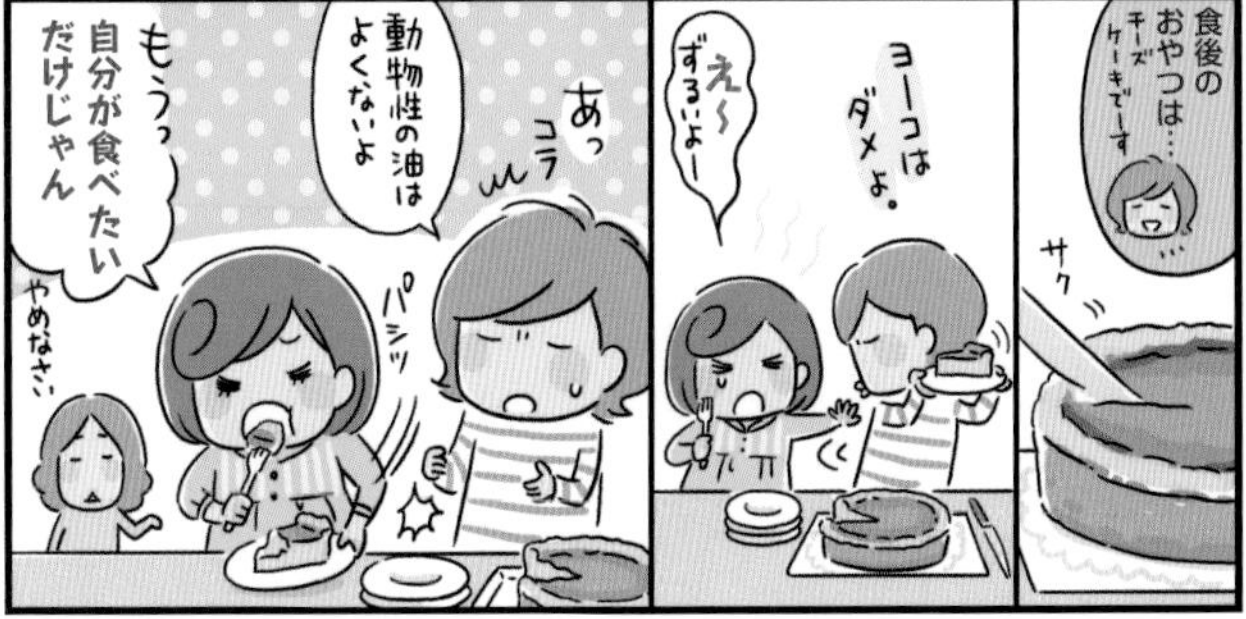
食後のおやつは…チーズケーキでーす
サク
ヨーコはダメよ。
えー ずるいよー
あっ コラ
動物性の油はよくないよ
パシッ
もうっ 自分が食べたいだけじゃん
やめなさい

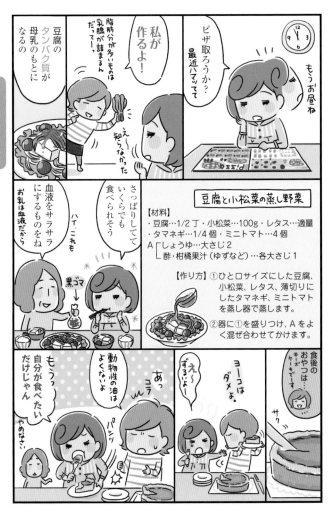

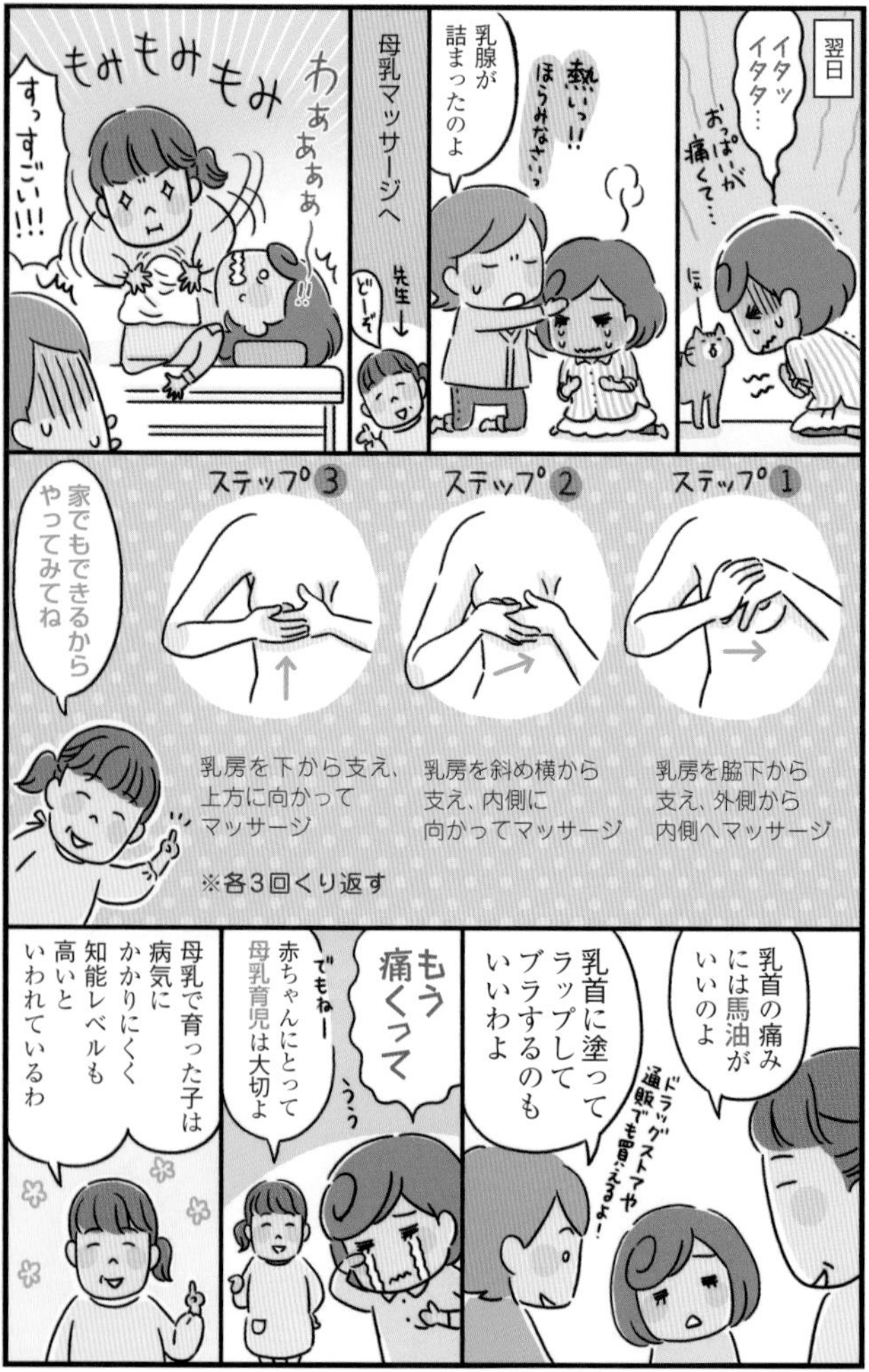
翌日
イタッ イタタ…
おっぱいが痛くて…
にゃ
乳腺が詰まったのよ
熱いっ!!
ほらみなさいっ
母乳マッサージへ
先生↓
どーぞ
わぁぁぁぁ~!!
もみもみもみもみ
すっすごい!!!
ステップ1
乳房を脇下から支え、外側から内側へマッサージ
ステップ2
乳房を斜め横から支え、内側に向かってマッサージ
ステップ3
乳房を下から支え、上方に向かってマッサージ
※各3回くり返す
家でもできるからやってみてね
乳首の痛みには馬油がいいのよ
ドラッグストアや通販でも買えるよ!
乳首に塗ってラップしてブラするのもいいわよ
もう痛くって
うぅ
でもねー
赤ちゃんにとって母乳育児は大切よ
母乳で育った子は病気にかかりにくく知能レベルも高いといわれているわ

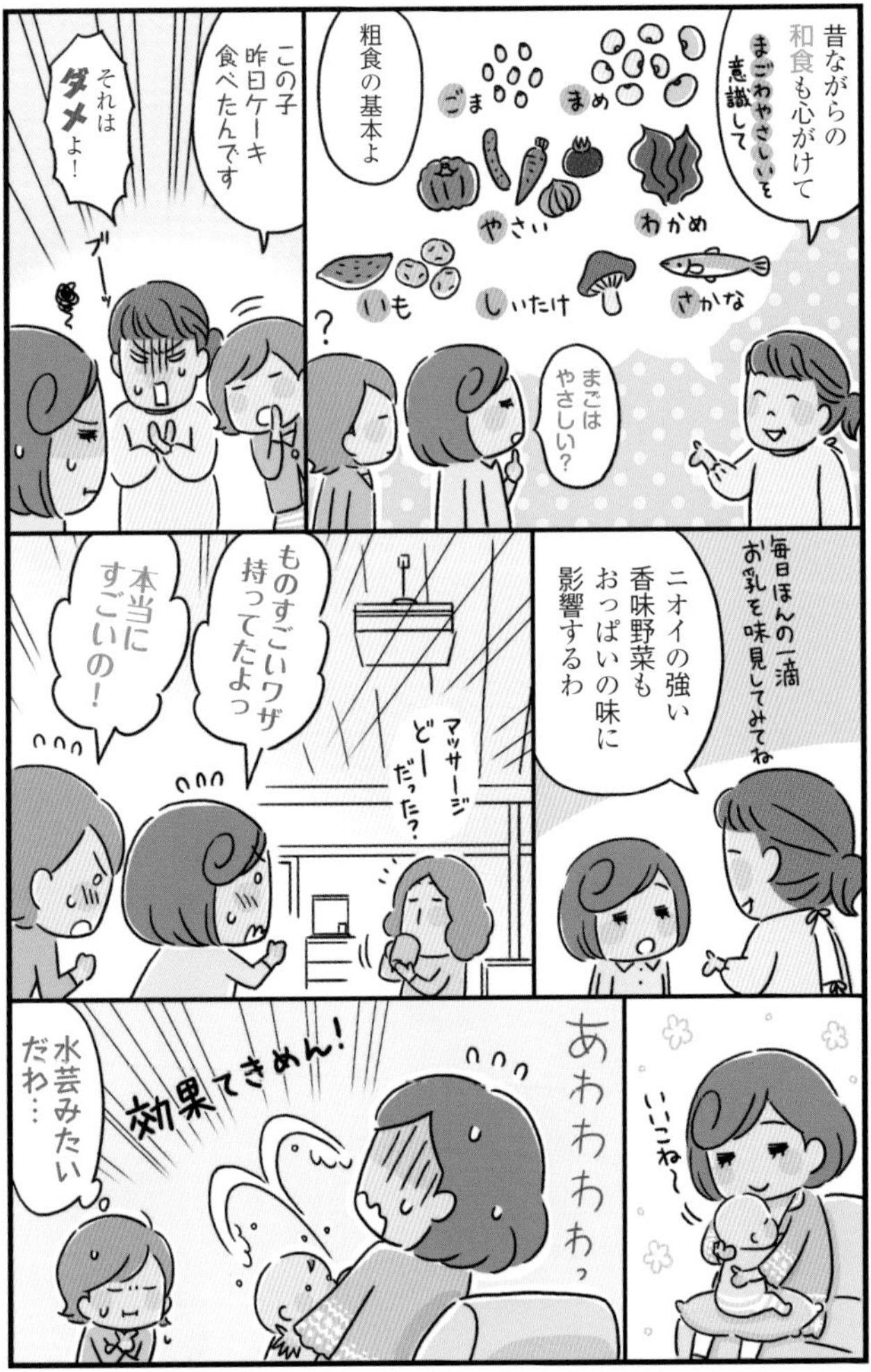
昔ながらの和食も心がけて まごわやさしいを意識して
まめ
ごま
わかめ
やさい
さかな
しいたけ
いも
粗食の基本よ
?
まごはやさしい?
この子昨日ケーキ食べたんです
それはダメよ!
ブーッ
毎日ほんの一滴お乳を味見してみてね
ニオイの強い香味野菜もおっぱいの味に影響するわ
マッサージどーだった?
ものすごいワザ持ってたよっ
本当にすごいの!
いいこね〜
あわわわわっ
効果てきめん!
水芸みたいだわ…

授乳中に必要な栄養

赤ちゃんの健康は
ママの食事から

母乳には免疫抗体など、赤ちゃんに必要な成分が凝縮されています。そのため、母乳で育つと病気にかかりにくいといわれています。授乳中は特定の食品を過剰摂取せず、偏りなく食べることが重要。母乳に必要なカルシウム、タンパク質、鉄分、ビタミン類は特に不足しないように。赤ちゃんの健康はママの体調を整えることからはじまります。

カルシウム｜干しエビ

授乳で使われるカルシウムを補うために、含有量が高い干しエビを摂取しましょう。一度にたくさん食べるより、小分けにして食べましょう。

その他の食材　ひじき、エンドウ豆、ごま、ワカメ、昆布、イワシ、乳製品

タンパク質｜カボチャの種

授乳中の体力をつくるには、タンパク質が必要。カボチャの種は高タンパクでミネラル分も豊富。ローストして塩をふれば、おつまみのよう。

その他の食材　豚肉、鶏肉、卵、干しエビ、大豆、大豆製品（豆腐・納豆）

鉄分｜ココア

母乳はママの血液からつくられます。ピュアココアには、血液の生成に役立つ鉄分が含まれます。鉄欠乏になりやすい産後は特に、鉄分補充を。

その他の食材　ひじき、アサリ、大豆、レンズ豆、きな粉、高野豆腐

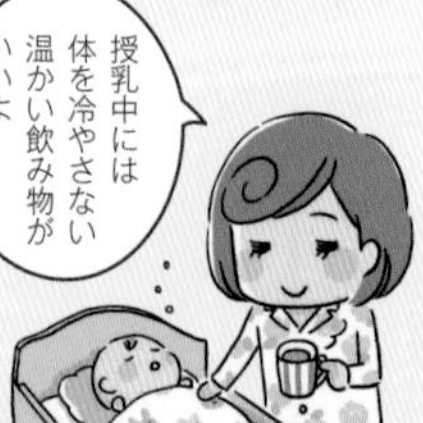
授乳中には体を冷やさない温かい飲み物がいいよ

授乳中の水分補給には、ノンカフェインの飲み物がおすすめ（→P166）。

ビタミンA｜ニンジン

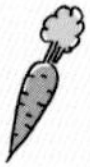

ニンジンに含まれるビタミンAは産後の体の回復に役立ち、授乳中のママの体調を整えます。体内でビタミンAに変わるカロテンも有効。

その他の食材 のり、ワカメ、モロヘイヤ、シソ、ほうれん草、カボチャ、高菜

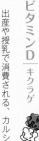

ビタミンD｜キクラゲ

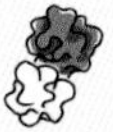

出産や授乳で消費される、カルシウムの吸収を助けるのがビタミンDです。キクラゲにはカリウムなどのミネラルも含まれます。

その他の食材 しらす、鮭、マイタケ、干しシイタケ、アユ、サンマ

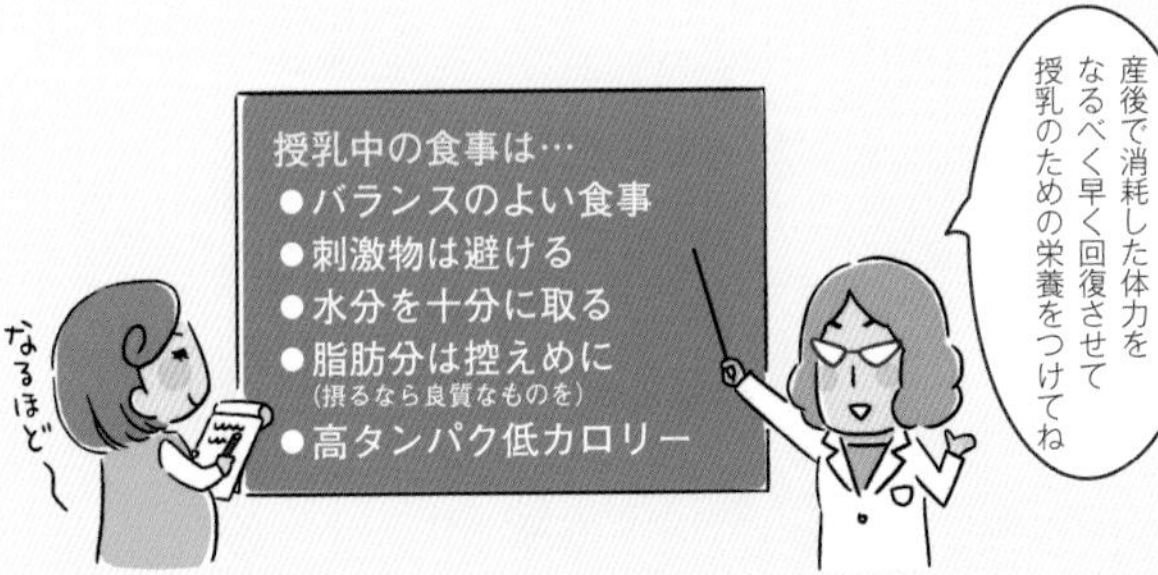
産後で消耗した体力をなるべく早く回復させて授乳のための栄養をつけてね
授乳中の食事は…
●バランスのよい食事
●刺激物は避ける
●水分を十分に取る
●脂肪分は控えめに
(摂るなら良質なものを)
●高タンパク低カロリー
なるほど～

授乳中に必要な栄養素

授乳中は非妊娠時よりも多くのエネルギーと栄養が必要。良質な母乳をつくり、十分に母乳を分泌するためには、バランスのとれた食事が大切なのです。

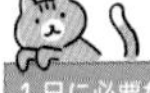

《必要な栄養素の一例》

1日に必要なエネルギー	非妊娠時 1700kcal	授乳中 2050kcal（+350）
カルシウム	650mg	650mg
鉄分	6.5mg	9.0mg（+2.5）
タンパク質	50g	70g（+20）
ビタミンA	650μgRAE	1100μgRAE（+450）
ビタミンD	8.5μg	8.5μg

※厚生労働省『日本人の食事摂取基準 2020』
（身体活動レベルが低い18～29歳女性）

母乳不足

ホルモン分泌を促し
母乳をつくる栄養を

母乳が十分に出ない原因は乳腺や乳管の発達不全、栄養不足、ママのメンタルなどが影響しているといわれています。カルシウム、鉄分、タンパク質といったさまざまな栄養素をまんべんなく摂ることで改善する場合も。また、ビタミンEなど造血効果のある食品もおすすめ。赤ちゃんに乳首を吸ってもらうのもママのホルモン分泌を促すので有効です。

小松菜

母乳をつくるために必要なビタミンAを豊富に含んでいます。また、赤ちゃんの頭蓋内出血を防ぐビタミンKも摂取できます。ビタミンCも得られるので、ママの肌荒れ予防にも効果的です。

ごま

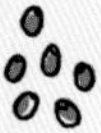

ごまに含まれるビタミンEが母乳のもととなる血液をつくります。小さい粒の中には、カルシウムや鉄分、タンパク質などの栄養素がたくさん。ごまは炒ってから、すりつぶして使うのが効果的です。

タンポポの根

タンポポの根には、母乳の分泌を促す効果があるといわれ、民間療法として伝わっています。最近ではタンポポの根を原料にした、タンポポ茶なども販売されているので、市販品を利用するのもいいでしょう。

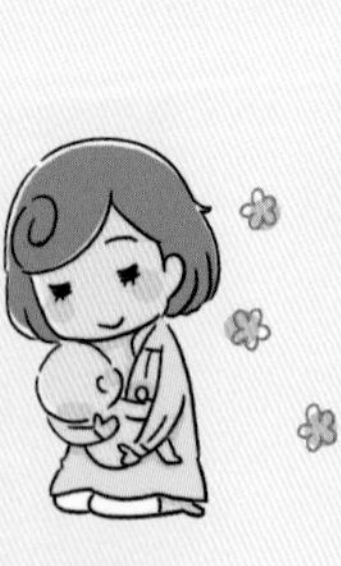

授乳はママと赤ちゃんの大切なスキンシップの時間

母乳の分泌を促す栄養分がいっぱい

小松菜と厚揚げの煮びたし

材　料　小松菜…1束
厚揚げ…1丁
ショウガ(すりおろし)…小さじ1
A　しょうゆ…大さじ2
　　みりん…大さじ2
　　だし汁…400mℓ

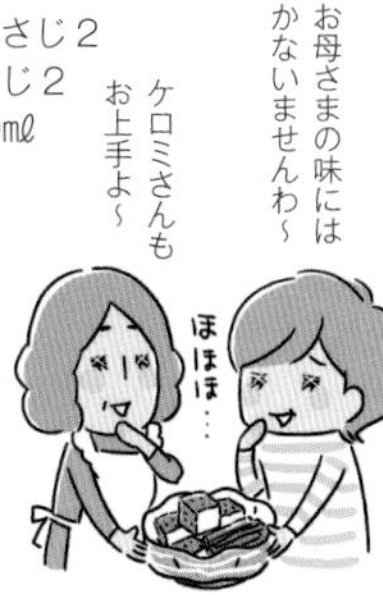
お母さまの味にはかないませんわ〜
ケロミさんもお上手よ〜
ほほほ…

作り方　1 厚揚げに湯をかけ、油抜きをします。厚揚げと小松菜はそれぞれ食べやすい大きさに切ります。

2 鍋にショウガとAを入れ、火にかけます。厚揚げを入れて味がしみるまで煮たら、小松菜を加え、さっと煮ます。

食べ合わせ
小松菜＋厚揚げ

小松菜の鉄分やカルシウムに加え、厚揚げのタンパク質が母乳をつくるのに効果的。

血液循環をよくするビタミンEたっぷり

ごまとヨーグルトのデザート

材　料　ごま…大さじ1
ヨーグルト※2…150g
メープルシロップ(または砂糖)…お好みで

作り方　1 ごまはフライパンでから炒りして、すり鉢ですりつぶします。

2 ヨーグルトを器に盛り、ごまとメープルシロップをかけ、よく混ぜ合わせます。

ごまは白ごまでも黒ごまでもOK

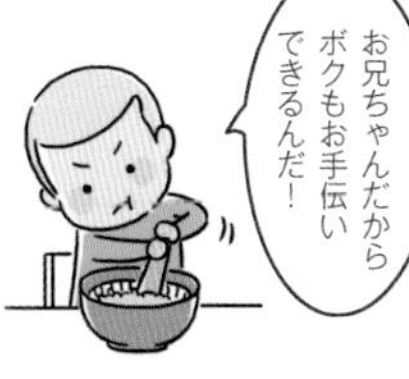
お兄ちゃんだからボクもお手伝いできるんだ！

食べ合わせ
ごま＋ヨーグルト※2

母乳に必要なカルシウムたっぷりのヨーグルトとごまを一緒に食べて相乗効果。

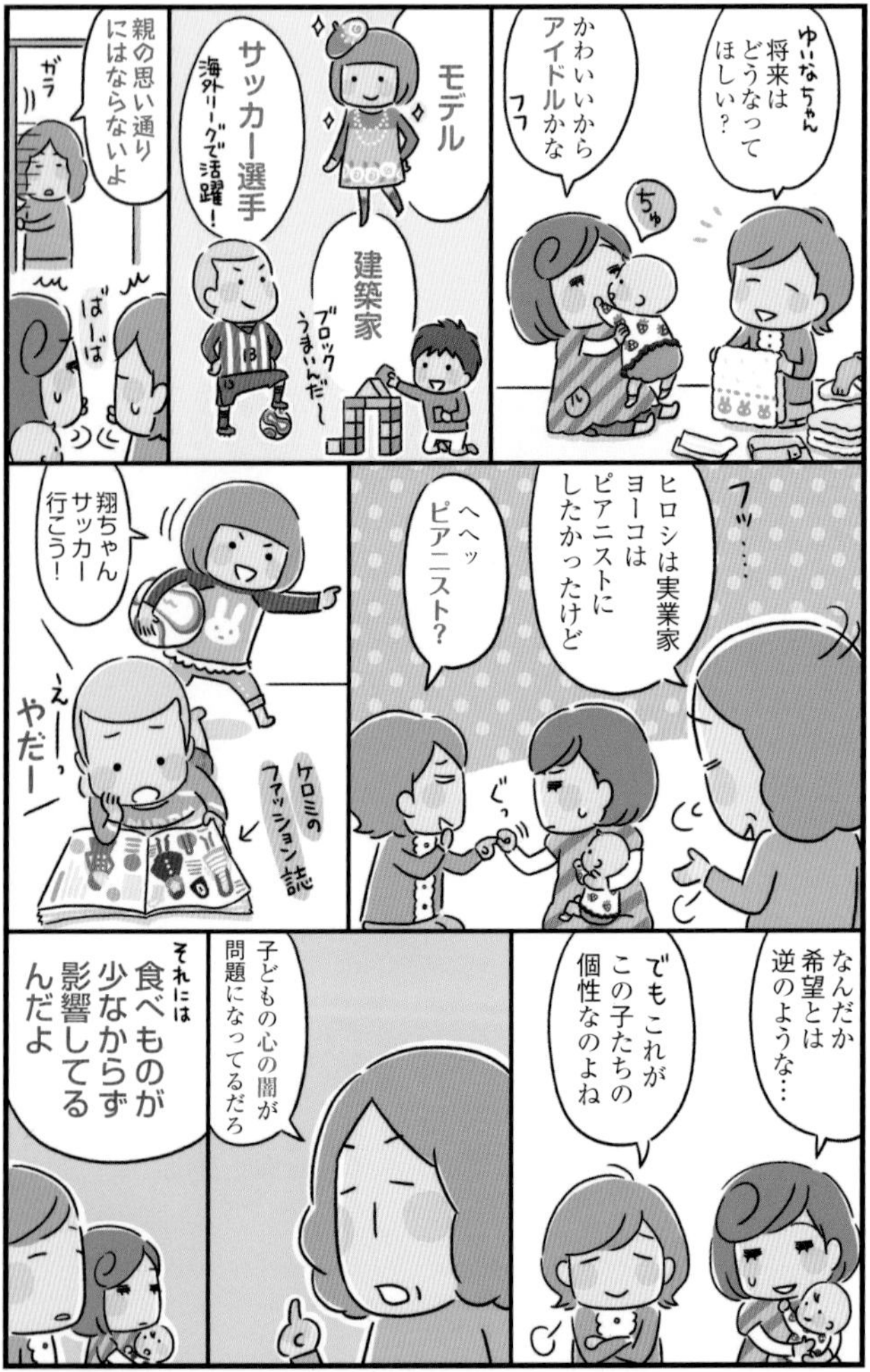
ゆいなちゃん 将来は どうなって ほしい？
かわいいから アイドルかな
フフ
ちゅ
モデル
サッカー選手
海外リーグで活躍！
建築家
ブロックうまいんだし
親の思い通りにはならないよ
ガラ
ばーば
フッ…
ヒロシは実業家 ヨーコはピアニストにしたかったけど
へヘッ ピアニスト？
ぐっ
翔ちゃん サッカー 行こう！
えーーっ やだー
ケロミのファッション誌
なんだか希望とは逆のような…
でもこれがこの子たちの個性なのよね
子どもの心の闇が問題になってるだろ
それには 食べものが少なからず影響してるんだよ

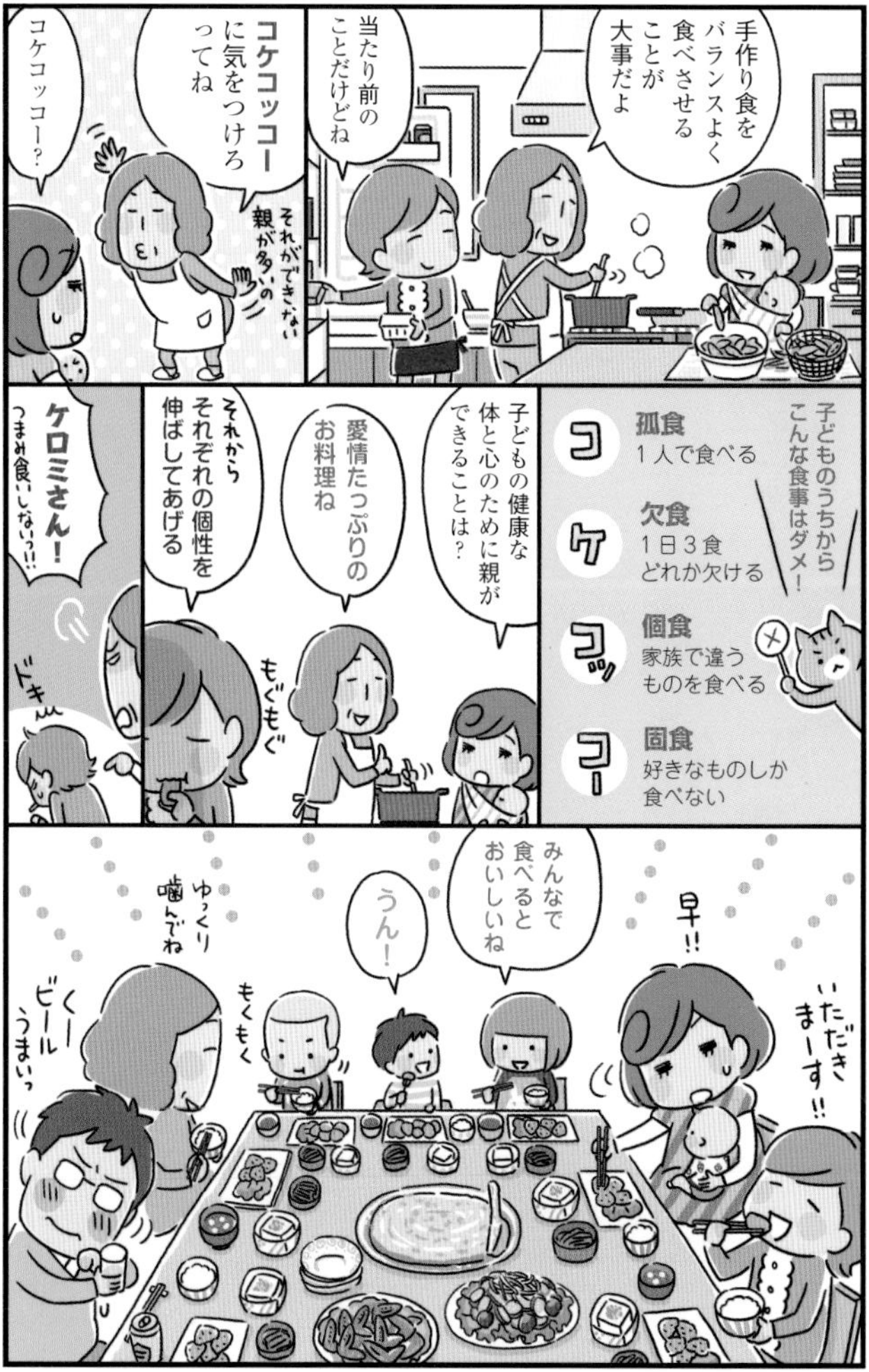
手作り食を
バランスよく
食べさせる
ことが
大事だよ
当たり前の
ことだけどね
コケコッコーに気をつけろってね
それができない
親が多いの
コケコッコー?
子どものうちから
こんな食事はダメ!
コ
孤食
1人で食べる
ケ
欠食
1日3食
どれか欠ける
コッ
個食
家族で違う
ものを食べる
コー
固食
好きなものしか
食べない
子どもの健康な
体と心のために親が
できることは?
愛情たっぷりの
お料理ね
それから
それぞれの個性を
伸ばしてあげる
もぐもぐ
ケロミさん!
つまみ食いしないっ!!
ドキ
いただき
まーす!!
早!!
みんなで
食べると
おいしいね
うん!
もくもく
ゆっくり
噛んでね
くー
ビール
うまいっ

[監修] **西川 千寛**（にしかわ ちひろ）

管理栄養士・名古屋女子大学家政学部食物栄養学科卒業
一社アレルギー科こどもクリニック勤務

[参考文献]

『2008 改訂新版 健康·栄養食品事典 機能性食品·特定保健用食品』林輝明ほか·監修（東洋医学舎）／『ヘルス 21 栄養教育·栄養指導論 第 5 版』大野知子·編（医歯薬出版）／『食の医学館』本多京子ほか·監修（小学館）／『食べて治す医学大事典』根本幸夫ほか・監修（主婦と生活社）／『からだの自然治癒力をひきだす食事と手当て』大森一慧·著（サンマーク出版）／『赤ちゃんと子どもの病気事典』武隈孝治·監修（ナツメ社）／『「育脳」レシピ』中川八郎·監修（主婦の友社）／『医師も実践している子供が丈夫になる食事』櫻本美輪子ほか·著（ワニブックス）／『子供を強くする 100 の食材』長沢池早子·監修（成美堂出版）／『食べて治す・自分で治す大百科』長屋憲・監修（主婦の友社）／『はじめてママのやさしい離乳食』太田百合子・監修（西東社）／『子どもの病中・病後おいしいメニュー』吉沢和彦ほか・監修（西東社）／『子どもの栄養と食育がわかる事典』足立己幸·監修（成美堂出版）／『見てわかる！栄養の図解事典』中村丁次·著（PHP 研究所）／『じょうぶな子どもをつくる基本食 子どもレシピ』幕内秀夫·著（主婦の友社）／『元気な赤ちゃんが育つ 安産ごはん』長澤池早子·監修（ベネッセコーポレーション）／『赤ちゃんがすくすく育つ！妊娠中の食事』大越郷子ほか・監修（西東社）／『赤ちゃんと子どものアトピー&アレルギー BOOK』永倉俊和・監修（主婦の友社）／『健康な子、元気な子に育つ ベビードレナージュ』山田光敏・著（PHP 研究所）／『おっぱいでらくらくすくすく育児』北野寿美代・著　金森あかね・監修（メディカ出版）他

監修　西川千寛
イラスト　松永清美（ms-work）
撮影　伊藤夕理
装丁デザイン　宮下ヨシヲ（サイフォン グラフィカ）
DTP　尾本卓弥（リベラル社）
編集人　伊藤光恵（リベラル社）
営業　持丸孝（リベラル社）
制作・営業コーディネーター　仲野進（リベラル社）

編集部　鈴木ひろみ・中村彩
営業部　津村卓・澤順二・津田滋春・廣田修・青木ちはる・竹本健志・榊原和雄

※本書は 2011 年に小社より発刊した『クスリごはん　子ども編』を文庫化したものです

おいしく食べて体に効く！**こどもクスリごはん**

2022 年 8 月 26 月　初版発行

編　集　リベラル社
発行者　隅田　直樹
発行所　株式会社　リベラル社
〒460-0008　名古屋市中区栄 3-7-9　新鏡栄ビル 8F
TEL 052-261-9101　FAX 052-261-9134　http://liberalsya.com
発　売　株式会社　星雲社（共同出版社・流通責任出版社）
〒112-0005　東京都文京区水道 1-3-30
TEL 03-3868-3275
印刷・製本所　株式会社　シナノパブリッシングプレス

　ISBN978-4-434-30810-9　C0177